中医面诊是一种迅速、有效、便捷的诊病方法，且易学易用，既可用于对镜自查，获知自身健康状况，也适用于家人或亲朋好友之间，及时发现对方的健康隐患，早发现、早治疗，大病化小、小病化无。

一学就会
面诊
大全

谢文英 编著

天津出版传媒集团

天津科学技术出版社

图书在版编目（CIP）数据

一学就会面诊大全 / 谢文英编著 . -- 天津 : 天津科学技术出版社 , 2013.1（2020.10 重印）

ISBN 978-7-5308-7619-0

Ⅰ.①一… Ⅱ.①谢… Ⅲ.①望诊（中医）—基本知识 Ⅳ.① R241.2

中国版本图书馆 CIP 数据核字（2012）第 299407 号

一学就会面诊大全

YIXUE JIUHUI MIANZHEN DAQUAN

策 划 人：	杨　譞
责任编辑：	梁　旭
责任印制：	兰　毅
出　　版：	天津出版传媒集团 天津科学技术出版社
地　　址：	天津市西康路 35 号
邮　　编：	300051
电　　话：	（022）23332490
网　　址：	www.tjkjcbs.com.cn
发　　行：	新华书店经销
印　　刷：	三河市吉祥印务有限公司

开本 720×1020　1/16　印张 18.5　字数 315 000
2020 年 10 月第 1 版第 2 次印刷
定价：55.00 元

前言

面诊，是指透过面部反射区来了解脏腑疾病与健康状况的诊病方法，是中医望诊的分支，古已有之。《黄帝内经》中说："有诸于内，必形于外"，"视其外应，以知其内脏，则知其病矣"。中医认为，十二经脉，三百六十五络，其血气皆上于面而走空窍。面部的各个部位与人体脏腑有一一对应关系，面部是人体脏腑的缩影。肺气通于鼻，肺脏和顺则健康，则鼻能闻香臭；肝气通于目，肝气顺则目清明，目清则能辨五色；脾气通于口，脾和顺则口唇能纳五谷；心气通于舌，心气和顺则舌能辨五味；肾气通于耳，肾气足则耳能听五音。

中医面诊通过观察面部各个部位的色泽、形态变化，可以获得人体内脏生理和病理信息，诊断疾病。比如说，正常人的面色微黄而带红润，略有光泽，称为"常色"。有病时，皮肤的光泽发生变化，称为"病色"。如面色现隐黑的多为神色外现，隐黄的系脾色外露，色青主肝病，色白为肺虚，色赤为心火等。而通过分部位望诊还可进一步确定病位，如颐黑多为肾病，眦青为肝病，颧赤为心病，鼻黄为脾病，印堂发白为肺病。此外，舌苔的色泽、厚薄、舌面、舌质、舌形、唇色、脸部斑疣、血丝、痘疮等的一些细微变化都预示着人体疾病。面部任何细微的异常都非正常现象，是身体发出的疾病信号，可能隐藏着重大疾病，同时也预示着疾病的进程。

面诊不仅可以诊病、治病，而且在预防、保健上也有其独特魅力。并且，面诊方法独特、疗效灵验、经济安全、易学易用，无需专业基础，亦无需专业器械，随时随地都可以进行。面诊适合家庭使用，一人学会，全家老少、亲朋好友均受益。在"看医难，看病贵"的今天，学会面诊非常有价值，帮助人们省去经常跑医院的麻烦，更节省许多不必要的医疗费用。每天观察一下脸部变化，你可以大致掌握身体的状况。你不用再因为身体上的一点儿不适而整日提心吊胆、忧心忡忡，来回地跑医院；你不会再因为粗心大意而导致自己小病变大病、大病变重病，第一时间发现疾病，在最佳时间开始治疗，随时掌握疾病进程。

本书从面诊的理论常识入手，以问答的形式，深入浅出地分析面诊知识。手把手教会读者面诊诊病的方法，包括头诊、眼诊、耳诊、鼻诊、舌诊、齿诊、望人中、望唇舌等，详解几十种常见疾病的面诊判断依据，并提供中医按摩等治疗方法，帮助读者在家就能通过面诊诊病，并轻松治疗疾病。

一书在手，轻松学会面诊，不花钱不吃药，每天3分钟，对着镜子瞧一瞧，疾病早知道。

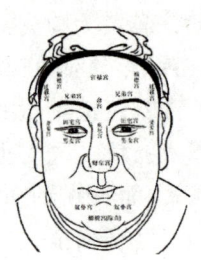

目录

第一章 中医养生
——维系生命的阴阳五行平衡

第一节 阴阳平衡 2
1. 什么是人体阴阳？ 2
2. 阴阳学说对中医理论有什么指导作用？ 2
3. 人体阴阳与自然界阴阳是怎样相通相应的？ 3
4. 阴阳是怎样互根的？ 3
5. 何为阴阳平衡？ 4
6. 怎样才能维持人体的阴阳平衡？ 4
7. 阴阳失衡有什么危害？ 4
8. 阳气在人体中有怎样的作用？ 4
9. 人体如何补充阳气？ 5
10. 如何理解"阴是阳的基础"？ 5
11. 养阴之道有哪些？ 5
12. 中医"阳病治阴"、"阴病治阳"怎么解释？ 5

第二节 五行平衡 6
1. 什么是五行？ 6
2. 五行在中医学中有怎样的作用？ 6
3. 五行与人体脏腑生理功能有怎样的关系？ 7
4. 五行与人体的属性是怎样的？ 7
5. 五行学说的基本规律是什么？ 7
6. 五行生克是怎样反映脏腑生克关系的？ 7
7. 五行制化的规律是怎样的？ 8
8. 五行失去平衡会怎样？ 8

第二章 面诊
——脸部是人体健康状况的"晴雨表"

第一节 面容与人体脏腑的联系 10
  1. 中医中的"望诊"究竟是如何诊断疾病的? 10
  2. 望面诊病的重点及临床意义是什么? 10
  3. 面部与脏腑是怎样对应的? 11
  4. 面部浮肿的症状和处理方法分别是什么? 11
  5. 哪些特殊疾病会直接反应在面容上? 11
  6. 面容消瘦、两颧高耸预示着什么? 12
  7. 面部表情过分夸张代表着什么? 12
  8. 面瘫的症状通常有哪些? 12
  9. 面肌痉挛是怎么回事? 13
  10. 常见的面部皮肤病的种类及症状有哪些? 13
  11. 面部出现蜘蛛痣是肝硬化的征兆吗? 14
  12. 怎样区分面部普通黑痣与恶性黑色素瘤? 14
  13. 为什么脸上会出现粉刺? 15
  14. 面部太油怎么办? 15
  15. 为何中年人容易"油光满面"? 15
  16. 容易引起面部皮肤过敏的源头是什么? 16
  17. 怎样从面部色斑看女性健康? 16
  18. 脸颊毛孔粗大是什么原因? 16
  19. 哪些原因导致脸部皮肤黯沉? 17
  20. 面部青筋是哪些疾病的信号? 17
  21. 怎样的面部特征可诊断为蛔虫病? 17
  22. 颧骨部位为什么会长皱纹? 18
  23. 老年斑会影响健康吗? 18
  24. 什么是"痄腮"? 18
  25. "发颐"表现为什么样的症状? 18
  26. "大头瘟"是一种什么样的疾病? 19
  27. 为什么脸大脖子粗是小肠病? 19

第二节 面色与人体健康的关系 20
  1. 如何望色诊病? 20
  2. 为什么望色主要观察面目呢? 20

3. 望面色诊病要注意哪些问题? 20
4. 为什么说望面色婴幼儿比成人更为重要? 21
5. 异常面色有哪几种表现? 21
6. 怎样理解面色的主客色? 21
7. 如何理解病色有善恶之分? 22
8. 病色为白色主何病症? 22
9. 面色苍白预示哪些疾病? 22
10. 为什么暂时性面白不必担心? 22
11. 面色为黄色是什么病症的表现? 23
12. 引起面黄的原因有哪些? 23
13. 为什么体内毒素会引起面黄? 23
14. 面色萎黄是怎么回事? 24
15. 什么样的面色称为黄胖? 24
16. 黄疸可以分为哪两种? 24
17. 如何看待新生儿出现黄疸? 25
18. 柑橘为什么会引起面色和皮肤发黄? 25
19. 什么病症会导致面色红赤? 25
20. 满脸通红通常是由哪些原因引起的? 26
21. 面色发青是哪些疾病的表现? 26
22. 什么原因导致面色青紫? 26
23. 哪些病症面色为黑色? 26
24. 面黑是哪些病症的征兆? 27
25. 如何通过面色病变的浮沉来观测人的健康? 27
26. 面部皮肤颜色的深浅与健康有关系吗? 27
27. 什么样的面色叫做"散"或"抟"? 27
28. "泽色"和"夭色"分别是什么样的状况? 27

第三章 头诊
——防病抗衰从"头"开始

第一节 头诊依据与方法 30
1. 头部诊察有什么样的重要性? 30
2. 通过头诊探知疾病的理论依据是什么? 30

3. 为什么说婴幼儿诊查头颅形态非常重要？ 30
4. 如何望头诊病？ 31
5. 头型异常有哪些情况？ 31
6. 头型过小通常出现在哪些患者身上？ 31
7. 什么原因可造成方形头颅？ 31
8. 儿童头型过大是怎么回事？ 32
9. 人的头面部可分为哪几个区域？ 32
10. "呼吸型"的人有什么样的头型？ 32
11. "消化型"的人有什么样的头型？ 33
12. "肌肉型"的人有什么样的头型？ 33
13. "脑型"的人有什么样的头型？ 33
14. 金型人有什么样的头型、面色和疾病征兆？ 34
15. 木型人有着怎样的头型特征和疾病倾向？ 34
16. 水型人有怎样的性格特征和疾病征兆？ 34
17. 什么头型和面色的人称为火型人？ 35
18. 怎样通过头型或面色判断土型人？ 35
19. 如何通过头部的动态诊断疾病？ 35
20. 头摇产生的原因以及食疗分别是什么？ 36
21. 头部触诊法分为哪两种？ 36
22. 如何知道婴幼儿的囟门是否关闭？ 36
23. 婴幼儿囟门异常有哪几种情况？ 37
24. 婴幼儿的囟门凹陷是怎么回事？ 37
25. 婴幼儿囟门凸起是什么原因引起的？ 37
26. "解颅"有哪些病症类型？ 37

第二节 头痛不是简单的痛 **39**

1. 孩子受伤，怎样判断是否伤到头部？ 39
2. 怎样及时发现头部受伤后颅内是否有血肿？ 39
3. 眼病会引起头痛吗？ 40
4. 为何患头痛的女性比男性多？ 40
5. 脑瘤性头痛表现为怎样的症状？ 40
6. 有哪些头痛应引起万分的重视？ 41
7. 哪些症状属于脑膜炎头痛？ 41
8. 哪些症状可怀疑有头痛性癫痫病？ 41

第三节 观头发也能知健康 43

1. 为什么医学上有"肾者其华在发"的说法? 43
2. 出现"少白头"的人为什么要预防冠心病? 43
3. 为什么会出现"少白头"? 43
4. 白发突然变黑发是疾病的先兆吗? 44
5. 导致头发变白的原因有哪些? 44
6. 头发异常与日常饮食有怎样的关系? 44
7. 如何对待老年生白发的现象? 45
8. 女性进入老年头发仍发黑不脱落是健康的表现吗? ... 45
9. 白发会越拔越多吗? 45
10. 白癜病有怎样的症状? 46
11. 头发与维生素有怎样的关系? 46
12. 头发发黄的原因和防治方法分别是什么? 46
13. 头发干枯分叉是什么原因? 47
14. 哪些原因导致发质变细? 47
15. 天生卷发的人与一般人有何不同? 47
16. 脱发有哪些基本类型及解决办法? 48
17. 引起脂溢性脱发的原因有哪些? 48
18. 为什么消极情绪会导致脱发? 49
19. 为何脱发要防止心脏疾病? 49
20. 什么情况下头发会急剧脱落? 49
21. 斑秃性脱发是怎么回事? 50
22. 为什么有时候会头皮屑增多? 50
23. 头皮发痒的原因以及治疗方法是什么? 50

第四章 眼诊
——眼睛是人体健康状况的窗口

第一节 望眼诊病的依据和方法 52

1. 眼睛的主要组织及功能有哪些? 52
2. 眼睑的组织结构以及正常情况是怎样的? 53
3. 如何理解中医中的"五轮八廓"学说? 53
4. 眼睛的什么组织称为"肉轮"? 54

5. 为什么说"气通则血通"? 54
6. 为什么"血轮"与心脏关系最为密切? 54
7. "水轮"与肾和膀胱有着怎样的关系? 54
8. "风轮"在眼诊中占有怎样的地位? 55
9. 眼球经区是如何划分的? 55
10. 望眼诊病的基本工具和操作方法是什么? 55
11. 望眼诊病的基本程序是什么? 56
12. 为什么说眼底是众多疾病的窗口? 56

第二节 眼部组织的病变与全身疾病 57

1. 白睛的颜色跟疾病有怎样的关系? 57
2. 为什么要特别注意白睛充血的症状? 57
3. 白睛内出现绿点有什么疾病征兆? 58
4. "白睛肝征"是什么意思? 58
5. "白睛胃征"有哪些症状? 58
6. 如何通过白睛部位诊断癌症? 58
7. 白睛出现什么症状可诊断为痔疮? 59
8. 黑睛疾病有哪些症状? 59
9. 怎样从瞳孔的变化看出人的疾病? 60
10. 正常人的瞳孔是怎样的? 60
11. 如何根据巩膜变化诊断蛔虫病? 60
12. 怎样通过角膜或角膜缘带的变化判断人的疾病? 61
13. 如何通过观察虹膜来诊断疾病? 61
14. 通过眼部组织的哪些变化能诊断出头痛? 61
15. 眼睛的外眦变化能反映出什么样的疾病信号? 62
16. 怎样根据睑结膜或球结膜的变化诊断疾病? 62
17. 内眦或外眦部位出现哪些症状可能会引起眩晕? 62
18. 外眦部位哪些变化会反映失眠? 62
19. 眼睛容易疲劳预示着身体怎样的状况? 63
20. 眼睛与肝脏有怎样的关系? 63
21. 眼睛色泽的差别与健康有怎样的关系? 63
22. 患有高血压的人在眼部组织上会有哪些变化? 63
23. 心血管疾病的症状会表现在眼部吗? 64
24. 咳嗽时眼部组织会发生哪些变化? 64
25. 怎样通过观察眼部组织的变化诊断肝病? 64

26. 眼部组织的哪些变化预示有胃炎或胃癌? 64
27. 如何通过眼部组织变化诊断女性白带异常? 65
28. 如何从外眦角诊断子宫肌瘤? 65
29. 瞳孔的变化是否预示患有卵巢囊肿? 65
30. 虹膜出现什么症状可能患有乳腺纤维瘤? 66
31. 眼部组织出现哪些症状可能患有经期综合征? 66
32. 功能性子宫出血在眼部组织会有哪些病变? 66
33. 外眦部位的变化与盆腔炎有什么关系? 66
34. 月经不调时眼部组织会出现哪些症状? 67
35. 外眦部位如何提示闭经信号? 67
36. 更年期综合征在眼部组织上有哪些反映? 67
37. 贫血时眼部组织会发生什么变化? 67
38. 亚健康的人能从眼睛上观察出来吗? 68
39. 如何从眼睛鉴别是否吸毒或吸烟? 68
40. 新陈代谢出现障碍时眼睛会出现哪些异常? 69
41. 眼部组织的哪些变化能诊断出患有痤疮? 69
42. 骨质疏松的人眼睛有哪些症状? 69
43. 腰腿痛时眼睛的哪些部位会发生变化? 69
44. 如何通过眼部症状来诊断腰椎病变? 70
45. 当精神焦虑时眼部会发生什么变化? 70
46. 如何根据眼部虹膜的变化诊断前列腺疾病? 70
47. 外眦发生什么变化可疑为中风预兆? 71
48. 双眼大小不一的人要注意哪些疾病? 71
49. 眼睛内的毛细血管能诊断出哪些疾病? 72
50. 眼睛内眦有胬肉伸向角膜能诊断出什么病症? 72
51. 麦粒肿是怎么回事? 72
52. 眼皮跳动属于疾病吗? 72
53. 什么是睑黄瘤? 73
54. 眼睑浮肿是什么原因引起的? 73
55. 眼睑频繁眨动是什么原因引起的? 74
56. 眼睑不能完全闭合是什么症状的表现? 74
57. 眼睑内出现异常颗粒是怎么回事? 74
58. 如何根据疟斑诊断出疟疾? 75
59. 如何从眼球经区的颜色诊断疾病? 75
60. 什么症状会导致瞳孔变大? 76

61. 瞳孔缩小常见于哪些病症？ 76
62. 瞳孔变白是怎么回事？ 76
63. 什么是"眼蜩斑"？ 76
64. "黑蒙猫眼"是一种什么样的病症？ 77
65. "熊猫眼"是什么造成的？ 77
66. 为什么要特别注意赤脉贯瞳病症？ 77
67. 为什么会出现瞳孔变红的现象？ 78
68. 什么情况下瞳孔会呈淡绿色？ 78
69. 如何看待瞳孔对光反射的现象？ 78
70. 什么样的眼睛称作"金鱼眼"？ 79
71. 什么疾病可导致一只眼球向前凸出？ 79
72. 双眼球凸出有什么疾病先兆？ 79
73. 什么原因会出现眼球凹陷的症状？ 79
74. 视力下降可能是由哪些疾病引起的？ 80

第三节　眼内分泌物的信息 81

1. 眼泪有哪些作用？ 81
2. "迎风流泪"是一种病吗？ 81
3. 为什么会经常不自觉地流泪？ 82
4. 哪些疾病患者会出现眼角蓄泪的症状？ 82
5. 为什么有些人会"欲哭无泪"？ 82
6. 哪些病因可能会导致泪液过多？ 83
7. 眼屎过多是怎么回事？ 83

第四节　不可忽视的睫毛与眉毛 85

1. 睫毛长得过长好吗？ 85
2. 眉毛异常有哪些常见症状？ 85
3. 睫毛倒长是什么原因？ 86
4. 望眉诊病的依据是什么？ 86
5. 眉毛稀疏或脱落属于什么病症？ 86
6. 眉毛异常浓厚可能会引起什么疾病？ 87
7. 眉毛的生长周期是多少？ 87
8. 眉毛变白是怎么回事？ 87
9. "寿眉"一定是吉兆吗？ 88
10. 拔眉毛对健康无碍吗？ 88
11. 两眉之间距离太大的人好吗？ 88

第五章 耳诊
——耳朵是人体的缩影

第一节 耳朵各部位与脏腑的关系 90

1. 为什么说耳与人体脏腑经络有着密切的关系? 90
2. 耳与心脏的关系是怎样的? 90
3. 耳与肾脏的关系是怎样的? 91
4. 耳与经络有着怎样的关系? 91
5. 耳郭的前外侧面分为哪些部位? 91
6. 耳郭的后内侧面分为哪些部位? 92
7. 人体内脏在耳郭的对应分布规律是怎样的? 93
8. 如何诊断耳郭的三角窝部位? 93
9. 耳甲艇部位与腹腔有着怎样的关系? 93
10. 如何根据耳轮脚周围部分诊断消化系统疾病? 94
11. 耳甲腔与胸腔有怎样的关系? 94
12. 根据耳屏部位能诊断出哪些疾病? 94
13. 为什么说对耳屏相当于人的头部和脑部? 95
14. 屏上切迹部位能诊断出哪些疾病? 95
15. 屏间切迹部位对于内分泌有怎样的征兆? 96
16. 耳垂部位如何能诊断出颜面部位的疾病? 96
17. 耳轮部位与哪些内脏有着疾病征兆关系? 96
18. 耳舟与人的上肢有怎样的征兆关系? 97
19. 为什么说耳轮上脚部位相当于人的下肢? 97
20. 耳轮下脚部位如何诊断出臀部疾病? 97
21. 如何通过耳轮来诊断脊柱和躯干是否健康? 98

第二节 耳郭的病变与人体健康 99

1. 什么病因可导致耳郭色黄? 99
2. 耳郭红润通常是由哪些疾病所致? 99
3. 耳郭色白有哪些疾病先兆? 100
4. 耳郭望诊的方法是什么? 100
5. 耳郭色青是由哪些疾病所致? 100
6. 耳垂呈咖啡色跟哪些疾病有关? 100
7. 导致耳郭色黑的原因有哪些? 101
8. 如何理解耳郭与禀赋之间的关系? 101

9. 耳厚且大的人有怎样的特征？ 101
10. 耳薄且小意味着怎样的健康状况？ 102
11. 如何看待"招风耳"？ 102
12. 哪些病因会导致耳郭肿痛？ 102
13. 耳郭出现什么症状是阑尾炎的信号？ 103
14. 人体患病时，耳郭会有哪些反应？ 103
15. 耳郭出现脱屑反应是由哪些疾病导致的？ 103
16. 耳郭皮肤上出现哪些症状属于丘疹反应？ 104
17. 耳郭灰色反应多见于哪些疾病患者？ 104
18. 哪些患者会出现耳郭深褐色反应？ 104
19. 哪些病症会导致耳郭"肺区"或"气管区"异常？ 105
20. 大小肠疾病患者耳郭部位有哪些变化？ 105
21. 肾脏病变会引起耳郭什么反应？ 105
22. 什么疾病会导致耳郭膀胱区异常？ 106
23. 耳郭颈椎区出现什么反应可诊断为颈椎病？ 106
24. 腰椎疾病会引起耳郭哪些反应？ 106
25. 为什么能从耳垂皱纹中发现心脏病？ 106
26. 什么是耳穴？ 107
27. 耳穴可以治疗哪些疼痛症？ 107
28. 耳郭出现异常斑点有哪些疾病预兆？ 107
29. 耳针疗法可以发现人体的哪些疾病？ 108
30. 耳穴部位隆起反应具体有哪些疾病征兆？ 108
31. 哪些病症会引起耳穴部位凹陷反应？ 108
32. 哪些病症会引起耳穴血管扩张？ 109
33. 什么疾病会导致耳穴血管中断？ 109
34. 耳郭心区的变化能诊断出哪些病症？ 109
35. 哪些病症导致耳穴血管扭曲？ 110
36. 为什么耳垂皱褶可以作为诊断冠心病的依据？ 110
37. 耳穴血管呈网状会有哪些疾病征兆？ 111
38. 如何诊断耳郭肝区、胆区的疾病？ 111
39. 耳穴脾胃区会发生哪些疾病？ 111
40. 急性腰扭伤在耳部会出现哪些症状？ 112
41. 肝穴区有哪些症状可诊断为病毒性肝炎？ 112
42. 耳部出现哪些反应可诊断为流行性感冒？ 112
43. 耳穴部位出现哪些症状可诊断为痔疮？ 112

44. 腹泻患者耳穴部位会有什么症状？ ……………………………………… 113
45. 在耳穴部位如何诊断出便秘？ …………………………………………… 113
46. 胰胆穴区哪些变化是胆囊息肉样病变的症状？ ………………………… 113
47. 脑血栓患者有哪些耳部症状？ …………………………………………… 114
48. 各关节穴区与类风湿性关节炎的关系是怎样的？ ……………………… 114
49. 通过哪些穴区的变化可诊断女性更年期综合征？ ……………………… 114
50. 神经衰弱可反应于耳部哪些穴区？ ……………………………………… 115
51. 头部不同部位的疼痛在耳部穴区有怎样的症状？ ……………………… 115
52. 面神经炎患者在面颊区的症状有哪些？ ………………………………… 115
53. 耳部穴区哪些变化是肋间神经炎的信号？ ……………………………… 116
54. 肾穴区哪些症状可诊断为肾病综合征？ ………………………………… 116
55. 遗尿症可反应于耳部哪些穴区？ ………………………………………… 116
56. 不孕症在耳穴部位会表现出什么症状？ ………………………………… 117
57. 如何根据不同穴区的异常诊断闭经？ …………………………………… 117
58. 穴区的哪些症状可以诊断为前列腺增生？ ……………………………… 117
59. 痛经时耳部穴位会出现哪些反应？ ……………………………………… 118
60. 遗精患者在穴区有怎样的反应？ ………………………………………… 118
61. 耳部哪些反应是由肩关节周围炎引起的？ ……………………………… 118

第三节　耳聋耳鸣的问题 …………………………………………………… 119

1. 耳聋按程度可分为哪几类？ ……………………………………………… 119
2. 哪些疾病可导致耳聋？ …………………………………………………… 119
3. 传音性耳聋是由哪些疾病引起的？ ……………………………………… 120
4. 哪些病因可导致感音性耳聋？ …………………………………………… 120
5. 哪些原因会导致突发性耳聋？ …………………………………………… 120
6. 神经衰弱性耳鸣会发展为耳聋吗？ ……………………………………… 120
7. 哪些耳部疾患能引起耳鸣？ ……………………………………………… 121
8. 哪些全身性疾病会引起耳鸣？ …………………………………………… 121
9. 颈部疾患也会导致耳鸣吗？ ……………………………………………… 121
10. 哪些药物中毒会导致耳内损伤或耳鸣？ ………………………………… 122
11. 什么情况下会产生"幻听"现象？ ……………………………………… 122
12. 为什么单侧耳鸣要警惕听神经瘤？ ……………………………………… 122

第四节　耳道分泌物的信息 ………………………………………………… 123

1. 怎样通过耳道溢液进行望诊？ …………………………………………… 123
2. 耳屎有什么作用？ ………………………………………………………… 123

3. 为什么不要经常掏耳屎？ ... 124
4. 为什么耳垢增多要警惕糖尿病？ ... 124
5. 耳内瘙痒是怎么回事？ ... 125
6. 与湿性耳垢相关的疾病有哪些？ ... 125
7. 哪些疾病可导致耳道流脓？ ... 125
8. 耳道发堵的原因是什么？ ... 125
9. "耳漏"是怎么回事？ ... 126
10. 耳屎跟咳嗽有关吗？ ... 126
11. 为什么耳屎阻塞能导致小儿痴呆？ ... 126

第六章 鼻诊
——鼻子是"面诊之王"

第一节 鼻子与身体疾病的关系 ... 128
1. 中医望鼻诊病的依据是什么？ ... 128
2. 鼻色变化与疾病的关系有哪些？ ... 128
3. 为什么说鼻部色诊在疾病诊断中非常重要？ ... 129
4. 山根色诊的原理是什么？ ... 129
5. 健康的鼻形应该是怎样的？ ... 129
6. 根据鼻形能诊断哪些疾病？ ... 130
7. 什么原因可导致外鼻肿胀？ ... 130
8. 鼻疳指的是什么病症？ ... 130
9. 鼻内肌膜出现不适是由什么疾病引起的？ ... 131
10. 鼻子内外生有小颗粒是怎么了？ ... 131
11. 为什么会出现鼻柱麻木疼痛的现象？ ... 132
12. 鼻子出现什么症状是梅毒的表现？ ... 132
13. 鼻疮的症状有哪些？ ... 132
14. 鼻子的大小与什么有关？ ... 132
15. 鼻头长痘是什么原因引起的？ ... 133
16. 哪些原因会导致鼻头很红？ ... 133
17. 鼻子发红是毛囊虫在作怪吗？ ... 133
18. 哪些原因会引起鼻甲肥大？ ... 133

第二节　从呼吸看健康 **135**

 1. 健康的呼吸是怎样的？ 135
 2. 呼吸时鼻孔张缩异常是哪些疾病的先兆？ 135
 3. 潮式呼吸是怎么回事？ 135
 4. 间停呼吸常见于哪些病人？ 136
 5. 为什么会出现"点头呼吸"？ 136
 6. 根据呼出的异常气味可诊断出哪些疾病？ 136

第三节　嗅觉的秘密 **138**

 1. 什么原因导致嗅觉障碍？ 138
 2. 嗅觉倒错常见于哪些疾病患者？ 138
 3. 嗅觉减退应警惕哪些疾病？ 139
 4. 嗅觉过敏常见于哪些患者？ 139
 5. 为什么会出现"幻嗅"的现象？ 139
 6. 引起失嗅的疾病有哪些？ 139

第四节　鼻内分泌物的信息 **141**

 1. 为什么会有鼻屎？ 141
 2. 为什么鼻涕带血要预防鼻癌？ 141
 3. 什么病症可引发黄脓性鼻涕？ 141
 4. 流黄绿色鼻涕是怎么回事？ 142
 5. 哪些疾病患者出现白黏液鼻涕？ 142
 6. 清水样鼻涕是哪些疾病的先兆？ 142
 7. 哪些疾病会引起鼻子出血？ 143
 8. 怎样依据鼻涕类型的不同诊断感冒？ 143
 9. 为什么有的人容易流鼻血？ 143

第七章　望人中
——人中是人体的"救命穴"

第一节　望人中的依据与方法 **146**

 1. 人中望诊的理论依据是什么？ 146
 2. 为什么说人中部位是经络交错的要地？ 146
 3. 测量人中沟长度的方法和标准是什么？ 147

4. 如何观察人中沟道的深浅？ 147

第二节　人中形态的望诊 148

　　1. 人中的健康形态应该是怎样的？ 148
　　2. 人中短浅或沟道扁平是哪些疾病的征兆？ 148
　　3. 人中狭长对男性和女性分别意味着什么？ 149
　　4. 倒梨形人中多见于女性什么状况？ 149
　　5. 人中呈八字形是什么原因？ 149
　　6. 凹陷形人中可以诊断出什么病症？ 149
　　7. 人中向一侧歪斜预示着什么？ 150
　　8. 为什么有的人人中会有双沟？ 150
　　9. 人中平浅是哪些患者的外在表现？ 150
　　10. 人中弛长多见于哪些患者？ 151
　　11. 哪些患者会出现人中隆起的现象？ 151
　　12. 人中起疹子是什么疾病的征兆？ 152
　　13. 为何人中的改变能反映男女泌尿生殖系的状况？ 152
　　14. 人中有瘀斑是哪些疾病的表征？ 152

第三节　人中色泽的望诊 153

　　1. 人中的健康色泽应该是怎样的？ 153
　　2. 人中颜色淡白多见于什么疾病？ 153
　　3. 人中颜色变白预示着什么？ 154
　　4. 人中颜色淡白多见于什么疾病？ 154
　　5. 什么病症会导致人中淡白而干枯？ 154
　　6. 哪些病症会导致人中变白且出冷汗？ 154
　　7. 人中上段鼻迹处呈白色可判断为什么病症？ 155
　　8. 人中微见红色预示着什么病症？ 155
　　9. 孕妇人中偏红且有红疹代表着什么？ 155
　　10. 实热胃痛患者的人中是什么样的？ 155
　　11. 人中发黄预示有怎样的身体状况？ 156
　　12. 什么疾病患者的人中呈青色？ 156
　　13. 人中时青时黑是怎么回事？ 156
　　14. 人中青黑是哪些疾病的征兆？ 157
　　15. 人体肾气不足时人中会出现什么症状？ 157
　　16. 哪些疾病患者的人中色泽灰暗？ 157

17. 人中呈暗绿色可预示哪些疾病？ ………………………… 158
18. 怎样的人中预示肾虚不孕？ …………………………… 158
19. 人中紫红多见于什么病症？ …………………………… 158

第八章 望口唇
——口唇是人体健康状况的"出纳官"

第一节 口唇与脏腑的关系 …………………………………… 160

1. 为什么口唇与健康关系密切？ ………………………… 160
2. 唇诊的理论依据是什么？ ……………………………… 160
3. 口唇与脏腑是如何对应分布的？ ……………………… 160
4. 口唇的"乾"位主哪些疾病？ ………………………… 161
5. 口唇的"坎"位主哪些疾病？ ………………………… 161
6. 口唇的"艮"位主哪些疾病？ ………………………… 161
7. 口唇的"震"位主哪些疾病？ ………………………… 162
8. 口唇的"巽"位主哪些疾病？ ………………………… 162
9. 口唇的"离"位主哪些疾病？ ………………………… 162
10. 口唇的"坤"位主哪些疾病？ ………………………… 162

第二节 别让唇膏掩盖了唇色 ………………………………… 163

1. 如何根据唇色诊断疾病？ ……………………………… 163
2. 唇色呈红色常见于哪些症状？ ………………………… 163
3. 唇色淡白多由哪些病症导致？ ………………………… 164
4. 为什么会出现上下唇异色的症状？ …………………… 164
5. 什么病症可致唇色发黄？ ……………………………… 164
6. 哪些疾病可致唇色泛青？ ……………………………… 164
7. 唇色发蓝是哪些疾病的表现？ ………………………… 165
8. 唇色发黑是哪些疾病的征兆？ ………………………… 165
9. 梅毒患者的唇色是什么症状？ ………………………… 165
10. 唇黏膜出现异常色斑是什么病症？ …………………… 165

第三节 口唇外表形态与所主疾病 …………………………… 166

1. 口唇干裂是由什么原因引起的？ ……………………… 166
2. 口唇红肿是怎么引起的？ ……………………………… 166

3. 为什么口唇会生疱疹？ 167
4. 下唇出现什么症状可诊断为痄积病？ 167
5. 唇系带上出现异常可诊断为哪些疾病？ 167
6. 唇裂表现为哪些症状？ 167
7. 为什么冬天嘴唇容易掉皮？ 168
8. 女人常抹润唇膏好吗？ 168
9. 唇炎是一种怎样的病症？ 168
10. 如何根据口唇形态诊病？ 169
11. 口唇外翻是哪些疾病的征兆？ 169
12. 口唇生疮预示着怎样的身体状况？ 169
13. 如何从口唇判断儿童是否有蛔虫病？ 169
14. 嘴唇哪些异常特征是难产或包皮的信号？ 170
15. "驴嘴风"是怎么回事？ 170
16. 哪些疾病可出现口闭不开的症状？ 170

第四节 口腔的各种病变 171

1. 唾液有什么作用？ 171
2. 滋润用的唾液与消化用的唾液有什么不同？ 171
3. 为什么会感觉口干舌燥且口水黏稠？ 171
4. 口腔内唾液分泌过多是由哪些疾病引起的？ 172
5. 口角流涎是哪些疾病的征兆？ 172
6. 口腔炎表明身体有怎样的状况？ 172
7. 口腔白斑跟癌症有怎样的关系？ 172
8. 红斑与白斑哪个癌变率更高？ 173
9. 口腔黑斑是怎么回事？ 173
10. 如何知道自己是否有口臭？ 173
11. 口臭的原因有哪些？ 174
12. 口腔溃疡是怎么回事？ 174

第九章 舌诊
——舌是人体健康状况的一面镜子

第一节 舌诊的依据与方法 176

1. 望舌诊病究竟是怎样一种诊断方法？ 176

2. 舌的基本结构有哪些? ……………………………………………… 176
3. 为什么说舌是人体内脏的一面镜子? …………………………… 177
4. 中医是如何观舌诊病的? ………………………………………… 177
5. 观舌诊病有什么意义? …………………………………………… 177
6. 怎样进行舌体的诊察? …………………………………………… 178
7. 望舌诊病时应注意哪些事项? …………………………………… 178
8. 舌的诊察可分为哪几部分? ……………………………………… 178
9. 如何进行舌下脉络的诊察? ……………………………………… 178
10. 怎样根据舌下脉络进行诊断? …………………………………… 178

第二节 观舌苔的常识 ………………………………………………… 180

1. 正常的舌苔应该是怎样的? ……………………………………… 180
2. 影响舌苔发生变化的因素有哪些? ……………………………… 180
3. 舌苔能不能清除? ………………………………………………… 181
4. 如何看待舌苔的色泽? …………………………………………… 181
5. 白苔可分为哪几类? ……………………………………………… 181
6. 白苔多见于哪些疾病? …………………………………………… 181
7. 根据不同临床表现白苔可分为哪些类型? ……………………… 182
8. 黄苔有哪些不同表现? …………………………………………… 182
9. 根据不同临床表现黄苔可分为哪些类型? ……………………… 182
10. 黄苔的形成与哪些因素有关? …………………………………… 183
11. 黑苔的具体症状是怎样的? ……………………………………… 183
12. 根据不同临床表现黑苔可分为哪些类型? ……………………… 183
13. 黑苔是如何产生的? ……………………………………………… 184
14. 厚苔的形成与哪些因素有关? …………………………………… 184
15. 腻苔多见于哪些病变? …………………………………………… 184
16. 剥苔的临床表现和分类是怎样的? ……………………………… 184
17. 剥苔的形成与哪些因素有关? …………………………………… 185
18. 剥苔的临床意义有哪些? ………………………………………… 185

第三节 舌质的疾病信号 ……………………………………………… 186

1. 怎样诊察舌质的色泽? …………………………………………… 186
2. 舌质的诊察可分为哪几个方面? ………………………………… 186
3. 正常舌质的颜色应该是怎样的? ………………………………… 187
4. 淡白舌的舌象表现和临床意义是什么? ………………………… 187
5. 淡白舌常见于哪些病症? ………………………………………… 187

6. 慢性肾炎与淡白舌的关系是怎样的? 187
7. 青紫舌的舌象有哪些? 188
8. 青紫舌在临床上可分为哪几类? 188
9. 为什么会出现青紫舌? 188
10. 出现青紫舌意味着什么疾病? 188
11. 红绛舌的舌象表现是怎样的? 189
12. 红绛舌的丝状乳头有哪些变化? 189
13. 红绛舌的临床意义有哪些? 189

第四节 不同舌象所主的疾病 191

1. 不同的舌形能反映出哪些疾病? 191
2. 舌象对于慢性胃炎有怎样的参考价值? 191
3. 慢性胃炎根据不同舌象特征可分为哪些类型? 191
4. 舌象对于病情的轻重有哪些启发? 192
5. 消化性溃疡的舌苔症状是怎样的? 192
6. 不同乙肝患者的舌象有什么不同? 192
7. 舌诊对乙肝的诊断有什么作用? 193
8. 肝硬化与舌部有什么关系? 193
9. 高血压与舌质色泽的变化有什么关系? 193
10. 什么样的舌象特征可诊断为胆囊炎? 193
11. 阑尾炎患者舌部有怎样的症状? 194
12. 胃及十二指肠穿孔的舌象表现是怎样的? 194
13. 肠梗阻的舌象表现有哪些? 194
14. 急性胰腺炎有怎样的舌象表现? 194
15. 舌诊对于休克与补液量有什么作用? 195
16. 流行性乙型脑炎有哪些舌象表现? 195
17. 原发性肝癌的舌象表现是怎样的? 195
18. 怎样的舌象可以诊断为蛔虫病? 196
19. 肺结核患者有哪些舌象表现? 196
20. 舌象有怎样的变化要警惕胃癌? 196
21. 如何根据不同舌象判断肺癌的病理表现? 196
22. 中风可导致舌头发生哪些变化? 196
23. 望舌态如何诊断疾病? 197
24. 舌头边缘有锯齿状痕迹预示着什么? 197
25. 舌面龟裂提示有怎样的健康状况? 197

26. 舌背的静脉曲张是哪些疾病的信号？ 197
27. 为什么会出现舌大而厚的情况？ 198
28. 舌苔肥厚是什么疾病的征兆？ 198
29. 舌肿是怎么引起的？ 198
30. 如何从舌象上辨别病症是可治还是不可治？ 198
31. 如何从孕妇舌色辨孕产的顺逆状况？ 198

第十章 齿诊
——牙好身体才好

第一节　牙齿与脏腑疾病的关系 200
1. 牙齿的分类和功能是怎样的？ 200
2. 齿诊对临床诊断有哪些指导意义？ 200
3. 为什么牙齿能粗略反映人体各脏腑的信息？ 200
4. 牙齿与脏腑的对应关系是怎样的？ 201
5. 五脏有病反映在牙齿上会出现什么症状？ 201
6. 牙齿的构造是怎样的？ 201

第二节　各种牙齿疾病 202
1. 为何要保护好幼儿的乳牙？ 202
2. 引起乳牙早出的病因有哪些？ 202
3. 乳牙早出是不祥之兆吗？ 202
4. 乳牙早脱是什么原因引起的？ 203
5. 乳牙早脱对儿童会造成哪些不良影响？ 203
6. 乳牙晚落的原因是什么？ 203
7. 恒牙晚出的原因有哪些？ 203
8. 维生素 D 对牙齿有哪些好处？ 204
9. 为什么要重视小孩的龋齿病症？ 204
10. 垂体性侏儒症患者会出牙晚吗？ 204
11. 先天愚型人牙齿有哪些症状？ 205
12. 夜间磨牙是由哪些因素引起的？ 205
13. 哪些原因会导致牙齿酸痛？ 205
14. 楔状缺损是怎么回事？ 205
15. 龋齿会引发牙疼吗？ 206

16. 有哪些方法可以缓解牙疼？ 206
17. 哪些原因引起牙釉质发育不全？ 206
18. 牙齿为什么会结石？ 206
19. 牙结石会引发哪些疾病？ 207
20. 引发牙齿松动的咀嚼习惯有哪些？ 207
21. 什么是牙齿松动的"元凶"？ 207
22. 哪些其他病症患者会牙齿松动？ 208
23. 为什么老年人容易牙齿松动？ 208
24. 有哪些方法可以预防牙周病？ 208
25. 偏侧咀嚼的危害有哪些？ 208
26. 哪些原因导致偏侧咀嚼？ 209
27. 牙齿疾病可引发哪些全身疾病？ 209
28. 牙齿脱落会导致过早耳聋吗？ 209
29. 缺牙会给患者带来哪些影响？ 210
30. 自觉牙齿变长是怎么回事？ 210
31. 智牙有哪些危害？ 210

第三节　对牙齿的保护 **211**

1. 好牙齿的标准是怎样的？ 211
2. 怎样保护我们的牙齿？ 211
3. 哪些食物对牙齿有好处？ 211
4. 为什么要及时拔掉坏牙？ 212
5. 为什么要及时装戴假牙？ 212
6. 哪些舌习惯会引发牙齿畸形？ 212
7. 用盐或牙粉刷牙是正确的习惯吗？ 212

第四节　各种牙龈问题 **213**

1. 局部原因引起的牙龈出血常见于哪些患者？ 213
2. 哪些全身性疾病会引起牙龈出血？ 213
3. 牙龈萎缩是怎样造成的？ 214
4. 如何预防牙龈萎缩？ 214
5. 牙龈红肿说明身体有怎样的状况？ 214
6. 为什么女性排卵期易患牙龈炎？ 214

第十一章 常见疾病的综合诊断
——健康状况写在脸上

1. 哪些面部特征是头痛的临床表现? 216
2. 低血压的面部临床表现是什么? 216
3. 脑动脉硬化患者有哪些面部特征? 216
4. 哪些面部特征是脑血管疾病的临床表现? 216
5. 高血压患者有哪些面部特征? 217
6. 颈椎病有哪些面部信号? 217
7. 脑肿瘤有哪些面部信号? 217
8. 甲亢病人有哪些面部特征? 218
9. 心脏疾病在面部会有哪些反映? 218
10. 胃部疾病在面部会有哪些特征? 218
11. 呼吸道疾病有哪些面部特征? 218
12. 哪些面部特征可诊断为乳腺疾病? 219
13. 肝疾病有哪些面部表现? 219
14. 哪些面部特征可诊断为肾疾病? 219
15. 哪些面部异常特征可诊断为妇科疾病? 219
16. 为什么黑眼圈要警惕妇科疾病? 220
17. 便秘者有哪些面部表征? 220
18. 关节炎患者有哪些面部信号? 220
19. 腰椎病有哪些面部特征? 220

第十二章 面部穴位
——健康与美丽，一举两得

1. 面穴与疾病有什么关系? 222
2. 首面穴的位置及功能是怎样的? 222
3. 咽喉穴可以治疗哪些疾病? 222
4. 肺穴的位置和功能是怎样的? 222
5. 脾穴和哪些疾病有关? 222
6. 如何认识膀胱子宫穴? 223
7. 胆穴的位置和功能是怎样的? 223
8. 胃穴的位置和功能是怎样的? 223

9. 什么是小肠穴? 223
10. 如何认识肾穴? 223
11. 怎样正确找到脐穴? 223
12. 如何认识膺乳穴? 223
13. 什么是地仓? 224
14. 如何认识股里穴? 224
15. 股穴的位置和功能是怎样的? 224
16. 肩穴的位置和功能是怎样的? 224
17. 臂穴的位置和功能是怎样的? 224
18. 如何认识手穴? 224
19. 背穴的位置和功能是怎样的? 225
20. 如何认识膝穴? 225
21. 膝膑的位置和功能是怎样的? 225
22. 如何认识胫穴? 225
23. 足穴的位置和功能是怎样的? 225
24. 人中与哪些疾病有关? 225
25. 承浆穴的位置和功能是怎样的? 226
26. 什么是夹承浆? 226
27. 怎样准确找到廉泉穴? 226
28. 如何认识禾髎穴? 226
29. 什么是迎香? 226
30. 承泣穴主哪些疾病? 227
31. 四白穴在哪里? 227
32. 如何认识巨髎穴? 227
33. 大迎的位置和功能是怎样的? 228
34. 颊车的位置和功能是怎样的? 228
35. 下关与哪些疾病有关? 228
36. 牵正穴的位置和功能是怎样的? 228

第十三章 头部穴位
——延年益寿,益智生发

1. 百会的具体位置和功能是怎样的? 230
2. 四神聪的具体位置和功能是怎样的? 230

3. 按摩前顶可以治疗哪些疾病? 230
4. 什么是后顶? 231
5. 如何准确找到强间穴? 231
6. 风府穴主治哪些疾病? 231
7. 为什么说太阳穴很重要? 231
8. 按摩太阳穴有什么好处? 232
9. 如何对太阳穴进行按摩? 232
10. 印堂的位置和功能是什么? 232
11. 怎样找到新设穴? 232
12. 新设穴有什么作用? 233
13. 如何认识鱼腰穴? 233
14. 如何准确找到安眠穴? 233
15. 按摩安眠穴有什么作用? 233
16. 如何认识翳明穴? 233
17. 风池穴主治哪些疾病? 234
18. 翳风穴的位置和功能是怎样的? 234
19. 怎样准确找到头维穴? 234
20. 如何认识天柱穴? 235
21. 桥弓的位置和功能是怎样的? 235
22. 怎样准确找到百劳穴? 235
23. 百劳穴主治哪些疾病? 235
24. 风岩穴的位置和功能是怎样的? 236
25. 什么是泽田穴? 236
26. 如何认识插花穴? 236
27. 什么是神庭? 236

第十四章 耳部穴位
——耳穴是强肾精进的神秘穴位

1. 什么是耳穴? 238
2. 肾上腺对应于耳部的穴位及功能是什么? 238
3. 如何认识神门? 238
4. 如何认识耳尖部位? 238
5. 耳部的什么穴位与脾相对应? 239

6. 耳部的什么穴位主肝疾病? 239
7. 内分泌系统对应于耳部的什么穴位? 239
8. 心脏疾病对应于耳部什么穴位? 239
9. 耳部什么穴位主治精神疾病? 240
10. 如何认识交感穴? 240
11. 耳部降压点在哪里? 240
12. 咽喉对应于耳部的什么穴位? 240
13. 耳部小肠穴与人体什么疾病关系密切? 240
14. 肾穴的位置和功能是怎样的? 240
15. 如何认识肺穴? 241
16. 枕穴与哪些疾病有关? 241
17. 胃穴的位置和功能是怎样的? 241
18. 便秘与耳朵对应的穴位在哪里? 241
19. 直肠下端疾病对应于耳部的位置是什么? 241
20. 膈肌的位置和功能是怎样的? 242
21. 外生殖器与耳部对应穴位在什么位置? 242
22. 尿道对应于耳部什么穴位? 242
23. 如何认识大肠穴? 242
24. 膀胱对应于耳部的位置是哪里? 242
25. 腹部疾病与耳部什么穴位对应? 243
26. 如何认识阑尾穴? 243
27. 睾丸或卵巢疾病对应于耳部的位置是怎样的? 243
28. 怎样找到耳部眼穴的位置? 243
29. 如何认识垂体? 243
30. 面颊疾病对应于耳部什么位置? 244
31. 肩部疾病对应于耳部什么位置? 244
32. 如何认识耳部的颈穴? 244
33. 耳部肘穴的位置和功能是怎样的? 244
34. 如何准确找到耳部膝穴? 244
35. 扁桃体疾病对应于耳部什么位置? 245
36. 脚踝疾病对应于耳部什么位置? 245
37. 气管对应于耳部的穴位在哪里? 245
38. 牙齿对应于耳穴什么位置? 245
39. 如何认识丘脑? 245

40. 耳尖部位的功能是什么? 245
41. 耳环部位有哪些功能? 246

第十五章 常见病按摩
——按摩轻松治疗小病

1. 感冒时按摩哪些穴位最有效? 248
2. 治疗感冒的穴位按摩应注意哪些手法? 248
3. 按摩哪些穴位可有效治疗咳嗽? 248
4. 咳嗽的穴位按摩手法主要有哪些? 249
5. 哮喘的有效穴位有哪些? 249
6. 哮喘时应如何按摩穴位? 249
7. 慢性支气管炎患者应常按摩哪些穴位? 250
8. 治疗支气管炎的按摩手法有哪些? 250
9. 按摩哪些穴位可治疗头痛? 251
10. 头痛时按摩的手法有哪些? 251
11. 眩晕时按摩哪些穴位最有效? 252
12. 治疗眩晕的按摩手法有哪些? 252
13. 失眠患者应该按摩什么穴位? 253
14. 按摩治疗失眠时应注意些什么? 253
15. 哪些穴位可治疗慢性咽炎? 253
16. 治疗慢性咽炎的按摩手法有哪些? 253
17. 可有效治疗高血压的穴位有哪些? 254
18. 高血压的按摩手法有哪些? 254
19. 按摩哪些穴位有利于治疗低血压? 255
20. 低血压的按摩手法有哪些? 255
21. 按摩哪些穴位有利于减肥? 255
22. 减肥的穴位按摩手法有哪些? 255
23. 按摩哪些穴位可舒缓颈椎病? 256
24. 按摩哪些穴位可有效缓解牙痛? 256
25. 颈椎病按摩时应注意些什么? 256
26. 牙痛的按摩手法有哪些? 257
27. 按摩哪些穴位可缓解慢性鼻炎? 257
28. 慢性鼻炎应该如何按摩? 257

29. 按摩哪些穴位可有效治疗月经不调？......257
30. 月经不调应该如何按摩？......258
31. 按摩哪些穴位可对更年期综合征有很好的疗效？......258
32. 更年期综合征应如何按摩？......258
33. 按摩哪些穴位可有效治疗阳痿？......259
34. 治疗阳痿的按摩手法有哪些？......259
35. 哪些穴位按摩对青春痘有很好的疗效？......259
36. 治疗青春痘的按摩手法有哪些？......259
37. 按摩哪些穴位可有效治疗脱发？......260
38. 治疗脱发的按摩手法有哪些？......260
39. 按摩什么穴位可有效治疗耳鸣？......260
40. 治疗耳鸣的按摩手法有哪些？......260
41. 治疗贫血可按摩哪些穴位？......261
42. 治疗贫血的按摩手法有哪些？......261
43. 治疗神经衰弱应如何按摩？......261
44. 中暑患者应如何按摩？......262

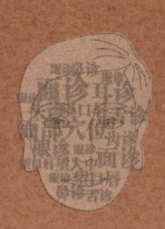

第一章 中医养生
——维系生命的阴阳五行平衡

第一节

阴阳平衡

阴阳平衡就是阴阳双方的消长转化保持协调,既不过分也不偏衰,呈现着一种协调的状态。生命阴阳平衡的含义是脏腑平衡、寒热平衡及气血平衡,也就是人体各种功能与物质的协调。

1. 什么是人体阴阳?

中医的阴阳,指人体对立统一两个方面,大致上说,阴代表人体物质基础,阳代表功能。

(1) 从部位来说,隐蔽部位属阴,暴露部位属阳。

(2) 从生理来说,阴代表物质基础、组织结构。血、津液、五脏属阴。阳代表功能活动。气、六腑属阳。另外,五脏本身功能也可用阴阳来说明。

(3) 从病理上来说,症状表现为慢性的、虚寒的、功能低下的等等都属阴。急性的、燥热的、功能亢进的等等都属阳。

(4) 从脉象来说,沉、迟、虚属阴,浮、数、实属阳。

(5) 舌色淡白属阴,舌色红绛属阳。

中医认为,疾病的发生发展,是人体阴阳平衡失调所至。只要调理阴阳平衡,就能恢复人体正常功能。

2. 阴阳学说对中医理论有什么指导作用?

阴阳学说贯穿于中医理论体系的脏象、经络、病因、病机、诊法、治则、药理等各个方面,对于中医学理论体系的建立,具有很重要的指导作用。

(1) 阴阳学说可以分析人体的组织结构。这种方式不仅可以根据表面现象按阴阳属性对人体的组织结构进行分类,而且还可以说明它们之间的某种对立统一的内在联系,使人容易得到要领,抓住主要矛盾,而对人体疾病进行治疗。

(2) 阴阳学说可以说明人体生理功能。人体的生理状态,其实就是阴阳的矛盾运动,阴阳双方通过消长转化,维持着动态的平衡。在形态结构方面,体现为局部和整体的矛盾,机能活动方面有兴奋和抑制的矛盾。

(3) 阴阳学说可以说明人体病理变化。如果阴阳的动态平衡遭到破坏,就会出现偏盛、偏衰的阴阳失调现象,人就会生病。

（4）阴阳学说可以用于病症的诊断。无论什么病，都可按阴阳的属性先分为两大类，这是古代人认识疾病的一种科学的思维方法。这种方法将事物一分为二，简化了认识疾病的过程。这样，就将各种各样的疾病简单以阴阳来区分。

（5）阴阳学说可以用于病症的治疗。这种治疗不仅以调节阴阳平衡为目的，而且还有反馈控制的作用，因而，是一种比较科学的治疗方法。

3. 人体阴阳与自然界阴阳是怎样相通相应的？

中国古代医学根据自然阴阳的属性分析、归纳了人体器官的机理与关联性，提出了人体阴阳说、自然阴阳与人体阴阳和谐说，即人是自然界中一个特殊的组成部分，特殊的人体包含着自然界中普遍存在的阴阳对立统一的性质。自然界中阴阳、时间节律与人体的生理结构、周期存在着一致性。如《内经·灵枢·顺气一日分为四时》中说到："以一日为四时，朝则为春，仲为夏，日为秋，夜半为冬。"《内经·素问·脉要精微论》中描写人体脉象的变化时说："春日浮，如鱼之游在波；夏日在肤，浮浮乎万物有余；秋日下肤，蛰虫将去；冬日在骨，蛰虫周密，君子居室。"以此来说明人体阴阳随着自然阴阳而消长变化。

4. 阴阳是怎样互根的？

阴阳互根，即阴阳相互依存，是指阴阳双方各以其对立面的存在为自己存在的前提，即阳依阴而存，阴依阳而在，任何一方都不能脱离另一方而单独存在。如上与下，寒与热，明与暗等，都是相互依存的阴阳双方。没有上就无所谓下，没有下也就无所谓上；没有寒就无所谓热，没有热也就无所谓寒；没有明就无所谓暗，没有暗也就无所谓明。如此等等，都说明阴阳中的一方必须以对方的存在为自己存在的前提。正如《黄帝内经》中所说："阴阳阴在内，为阳之镇守；阳在外，为阴之役使……"

这里所说的"阴"，通常所说的是物质；所说的"阳"，则指的是机能。镇守是据于内，役使是运于外。物质在身体里面，所以我们说"阴在内"；功能表现在体表，所以我们说"阳在外"。运行于体表的阳是内在物质的表现，即"阳为阴役"。在

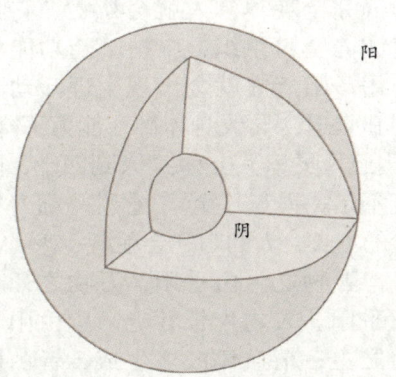

阳

阴

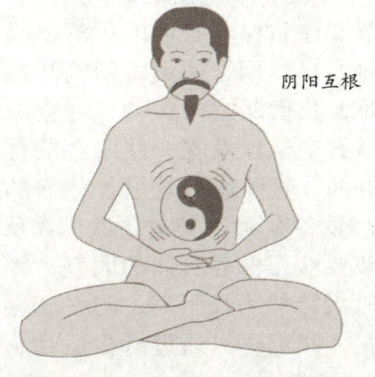

阴阳互根

内阴是产生阳的物质基础，即"阴为阳之守"。阳依存于阴，而阴依托于阳，每一方均以对方的存在而存在。阴阳这样相对相生，这就是我们说的"阴阳互根"。

5. 何为阴阳平衡？

阴阳平衡就是阴阳双方的消长转化保持协调，既不过分也不偏衰，呈现着一种协调的状态。生命阴阳平衡是指脏腑平衡、寒热平衡及气血平衡。其总原则是阴阳协调，实质是阳气与阴精（精、血、津、液）的平衡，也就是人体各种功能与物质的协调。阴阳平衡表现为四大特点：气血充足、精力充沛、五脏安康、容颜发光。

6. 怎样才能维持人体的阴阳平衡？

阴阳平衡是生命活力的根本。阴阳平衡则人健康、有神；阴阳失衡人就会患病、早衰，甚则死亡。所以养生的宗旨是维系生命的阴阳平衡。人体的阴阳与大自然的阴阳是紧密相连的，我们应该顺应大自然的阴阳变化来调节我们人体自身的阴阳平衡。即是"春夏养阳，秋冬养阴"。

"春夏养阳"就是说我们在春夏季节要注意保养身体的阳气，因为此时大自然阳长阴消，阳气旺盛而充足，我们通过多运动、呼吸高山的新鲜空气以及吃一些阳性的食物或补品，就可以有效增长体内的阳气；"秋冬养阴"，则是说我们在秋冬季节要注意保养身体的阴气，因为此时大自然阴长阳消，阴气旺盛而充足，我们可以通过减少运动、呼吸深谷树林处的空气以及吃一些阴性的食物或补品，就可以有效增长体内的阴气。

7. 阴阳失衡有什么危害？

正常情况下，阴阳是互根、互补、互制的。一旦出现一方不足或有余，人体的另一方就会来代偿、弥补，目的在于纠正失衡，维持阳气与阴精的平衡。如果阴阳失衡，不能相辅相成，代偿功能失调，就会呈现阴阳失调而产生种种健康问题。

—— 阴阳轻度失衡可导致长期亚健康状态。

—— 阴阳中度失衡导致疾病、早衰。

—— 阴阳重度失衡导致重病。

—— 阴阳离决则生命终止，即死亡。

8. 阳气在人体中有怎样的作用？

阳气是人体物质代谢和生理功能的原动力，是人体生殖、生长、发育、衰老和死亡的决定因素。人的正常生存需要阳气支持，所谓"得阳者生，失阳者亡"。"阳气"越充足，人体越强壮。阳气不足，人就会生病。阳气完全耗尽，人就会死亡。它具有濡养全身组织、维护脏腑功能的作用。阳气虚就会出现生理活动减弱和衰退，导致身体御寒能力下降。《内经·灵枢》上称："人到四十，阳气不足。损与日至。"意思是随着年龄的增长，人的阳气会逐渐亏耗。

万物之生由乎阳，万物之死也由乎阳。人之生长壮老，皆由阳气为之主；精血津液之生成，皆由阳气为之化。所以，"阳强则寿，阳衰则夭"，养生必须养阳。但善养生者，又必须宝其精。因为精盈则气盛，气盛则神全，神全则身健。

所以，阳气是生命的根本。

9. 人体如何补充阳气？

古人云"人过四十，天过午"，就是说人过40岁就好像太阳过了中午，阳气不足了。但如果从年轻时就注意养生保健，学会调理身心，适当补充阳气，人的生命力就会更加旺盛，男子身强体壮，女子容颜永驻。

大自然既然给我们带来恩赐，我们就应该利用大自然来调节我们的阳气和阴精。我们可以走进大自然尽情地吸收阳光的气息，活动肢体，使生命之气尽情地从潜藏状态下释放出来，吐故纳新，焕发生机。多到户外活动，比如做操、散步、踏青、打球、放风筝等，这样既能使人体气血通畅、促进新陈代谢、保持身体强健，又可以怡情养生、拥有良好的心理健康。

10. 如何理解"阴是阳的基础"？

阴和阳互根，阴是阳的蓄积状态。蓄积的阴藏而不出，所以阴是阳的守，是阳的静态。阴的概念有两个：一是病理性的，二是生理性的。它既可以存在于大自然，也可以存在于人体内。阴是阳变化的根基，如果没有阴，阳就无法外张体表；相反，没有阳，阴是无法蓄积守于内的。阴气性主安静，守藏在内，供给人生命活动所需要的营养物质。所以说"阴是阳的基础"。

11. 养阴之道有哪些？

《黄帝内经》中指出，秋天是一年中养阴的最佳季节，因为秋季正是阴气开始上升的季节，这时果实成熟，一派欣欣向荣的景象，阳正准备收于内。秋天的养阴之道是：人要早睡早起，鸡鸣时及时起床最好；心志一定要安逸宁静，以缓和秋季肃杀之气；同时收敛神气，以符合秋季的收敛之气；意志不要受外界干扰，以使肺气清净，所以秋天应收气。

另外，除了上述养阴的办法外，我们也应吃一些养阴的食物，如，牛奶、泥鳅、葡萄、山楂、红枣等。

12. 中医"阳病治阴"、"阴病治阳"怎么解释？

"阳病治阴"、"阴病治阳"，这句话出自《素问·阴阳应象大论》。所谓"阳病治阴"，是指患阳热盛的病，损伤了阴津，治疗应滋阴。例如：温病日久未愈，身热面赤，口干舌燥，甚至齿黑唇裂，手足心热超过手足背热，脉虚大，宜用甘润滋阴之剂。疾病的症状在阳经，而针刺阴经。例如：足阳明胃经有病变而呕吐，可刺内关、太冲穴。简单地说就是通过滋阴来达到治疗阴虚导致的虚热证。

同理，所谓阴病，就是所患疾病表现出阴的特点，如怕冷、面白、舌淡、小便清长等，而这个阴病不是由于外邪导致的，是因为体内阳气不足导致阴偏盛，此时要治阳，补阳气，益火之源以消阴翳。这就是"阴病治阳"，简单地说就是通过补阳方法来治疗阳虚导致的虚寒证。

第二节
五行平衡

五行就是木、火、土、金、水，代表五种属性，与人体五脏形成对应关系。五行平衡和谐人体才能健康。五行有生克制化的规律，中医学认为，宇宙这种相生相克的相互转化，可以用来研究我们人体的健康状况。

1. 什么是五行？

五行，是指金、木、水、火、土五种物质。我国古代思想家用五行理论来说明世界万物的形成及其相互关系，预测未来的人用五行相生相克来推算人的命运，而中医则用五行来解释生理病理上的种种现象。

五行学说最早出现在道家理论中。它强调整体概念，旨在描述事物的运动形式以及转化关系。如果说阴阳是古代的对立统一学说，则五行可以说是原始的普通系统论。五行相生之中，同时寓有相克，相克之中也寓有相生。相生相克是一切事物维持相对平衡不可缺少的条件，所以五行生克制化是正常现象。而中医学认为，宇宙这种相生相克的相互转化，可以用来研究我们人体的健康状况。

2. 五行在中医学中有怎样的作用？

（1）说明五脏的生理功能及其相互联系。五行学说将人体的五脏分别纳入五行系统之中，以五行的特性来说明五脏的生理功能及特征。

（2）说明人体发病及五脏病变的相互影响。五行学说根据"同气相求"的原理，可以说明多种病因与人体发病的关系；同时，以五行生克的异常，可以说明五脏病变的相互影响。

（3）指导疾病的诊断。当内脏有病时，其功能紊乱可以通过诸多途径反映到体表的相应组织器官，通过分析望、闻、问、切四诊所搜集的资料，依据五行归类和五行生克乘侮规律，可确定疾病的脏腑病位，推断病情进展和判断疾病的预后。

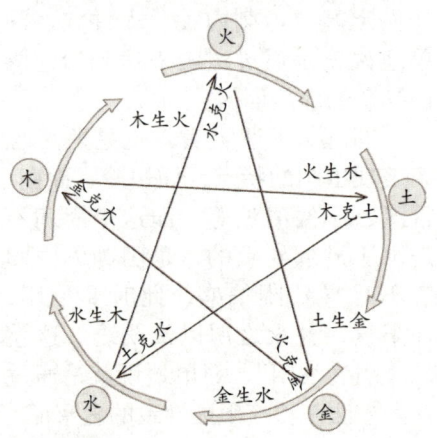

（4）指导疾病的防治。五行学说用以指导对疾病的防治，主要体现于控制疾病的转变、确定治疗方法、指导脏腑用药以及针灸配穴等方面。

3. 五行与人体脏腑生理功能有怎样的关系？

（1）金，金从革，金声响。具有变革的意思。引申为具有清洁、整理作用。肺属金，具有清肃的性质，主管人的呼吸系统。

（2）木，是农林经济、自然环境保护的象征。木枝干曲直，向上逐渐拓展，所以有生长、上升、舒畅的脉络等特征。肝属木，有疏泄功能，所以代表人的肝脏，主要掌控人的免疫系统。

（3）水，是生命的源泉。水具有滋润万物的作用，引申为具濡养的功能，所以代表人的肾，主管人的循环系统。

（4）火，是人类社会发展的动力。火具有温热、上升的特性。心属火，心阳有像太阳一样温暖的功效，所以代表人的心脏，主管人体的内分泌。

（5）土，是我们人类生存的地方。土深沉，能种庄稼，能做泥墙，所以引申为具有生长、承载、收获的作用。脾属土，有运输谷物、精微给五脏六腑和四肢百骸的功能，是气血生化的源头，所以代表人的脾脏，主管人的消化系统。

4. 五行与人体的属性是怎样的？

五行与人体中的五脏、六腑、五官、形体、情志的对应关系依次如下：

金：肺、大肠、鼻、皮毛，悲；
木：肝、胆、目、筋，怒；
水：肾、膀胱、耳、骨，恐；
火：心、小肠、舌、脉，喜；
土：脾、胃、口、肉，思。

5. 五行学说的基本规律是什么？

相生规律：生，含有资生、助长、促进的意义。五行之间，都具有互相滋生、互相助长的关系。这种关系简称为"五行相生"。

相克规律：克，含有制约、阻抑、克服的意义。五行之间，都具有相互制约、相互克服，相互阻抑的关系，简称"五行相克"。

五行制化：在五行相生之中，同时寓有相克，在相克之中，同时也寓有相生。这是自然界运动变化的一般规律。

相乘规律：乘，是乘袭的意思。从五行生克规律来看，是一种病理的反常现象。相乘与相克意义相似，只是超出了正常范围，达到了病理的程度。

相侮规律：侮，是欺侮的意思。从五行生克规律来看，与相乘一样，同样属于病理的反常现象。但相侮与反克的意义相似，故有时又称反侮。

6. 五行生克是怎样反映脏腑生克关系的？

五行相生的次序是：木生火，火生土，土生金，金生水，水生木。在五行相生的关系中，任何一行都具有生我、我生两方面的关系，也就是母子关系。生我者为母、我生者为子。由于肝属木，心属火，脾属土，肺属金，肾属水，结合五脏来讲，就是肝生心，心生脾，脾生肺，肺生肾，肾生肝，起资生和促进作用。

五行相克的次序是：木克土，土克水，水克火，火克金，金克木。在五行相克的关系中，任何一行都具有克我、我克两方面的关系，也就是"所胜"、"所不胜"的关系。克我者为"所不胜"，我克者为"所胜"。结合五脏来讲，就是肝克脾，脾克肾，肾克心，心克肺、肺克肝，起着制约和阻抑的作用。

7. 五行制化的规律是怎样的？

相生，相克是一切事物维持相对平衡的两个不可缺少的条件，只有在相互作用，相互协调的基础上，才能促进事物的生化不息。例如，木能克土，但土却能生金制木。因此，在这种情况下，土虽被克，但并不会发生偏衰。其他火、土、金、水都是如此。古人把五行相生寓有相克和五行相克寓有相生的这种内在联系，称之为"五行制化"。制化规律的具体情况如下：木克土，土生金，金克木；火克金，金生水，水克火；土克水，水生木，木克土；金克木，木生火，火克金；水克火，火生土，土克水。

8. 五行失去平衡会怎样？

在中医学中，人的脏腑可以用五行来看待，中医认为五行和谐和人体的健康关系密切。五行学说，就是强调多边关系要有相对动态的平衡，五行平衡、协调就是指五脏六腑正常运行，预示着身体健康。一旦失去平衡则为疾病，则需要找寻多边关系中的失衡点，然后有针对性地进行调理、治疗，使其归于平衡，人体才能恢复健康。

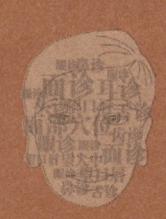

第二章 面诊
——脸部是人体健康状况的"晴雨表"

第一节
面容与人体脏腑的联系

人体面部的变化与内脏的疾病息息相关，当内脏发生变化，即在面部有所反应。从面部进行望诊，不仅能诊察出面部本身病变，而且可以了解全身正气的盛衰及邪气的深浅。面色无华、晦白或灰暗、肌肤粗糙、斑点多多，往往源于五脏功能失调。

1. 中医中的"望诊"究竟是如何诊断疾病的？

望诊是诊断学名词，系四诊之一。是指运用视觉观察病人的神色、形态、体表各部、舌体与舌苔、大小便和其他分泌物等，从而获取与疾病有关的辨证资料。一般以望神色为重点。

望其神色，可知五脏荣枯。《内经》将面色分为青、黄、赤、白、黑五色以内应五脏，青色属肝，黄色属脾，赤色属心，白色属肺，黑色属肾，若由正常颜色变成异常颜色，就是病态。《素问·脉要精微论》说："五色者，气之华也。赤欲如白裹朱，不欲如赭；白欲如鹅羽，不欲如盐；青欲如苍璧之泽，不欲如蓝；黄欲如罗裹雄黄，不欲如黄土；黑欲如重漆色，不欲如地苍。"这一论述是对面部五种正常颜色和异常病色的高度概括。正常五色的共同特征是色泽明润，异常五色的共同特征是晦暗不鲜。临床辨证不必拘泥五色内对应某一脏器之说，应以气血津液的盈虚通滞为其依据，才能揭示病变本质。

2. 望面诊病的重点及临床意义是什么？

望面诊病的说法，主要是观察面部的气色，中医说："看病必察色，察色必观面。"正常人的面色微黄，略红润而有光泽。患病时色泽异常，即是疾病变化的表现，称为病色。在临床上，望诊的重点，就是观察五色，观察色相，即浮沉、泽夭、散抟及颜色的变化。

望面诊病不单是古老中医的诊病重要手段之一，对于我们现代医学临床来说，仍然具有重要的意义和价值。比如在测知人体正气的盛衰与疾病的性质、测知病变的部位、测知病因等等，望面诊病皆是最简洁、迅速、有效的诊断手法。

通过观察面部色相诊病，则以色相浮为病浅，色相沉为病重；面色润泽则预示良好，面色夭枯则预示不良。

通过观察面部五色诊病，则黄赤色为风，黑青色为痛，白色为寒，黄而膏润为脓。

根据色域分布，还可判断出病患处所。脏腑在头面上的大体分布是：五脏一般分布在鼻，六腑分布于鼻子的两侧。

3. 面部与脏腑是怎样对应的？

面部反映整体各部位生理信息，使面部成为整体完整的缩影。面部的结构分属不同的脏腑，是面部望诊的基础。传统的面部脏腑是在《内经》有关脏象、气血、经络分布的理论基础上形成的。

根据《灵枢·五色篇》的分法，把整个面部分为：鼻部称为明堂，眉间称为阙中，额称天庭，颊侧称为藩，耳门称为蔽。

面部与脏腑相对应的位置是：天庭为首面，首面之下（阙上）为咽喉；咽喉之下（阙中、印堂）为肺；肺之下（阙下、山根、下极）为心，心之下（鼻柱、年寿）为肝，肝部左右为胆；肝下（明堂、准头）为脾，脾两旁（上方）为胃；胃外侧（中央、颧下）为大肠；挟大肠为肾；明堂外侧（鼻端）为小肠，明堂以下为膀胱、子处。

4. 面部浮肿的症状和处理方法分别是什么？

面部浮肿，即面部的水分过多造成血液不循环所形成的浮肿。面部浮肿的原因很多，有局部的也有全身的。局部的最常见的是过敏，通常是使用一些对自身过敏的物质或日晒后出现。全身性浮肿主要是由肾脏或心脏疾病所引起的，如肾病综合征、慢性肾炎等、各种原因引起的右心衰竭。有时候肝病导致的腹水、蛋白质不足引起的营养失调或更年期障碍的荷尔蒙异常等，也会造成浮肿。

消除浮肿可采用以下一些方法：

（1）保持乐观情绪，长期坚持锻炼，以增强体质，提高适应能力。

（2）选择含有丰富蛋白质、维生素及无机盐，低脂肪、低胆固醇、少糖、少盐的饮食，可以多吃一些豆制品食物。限制进水量，可以多吃一些有利尿、消肿作用的食物，如红豆、槟榔。

（3）保证良好的睡眠，起居有规律。

5. 哪些特殊疾病会直接反应在面容上？

肾病面容：面色苍白，双脸及颜面浮肿，舌质色淡并且舌缘有齿痕。

皮质醇增多症：是肾上腺皮质机能亢进症或由于服用过量的糖皮质激素所致。病人脸面红润胖圆，

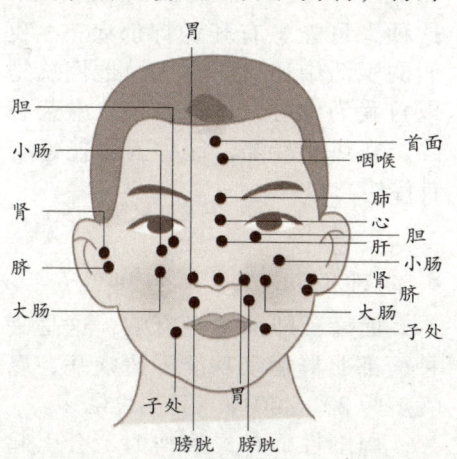

犹如满月，常有痤疮，毛发增多（女性有胡须），同时脱发，而颈背肥厚。

震颤麻痹：多见于老年人，面部呆板，毫无表情，似面具样，称面具面容。

破伤风：外伤数日后，病人表现头向后伸，四肢抽搐，牙关紧闭，面肌痉挛，状如苦笑，称苦笑面容。

严重脱水：病人因腹泻或呕吐而大量失水以后，面部憔悴、眼窝下陷、鼻梁瘦削突出、颧弓隆起清晰可见。

地方性克汀病：亦称呆小症，因孕妇缺碘致胎儿生长发育障碍，病人面容发育差，面容愚笨，反应迟钝，头大，鼻梁下陷，两眉间短宽，舌厚而大，常外伸，流涎。

先天愚型：是常见的一种遗传性染色体疾病，有一副特殊的痴呆面容，眼睛小，眼距宽，塌鼻梁，张口伸舌，流口水。

6. 面容消瘦、两颧高耸预示着什么？

一般来说，当患者有严重疾病，将面临死亡的时候，患者的面部会呈现死亡的先兆。如果患有重病就会导致营养不良，从而不能摄取人体正常需要的营养物质，进而肌肉就会萎缩。加上缺少必需的水分，面部就会消瘦。长时间的不合理进食会使皮肤纤维减弱，这样会使患者的皮下组织发生严重萎缩，这也是患病变瘦的一个重要原因。

除了上述症状外，患者的太阳穴与眼窝也会深深凹陷，颧骨和鼻梁也都高耸出，耳朵呈现出铅色，触摸会感到冰凉，没有温度。嘴唇松弛、发紫，并且面如死灰或者为棕黑色。出现这些症状，则预示患者可能已经是癌症晚期。

患者在患有急性腹膜炎或者卵巢囊肿病时，也会出现以上症状。往往急性腹膜炎是由于脱水、体液分布不均匀，造成血液不能正常循环所致。这些病象外表与癌症晚期虽然一样，但是不会有生命危险。

7. 面部表情过分夸张代表着什么？

一般来说，面部表情表现了人的心理状态。遇到高兴的事情，面部表情就会显示开心；遇到不顺心的事情，面部表情就会显得凝重。一个正常人是应该有喜怒哀乐的，该生气的时候就生气，该悲伤的时候就悲伤，该快乐的时候就欢笑。如果一个人的表情总是显得过分夸张，让人看了就会感到不寒而栗，这样的表情往往是一定的病患的反应。比如，一个人很少和人说话，交流的时候感到很害怕，总是喜欢一个人待着，这样的人可能患有忧郁症。如果一个人时而狂躁时而沉默，这种人可能患有狂躁抑郁症。在我们的生活中还有一种人，他们总是以自我为中心，过分自信，虚荣心强，狂热而冷酷，这种人可能患有神经质。

8. 面瘫的症状通常有哪些？

面瘫，即面神经麻痹，这是一种面部肌群运动功能障碍疾病，患者多为20～40岁，且男性居多。

周围性面神经麻痹时，会引起

病灶同侧全部颜面肌肉瘫痪。也就是说，上下部面肌都发生瘫痪，由于眼轮匝肌麻痹，故眼睑不能充分闭合，闭眼的同时眼球上窜，在角膜下缘露出巩膜带（贝尔氏症）。患者闭嘴时，颊肌极为松弛，故口角下垂，贝尔氏呈阳性。抬眉受限，额纹变浅或消失，眉毛较健侧低，睑裂变大，内眼角不尖，眼泪有时外溢。示齿或笑时，口角向健侧牵引，口呈斜卵圆形。说话时，发唇音不清楚。由于颊肌的麻痹，食物留于颊肌与牙龈之间，以致患者必须用筷子将食物掏出。乳儿发生面神经麻痹时，吸吮受限。双侧周围性面神经麻痹时，面部无表情，双侧额纹消失，双眼不能闭严，贝尔氏呈阳性。双侧鼻唇沟变浅，口唇不能闭严，口角漏水，进食时，腮内存留食物，言语略含混不清。

9. 面肌痉挛是怎么回事？

面肌痉挛为阵发性半侧面肌的不自主抽动，通常情况下，仅限于一侧面部，因而又称半面痉挛，偶可见于两侧。开始多起于眼轮匝肌，逐渐向面颊乃至整个半侧面部发展，逆向发展的较少见。可因疲劳、紧张而加剧，尤以说话、微笑时明显，严重时可呈痉挛状态。不能自行模仿或控制其发作。一次抽搐短则数秒，长至十余分钟，间歇期长短不定，病人感到心烦意乱，无法工作或学习，严重影响着病人的身心健康。入眠后多数抽搐停止。多在中年起病，据报道也有两岁的病例。以往认为女性好发，统计表明，发病与性别无关。发展到最后，少数病例可出现轻度的面瘫。

中医讲面肌痉挛病的病因一般是由于过度的疲劳、紧张、肝火旺盛、有内热、外感风寒引起的。可采用药物治疗或手术治疗。

10. 常见的面部皮肤病的种类及症状有哪些？

面部皮肤病比较常见，主要有以下一些类型：

（1）痤疮。俗称青春痘或粉刺，多发于面部、额、胸前、背后等部位。

（2）酒糟鼻。俗称红鼻子，多见于青壮年，好发于颜面部，尤其是鼻端，还可延及两颊、额部和下颌。皮肤潮红，伴毛细血管扩张，上有丘疹或脓疱。若患病时间长，严重者鼻端肥大形成鼻赘。

（3）雀斑。在面部有多数如针尖至扁豆大小的褐色或暗褐色斑点，日晒后较明显，冬季可减轻。严重者皮损数目多，且可侵及颈、手背及四肢伸侧部。常有家族遗传性倾向。

（4）黄褐斑。又称肝斑，常见在面部两颊及鼻部成蝴蝶形分布，成淡褐色或暗褐色斑。常发于夏季，日晒后可加重。

（5）黑痣。几乎人人都有，只是数目和部位不同而已。大多数发生于儿童或青春期，为表面平滑或稍高于皮面的棕色或黑色丘疹，局部有毛或无毛。

（6）血管瘤。血管瘤是一种良性肿瘤，多见于婴儿出生时或出生后不久，随年龄增长而扩展。发生于口腔颌面部的血管瘤占全身血管瘤的60%，其中大多数发生于颜面皮肤皮下组织及口腔黏膜，如舌、唇、口底等组织，少数发生于颌骨内或深部组织。有单纯性血管瘤、海绵状血管瘤、鲜红斑痣和混合性血管瘤四种。

（7）扁平疣。由病毒引起，多发于青年人，因此也称青年扁平疣，除常见于面部外，其他部位如手足背、颈部也可发生。呈米粒至扁豆大正常肤色或淡褐色扁平丘疹。

（8）粟丘疹。多见于面部，尤其是眼睑、颊部为多，呈白色或黄色、圆形，如针尖大或帽尖头大丘疹，常对称分布，刺破后可挤出胶样物质。

（9）老年疣。又称脂溢性角化病，常在面部、头皮、躯干等部位，呈淡黄褐扁平或略高起的斑丘疹，表面有油脂性薄鳞屑。好发于40～60岁左右中老年人。

（10）白癜风。常发于头面部，局部皮肤变白，边界清楚，有些人可泛发全身。

11. 面部出现蜘蛛痣是肝硬化的征兆吗？

蜘蛛痣是一种特殊的毛细血管扩张症。它多出现于面部、颈部及胸部，也有其他部位出现者。表现为中心部直径2毫米以下的圆形小血管瘤，向四周伸出许多毛细血管，且有分支，看上去恰似一个红色的蜘蛛趴在皮肤上。蜘蛛痣的出现与肝硬化有很大的关系。因此蜘蛛痣对诊断肝硬化有较大的参考意义。

当然，有蜘蛛痣不一定就有肝硬化。处于青春期的女性是生长发育的高峰阶段，体内有大量的雌激素，可能会有一些蜘蛛痣出现，这是正常生理现象。随着年龄的增长，雌激素分泌逐渐减少，这种蜘蛛痣也会逐渐消失。另外，蜘蛛痣可见于正常妇女的妊娠期。当怀孕后，体内雌激素增多，因而一部分孕妇皮肤上出现了蜘蛛痣。此种蜘蛛痣大多发生在怀孕后的2～5个月内，产后数月内可以消失。还可见到少数患其他疾病的病人，如风湿性关节炎、类风湿性关节炎以及B族维生素缺乏的病人。因此，对蜘蛛痣的出现，不能只看做是肝硬化的征象，需要结合临床加以全面分析。

12. 怎样区分面部普通黑痣与恶性黑色素瘤？

面部黑痣是一种良性色素性肿瘤。黑痣大小不一、颜色深浅也有差异，除黑色外，尚有黄褐、瓦青、淡蓝、灰黑等颜色。长黑痣和疾病没有必然的联系，但如果黑痣的颜色或者形状出现变化，或者黑痣发生转移，要引起注意。可以根据以下方法区分普通黑痣与恶性黑色素瘤。

（1）颜色。恶性黑色素瘤在普通黑痣棕黄色或棕褐色的基础上掺杂有粉红色、白色、蓝黑色。其中，蓝色最为不祥。

（2）边缘。普通痣的边缘很光滑；而恶性黑色素瘤边缘不整齐，成锯齿状，表面粗糙还往往伴有鳞形或片状脱屑，有时还有渗液或渗血。

（3）直径。普通痣一般小于5毫米，而恶性黑色素瘤直径大于5毫米。

（4）对称性。普通黑痣的两半是对称的，而恶性黑色素瘤两半不对称。

需要强调的是结构不良的黑痣与早期恶性黑色素瘤的区分，仅凭肉眼观察是很难鉴别的，对怀疑病灶应及时进行活检以确定疾病类型。

13. 为什么脸上会出现粉刺？

粉刺，医学上称为痤疮，是青春期常见的皮肤病，常见于青春男女，所以也称它为"青春痘"。其实，青少年不一定都会长青春痘，而青春痘也不一定只长在青少年身上。产生粉刺的原因主要有以下两点：

激素因素：与粉刺关系最密切的就是雄性激素，因为雄性激素可促使皮脂分泌，尤其是青春期的皮脂分泌机能总是特别亢进，皮脂量因而大增。正常男性的皮脂量均较女性多，因此男性患者粉刺大多数比女性的顽固。女性激素具有抑制皮脂分泌的功能。青春期后的女性如果卵巢的成熟跟不上的话，体内女性激素分泌量不足，可出现月经不调、粉刺。

胃肠障碍：当胃肠机能减退时，易出现消化不良、便秘等。消化不良可引起维生素B_2、维生素B_6、维生素A缺乏，从而导致皮脂分泌过剩。便秘造成体内毒素吸收，在肝脏解毒不全时，毒素就会通过血液循环对皮肤产生作用，从而导致粉刺的发生。

14. 面部太油怎么办？

如果一个人脸上爱出油，面部又显得油光可鉴，这样的人可能患有精神压抑症。得了精神压抑症的人，油脂的正常活动无法进行循环，只能强行通过皮肤排泄，所以面部就会显得很油腻。要控制面部出油，除了保持愉快的心情、少给自己精神压力外，还可以使用以下方法：出油比较多的人可以在早晚两次洗脸外，中午多洗一次脸。这一次可以不用洁面产品，仅用冷水冲洗。洗完脸后，在容易干燥的眼睛周围涂上一点乳液即可。出油特别厉害的人，也可适当使用一点浓度较高的果酸、水杨酸类外用药品，可以有效抑制出油，预防粉刺。另外，适当补充维生素B_6可以减少皮脂分泌，所以可多吃一些富含维生素B_6的香蕉或鱼类等。

15. 为何中年人容易"油光满面"？

新陈代谢功能旺盛的青春期，也是皮肤最容易分泌油脂的时期。不过，即使过了三四十岁，仍有许多人的脸总是油光满面。这种油光满面的形成与青春期的脸部泛油是截然不同的。十几、二十几岁时，由于新陈代谢旺盛，使得油脂分泌不断增加，造成皮肤经常出油。中年人则是由于新陈代谢速度降低造成皮脂分泌增加。这与"中广身材"的成因相同，都是由于体内燃烧脂肪的能量不足，而使得多余的脂肪堆积在体内，最后从皮肤"排泄"出来。

中年后所形成的油性皮肤，是

由于生活习惯不良而造成的一种生活习惯性的问题皮肤，只要改善不正常的作息，就有助于改善这种肌肤问题。

16. 容易引起面部皮肤过敏的源头是什么？

皮肤过敏又称为"敏感性"皮肤。从医学角度讲，皮肤过敏主要是指当皮肤受到某种刺激，如不良反应的化妆品、化学制剂、花粉、某些食品、污染的空气等，导致皮肤出现红肿、发痒、脱皮及过敏性皮炎等异常现象。面部皮肤过敏，致使某些女性会出现全身皮肤奇痒、起疹块、鳞屑、脱皮，发干、瘙痒、起红斑以及面部红白不一、斑驳陆离等症，严重者甚至会产生过敏性面部红血丝。哪些原因会引起面部皮肤过敏呢？

化妆品：最典型的化妆品过敏是香精过敏，而收敛水等含有酒精成分的化妆品也会对肌肤产生一定的刺激。其他如生化防腐剂、果酸等等都会对不同的肌肤造成不同的刺激。

食物：常见的是海鲜、芒果、果仁类食物会引起过敏。

药物：青霉素、磺胺类药物等，都可能引发皮肤过敏。

灰尘：灰尘过敏是一种生活在灰尘中的微生物的过敏反应，是最常见的过敏。灰尘过敏包括棉纤、皮毛以及各种纤维、动物皮毛等。

季节变换：由于种种环境因素，空气中散布的细菌孢子和花粉等致敏物质便会大量释放出几乎遍布人体所有组织的化合物——组织胺，引起面部皮肤过敏。

紫外线照射也可导致面部皮肤过敏。

17. 怎样从面部色斑看女性健康？

年轻女性如果在短期内骤然出现大量芝麻到米粒大小扁平隆起的丘疹，表面光滑，可能是面部扁平疣，这种皮肤病是由病毒感染引起的，一般无自觉症状，有时伴有轻度瘙痒，瘙痒后可出现串珠状排列的新皮疹，与过度疲劳、机体抵抗力低下有关。

还有一种皮肤病叫"皮肤垢着病"。发病时会在面颊部出现大片褐色色素沉着斑，或黑褐色污垢样角化性斑片，呈小结节或绒毛状，感觉像没有洗脸，这与精神压力有关。

30岁以后的女性，面部发作比较严重的红斑、炎性丘疹、结节、脓疱等痤疮样损害，按痤疮治疗效果不明显，如果同时伴有经期延长或间歇性闭经、肥胖、便秘等症状，那就有必要做一次妇科B超检查，看看是否有"多发性卵巢囊肿"。

18. 脸颊毛孔粗大是什么原因？

年轻时脸颊的毛孔通常并不明显。两颊毛孔开始变得粗大通常是从25岁到30岁开始，这时肌肤会开始老化，特别是鼻子和额头等部位，毛孔会变得特别粗大。一般认为毛孔变大的原因，是皮脂分泌减少。不过若是两颊部位的毛孔过于明显，则很有可能是因为其他关系。

随着年龄的增长，身体的皮脂分泌会慢慢减少，肌肤的保湿能力也会开始降低。这时会使皮肤失去弹性和光泽，使毛孔变得粗大。

一旦发现毛孔变得粗大时，就要开始多摄取维生素C，因其中所含的胶原蛋白，能够提高肌肤的保湿能力，并且帮助皮肤内部胶原蛋白的生产。另外，皮肤的光泽和用来支持脸部皮肤的颜面肌肉有很大的关联性。肠胃功能不佳的人，同时也会有肌肉衰弱的倾向，因此，首先加强肠胃功能是改善肤质非常重要的方法。

19. 哪些原因导致脸部皮肤黯沉？

女性最大的烦恼就是皮肤"黯沉"。随着年龄的增长，皮肤逐渐失去光泽和透明感后，会慢慢变黄并出现黯沉。造成皮肤黯沉的原因，主要是因为老旧而应剥落的角质长期堆积所造成的。人类的皮肤细胞每28天会再生一次。如果皮肤底层新细胞的生成速度太慢的话，会使得上层的陈旧细胞无法掉落而逐渐干燥增厚，形成所谓的黯沉现象。

纹理混乱是老化的直接后果，而无处不在的紫外线和室内外温差，都会对皮肤造成很大的刺激，使纹理混乱。匀整的纹理，沟较深，表面饱满，肌肤明亮光洁。而沟纹浅乱的话，光线不能广泛散开，就显得发暗了。

另外，畏寒和血液中含有过多代谢废物所导致的血液循环障碍，也是形成黯沉的重要原因。当皮肤下的血管流过大量新鲜而干净的血液时，会使血管扩张，呈现出漂亮有透明感的粉红色皮肤。而当血液循环受到障碍时，皮肤下流动的血液会带有过多废物，使得皮肤透明度降低，看起来也比较暗。

20. 面部青筋是哪些疾病的信号？

静脉血管俗称"青筋"，是负责把血液送回心脏的血管。当静脉血液回流受阻、压力增高时，青筋常常会在人体表面出现凸起、曲张、扭曲、变色等情况。中医诊断学认为，如果人体头面部的青筋比较明显，可能是患有某些疾病的信号。

额头有青筋，是长期劳心劳力，工作压力或精神压力过大的表现。

鼻梁有青筋，表示肠胃积滞，容易胃痛、腹胀、消化不良、大便不畅。

当太阳穴青筋凸起时，人往往容易觉得头晕、头痛。太阳穴青筋凸起、扭曲，可能是脑动脉硬化的表现；青筋紫黑则是中风的"预警"。

女性的眼袋、嘴角、腮下有青筋，是月经不调、带下病等妇科疾病的表现。

如果舌下的青筋凸起、扭曲、紫暗，则是冠心病的信号。

21. 怎样的面部特征可诊断为蛔虫病？

如果在孩子的面部见有白斑，一般呈圆形，边缘较为整齐，中间呈淡白色，不凸于皮肤角膜，可诊断为蛔虫病。

蛔虫病是最常见的肠道寄生虫病。绝大多数病例无任何症状。儿童常有腹痛，为脐周不定时反复腹痛，无压痛及腹肌紧张，伴食欲减退、恶心、腹泻或便秘，大便中排出蛔虫。儿童有时有惊厥、夜惊、磨牙、异食癖。

22. 颧骨部位为什么会长皱纹？

颧骨部位的皮肤是最容易出现皱纹的地方。这是因为颧骨是最直接受到紫外线照射而产生黑色素的部位之一。

此外，当肝脏功能异常时，也会无法完全发挥净化血液与供给血液足够养分的功能，而使血液变得浑浊。同时造成体内的新陈代谢效率降低，使皮肤容易产生皱纹。

"日晒"和"肝脏失调"是形成皱纹的两大因素。当两项同时具备时，皱纹出现的概率也就大大提升了。

23. 老年斑会影响健康吗？

老年斑全称为"老年性色素斑"，医学上又被称为脂溢性角化，是指在老年人皮肤上出现的一种脂褐质色素斑块，属于一种良性表皮增生性肿瘤，一般多出现在面部、额头、背部、颈部、胸前等，有时候也可能出现在上肢等部位。

老年斑不影响日常生活，它是在中老年时期发生和发展起来的，它在不知不觉中出现，生长缓慢，既不痛也不痒，是人体衰老的一个重要信号。老年斑也不会影响人的健康，它的生长有自限性，一般不会发生恶变，也没有转移的说法。

在个别情况下，如老年斑受到刺激、搔抓或外用药的腐蚀，可造成表面糜烂、渗液，基底部发红或继发感染等现象。这时只要停止不良的刺激，适当用些抗炎药物，几天后就会恢复原状，不会发生其他变化。

24. 什么是"痄腮"？

痄腮为中医之称谓，民间称为鸬鹚瘟、蛤蟆瘟。西医学称为流行性腮腺炎。临床表现初病时可有发热，1~2天后，以耳垂为中心腮部漫肿，边缘不清，皮色不红，压之疼痛或有弹性，通常先发于一侧，继发于另一侧。口腔内颊黏膜腮腺管口可见红肿。腮腺肿胀经4~5天开始消退，整个病程1~2周。

痄腮病因为感受风温邪毒，主要病机为邪毒壅阻少阳经脉，与气血相搏，凝滞耳下腮部。风温邪毒从口鼻肌表面入，侵犯足少阳胆经。胆经起于眼外眦，经耳前耳后下行于身之两侧，终止于两足第四趾端。少阳受邪，毒热循经上攻腮颊，与气血相搏，气滞血郁，运行不畅，凝滞腮颊，故局部漫肿、疼痛。热甚化火，出现高热不退、烦躁头痛、经脉失和，以至于张口咀嚼困难。

25. "发颐"表现为什么样的症状？

发颐是指热性病后余毒结聚于颐颌之间的急性化脓性疾病。多发于成年人，常为伤寒、温病等热性病后期的继发病。多单侧发病，也可双侧同时发病。初期颐颌之间疼痛，轻度肿胀，压迫局部时，在第二白齿相对的颊黏膜上有黏稠分泌物溢出。张口困难，唾液分泌减少。脓成时疼痛加剧、跳痛、压痛剧烈、皮色发红、肿胀更甚，可波及同侧眼睑、颊部、颈部等处。压迫局部有波动感，颊黏膜可挤出混浊脓性物。后期脓肿可在颐颌部或口腔黏膜或从外耳道溃破，脓出臭秽。

发颐初起还会有轻度发热，发展严重时体温可达40℃左右。伴有口渴纳呆、大便秘结。极度衰弱患者，可有痰壅气塞、汤水难下、神智昏糊的症状，可能发生暂时性面瘫，病愈后可恢复正常。

26. "大头瘟"是一种什么样的疾病？

大头瘟是感受风热时毒而引起的，以头面掀赤肿大为特征的一种急性外感热病。多发生于冬春季节。发病较急，初起以全身憎寒、发热、头面红肿疼痛等表现为主要特点。

风热时毒是大头瘟的致病因素。在温暖多风的春季及应寒反温的冬季，容易形成风热时毒，并传播流行。本病主要涉及的脏腑是肺、胃。大头瘟的治疗应以透卫清热、解毒消肿为原则，采用内服与外敷相结合的治疗方法。内服常用普济消毒饮加减，外敷水仙膏、三黄二香散。

27. 为什么脸大脖子粗是小肠病？

小肠经主要与胸、心、咽某些热性病症，神经方面病症和头、面、颈、眼、耳病症以及本经脉所经过部位之病症有关。一般来说，小肠经循颈上颊，当它有病的时候就会出现"嗌痛颔肿"。而"颔"就是我们经常说的下巴颏子，下巴颏子肿大多是由于小肠经病变所引起。而脖子粗多是由于小肠吸收不好，以致消化不良所引起。所以，如果一个人看上去脸大脖子粗，则多患有小肠病。

第二节
面色与人体健康的关系

人的气血盛衰，常常从面色显示出来。面色可以说是健康的温度计，能反映人体的健康状况。我国正常人的面色微黄，略带红润，稍有光泽。一旦人体发生病变，人体的面部往往呈现不同的颜色，我们可以通过面色的变化来分析病情发展的吉凶顺逆。

1. 如何望色诊病？

望色，又称"色诊"，是通过观察病人全身皮肤（主要是面部皮肤）的颜色和光泽的变化，用以诊察病情的方法。据此可了解脏腑的虚实、气血的盛衰、病性的寒热、病情的轻重和预后。

面色分为常色与病色。常色指人在正常生理状态时面部的色泽。表现为面部皮肤光明润泽，是有神气的表现，显示人体精充神旺、气血津液充足、脏腑功能正常。病色指疾病时的面部色泽。一切反常的色泽都属病色。病色的出现，不论何色，或晦暗枯槁，或鲜明暴露，或虽明润含蓄，但不应时应位，或某色独见，皆为病色。患者面色鲜明荣润，则说明病变较轻较浅，气血未衰，较易治疗，预后良好；如果患者面色枯槁，缺乏光彩，没有润泽之象，则说明病变较重较深。精气已受重创，预后较差。

2. 为什么望色主要观察面目呢？

色诊具有悠久的历史，早在两千多年前的《内经》中就有望色诊病的详细记载。如《素问·阴阳应象大论》说："善诊者，察色按脉，先别阴阳。"《素问·五脏生成篇》中描述了五脏常色、病色、死色的具体表现。由于色诊在临床诊病中有重要价值，故受到历代医家的普遍重视。尤其是望面色，这是因为：

（1）由于心主血脉，其华在面，手足三阳经皆上行于头面，面部的血脉丰盛，为脏腑气血之所荣。

（2）面部皮肤薄嫩，其位最高，其色泽变化易于外露。

（3）面部显露，易于观察。

3. 望面色诊病要注意哪些问题？

（1）注意病色与常色的比较。

目前，中医临床上尚无统一的望色客观标准，因此，望色时一定注意把病人的面色与其所处人群的常色比较来加以判断。如所诊病人属局部色泽改变,还应与其自身对应部位的正常肤色进行比较。如病情复杂、面色与病性不符时,应尽量全面观察病人体表色泽,并结合其他诊法综合分析判断。

（2）注意面部色泽的动态变化。

疾病是动态变化的,在疾病的发展过程中,随着病情的变化,病人的面部色泽也会发生相应的变化。医生应该懂得辨证识病。

（3）注意非疾病因素对面色的影响。

面部色泽除可因疾病发生异常变化外,还可因气候、季节、光线、饮食、情绪等非疾病因素的影响而发生变化。故望色诊病时,应注意排除上述因素的干扰,以免造成误诊。

4. 为什么说望面色婴幼儿比成人更为重要？

望面色对于婴幼儿比成人更为重要,因为成人更多地可以用语言交流,而婴儿不会说话,小孩又不能准确表达自己的意思,所以面诊对于婴幼儿显得尤为重要。医生往往从婴幼儿的脸色或者光泽,或者面部的变化就能大致推断出小孩的生理状况。

小孩的父母也应懂得望色面诊,尤其在晚上的时候,孩子生病了,父母可以根据孩子面部表情、动作反应还有颜色的变化,大致推断出小孩目前的精神状况,并进一步做出是立即送医院,还是等待天明再去看医生的决定。又如,婴儿出现面色苍白、注意力不集中、易疲乏和生长迟缓等现象,这有可能是缺铁性贫血。父母要更多地懂得婴幼儿面诊方面的知识,让孩子更加健康快乐。

5. 异常面色有哪几种表现？

据史书记载,战国时名医扁鹊进见蔡桓公,站在蔡桓公面前看了一会儿,说桓公有病,不医治恐怕要加重。桓公说他没有病。过了十天,扁鹊又进见,他说桓公的病已到了肌肉和肌肤之间,再不医治,会更加严重的。桓公不理睬。过了十天,扁鹊又进见,他说桓公的病已到了肠胃,再不医治,会更加严重的。桓公还是不理睬。又过了十天,扁鹊远远看了桓公一眼,知道他的病已经无可救药了。果然,不久桓公就死了。

从这个故事中我们知道,精通医术的扁鹊,可以通过观察面色来诊断病情。面部皮肤的颜色每个人都不相同,但变化却有一定的规律,中医在经过无数的医学实践探索,从而总结出白、黄、赤、青、黑五类病色。我们可以通过观察人的气色,了解到脏腑的虚实、气血的盛衰、病性的寒热、病情的轻重,以及预测以后病情的发展。

6. 怎样理解面色的主客色？

正常面色可分为主色和客色。

主色是人生来就有的基本面色,属个体素质,一生基本不变。古人根据五行理论把人的体质分为金、木、水、火、土五种类型,并认为金形人肤色稍白,木形人肤色稍青,水形人肤色稍黑,火形人肤色稍红,土形人肤色稍黄。

客色是因季节、气候、饮食等不同而发生正常变化的面色。因人与自然相应，随着季节、气候的变化，面色也可发生相应的变化。如，根据五行理论，春应稍青，夏应稍赤，长夏应黄，秋应稍白，冬应稍黑，四季皆黄。又，天热则脉络扩张，气血充盈，面色可稍赤，天寒则脉络收缩，血行减少而迟滞，面色可稍白或稍青。人的面色也可因情绪变化、剧烈运动、饮酒、水土影响等而发生变化，但只要明润含蓄，均非病色。

7. 如何理解病色有善恶之分？

白、黄、赤、青、黑是面部的五种病色，而根据面部光泽的不同，可以把五种病色分为善色与恶色两种。

善色，如果脸上光泽明润含羞，即为善色。这种颜色显示脏腑精气还没有明显衰弱，血气还很旺盛，现在病情还很轻微。

恶色，如果脸上的光泽暗淡、憔悴，即为恶色。出现这种颜色显示脏腑的精气已经受到了严重的损伤，血气严重不足，预示疾病现在很严重。

在一定条件下，善色和恶色是可以相互转化的，通过两者之间的转化，我们可以对病情的发展做出预测，并进一步推测以后的病情。从脸色和面部的光泽，除了能看出有无疾病，还能了解疾病的轻重。在一定情况下，甚至还能判断出疾病发生在身体的哪个部位。

8. 病色为白色主何病症？

病色可分为白、黄、赤、青、黑五种。不同病色分别见于不同脏腑和不同性质的疾病。

白色主虚寒证，血虚证。白色为气血虚弱不能营养机体的表现。阳气不足，气血运行无力或耗气失血，致使气血不充，血脉空虚，均可呈现白色。如面色白而虚浮，多为阳气不足；面色淡白而消瘦，多属营血亏损；面色苍白，多属阳气虚脱，或失血过多。

9. 面色苍白预示哪些疾病？

健康人的脸色是白里透红，经常不出门在家里待着的人皮肤也白，可病态的白是色如白蜡。比如在临床上经常可以见到：虚寒病症、贫血及某些肺症患者，里寒的剧烈腹痛，或外寒的恶寒战栗重者，可见面色苍白。肝病见白色为难治之病。白色见于两眉之间，是肺脏有病。甲状腺机能减退症、慢性肾炎等患者的面色，较正常人苍白。铅中毒时，患者以面色灰白为主要特征，医学上称为"铅容"。寄生虫病、白血病患者或长期室内工作及营养不良者亦见此色。肠道寄生虫病，面部可见白点或白斑。此外，出血性疾病、经常痔疮出血、妇女月经过多，也会造成面色苍白。休克病人因面部血液循环受阻，也会脸色发白。

10. 为什么暂时性面白不必担心？

在日常生活中，有的人没有任何疾病，却有时会出现一些面色苍白的现象,甚至有时白有时黑。比如,在受到惊吓,或者极度亢奋的时候,也会出现这样的现象。而在极端气氛的时候,脸部就不单是红,它红一阵,青一阵,有时转为苍白,这是肾上腺一阵阵的在大量分泌,使血管收缩,交替充血贫血或使血管较长时间地处于贫血状态的缘故。像这样的脸色变白是正常的现象,只要注意保持心情平静,多出入一些社交场合,不会感到紧张,脸部就会恢复正常色泽。

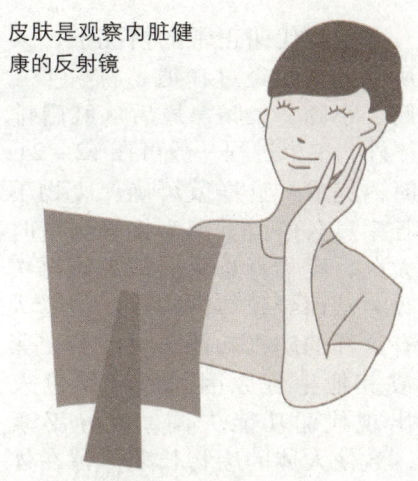

皮肤是观察内脏健康的反射镜

11. 面色为黄色是什么病症的表现?

黄色主湿症、虚症。黄色是脾虚湿蕴的表现。因脾主运化,若脾失健运,水湿不化,或脾虚失运,水谷精微不得化生气血,致使肌肤失于充养,则见黄色。如面色淡黄憔悴称为萎黄,多属脾胃气虚,营血不能上荣于面部所致;面色发黄而且虚浮,称为黄胖,多属脾虚失运,湿邪内停所致;黄而鲜明如橘皮色者,属阳黄,为湿热熏蒸所致;黄而晦暗如烟熏者,属阴黄,为寒湿郁阻所致。

12. 引起面黄的原因有哪些?

引起面色发黄的原因是多方面的,大体有以下几种:

(1) 食物引起的皮肤发黄:胡萝卜、南瓜、橘子汁、空心菜、芒果等蔬菜瓜果富含胡萝卜素,过多地摄入引起胡萝卜素血症,导致皮肤变黄。

(2) 药物引起的皮肤发黄:长期服用带有黄色素的药物,如米粕林、呋喃类等也可使皮肤变黄。

(3) 血液循环不良引起的皮肤发黄:肝直接影响血脉,肝火旺或肝气郁结便易形成气血不通,影响面部的血液循环,皮肤自然暗淡无光。

(4) 皮脂油腻引起的皮肤发黄:堆积在皮肤表面的油腻、老旧角质及污垢如不被及时清除会引起皮肤发黄。

(5) 紫外线照射引起皮肤发黄:紫外线是皮肤老化的主要杀手,它会让纹理混乱、血液循环不畅、黑色素积聚,使皮肤暗黄。

(6) 长期熬夜、睡眠不足引起皮肤发黄:因熬夜而没有足够的时间睡眠,肝胆就得不到充分的休息,可表现为皮肤粗糙、黑斑、面色发黄等。

(7) 缺乏运动引起的面色黄:长期缺乏运动。身体及肌肤的循环代谢减慢,导致体内囤积过多的废物废气。

13. 为什么体内毒素会引起面黄?

体内毒素积累会引起面色发黄。

在新陈代谢正常的情况下，人们所吃的食物经过食道、胃、十二指肠、小肠、大肠，最后从肛门排出体外，整个过程一般可在12～24小时内完成，这样就可确保废物不在肠中过久停留。因为接触肠壁时间太久，废物就难免会被人体再次吸收，从而导致体内中毒。尽管人体有这样的防毒功能，可疲劳、紧张或其他生理原因，都会导致人体出现代谢功能失调、内分泌紊乱，致使人体的废物长期停留在体内。这样残余的废物在肠内开始腐败，结肠中的菌群就会不断分解废物，产生毒素。这些毒素经过结肠再次吸收，不断渗出污染体内环境，后经血液循环进入人体的不同器官，从而进入体内引发各种疾病，出现记忆力衰退、疲劳、面色灰黄、便秘、痔疮、内分泌失调和肥胖等。

14. 面色萎黄是怎么回事？

如果一个人脾虚了，面色淡黄，却没有得到及时治疗，任脾虚发展，就会逐渐出现面色"萎黄"的现象。萎黄，顾名思义，就是脸颊发黄、瘦削枯萎、没有光泽。这种症状常伴有神疲倦怠、畏冷便溏、脉形无力等症。这种情况是因为脾的气和津液都不足，不能营养身体而造成的。

脾胃虚弱时脾胃气机升降失调，健运失司。清气不得上升，浊阴不得下降，瘀滞中焦，腹胀。脾失健运，营气不得生化而出现血虚症状，所以面色萎黄。要想远离这种面色，专家建议我们，应该保持心情愉悦，开朗的人才能吃得香睡得沉，才能精力充沛，容光焕发。

15. 什么样的面色称为黄胖？

与萎黄相反的是黄胖，黄胖就是面色发黄又有虚肿，所以给人的感觉是又黄又胖。这种胖是不自然的，是发虚的胖，这是因为身体既脾虚又有湿邪，还有一种情况是身体里有寄生虫。南方人过去下地，特别是种菜的时候，都是光着脚施粪水，这些大粪里面就有钩虫的幼虫，钩虫的幼虫非常微小，可以通过脚趾缝钻进人的身体，寄生在肠道里面。虽然钩虫很小，但是大量的钩虫都钩在肠壁上，吸收人的营养，这样就会造成人的营养不良，这种情况是黄胖最常见的。这时候我们必须把寄生虫杀灭，黄胖的情况才能得到解决。黄胖在两种情况下会出现：一种是脾虚有湿，一种是有钩虫。

16. 黄疸可以分为哪两种？

黄疸又称黄胆，俗称黄病，是一种因人体血液中的胆红素浓度增高，所引起的皮肤、黏膜和眼球巩膜等部分发黄的症状。某些肝脏病、胆囊病和血液病经常会引发黄疸的症状。通常，血液的胆红素浓度高于 2～3mg/dL 时，这些部分便会出现肉眼可辨别的颜色。

黄疸可以分为两类：黄色很显眼，像橘子的颜色一样，并且还往往伴有口渴、身体发热、胸闷、大便结节等，这样的症状我们称为阳黄，这是温热的缘故；黄色灰暗像黑烟，还怕冷、食欲不振、大便很薄，这样的症状我们称为阴黄，这是寒热郁阻的原因。

17. 如何看待新生儿出现黄疸？

约有半数以上的新生儿，在出生后2～3天出现皮肤和巩膜（白眼珠）黄染，称之为"新生儿黄疸"。其中80%～90%属于正常的生理现象，即属生理性黄疸。这种黄疸在生后的4～6天内最重，第7天始逐渐消退，于第15天左右退尽。早产儿黄疸的程度较重，消退较慢，有时可持续达3个星期。其产生的主要原因是新生儿的肝脏功能尚不完善，不能将红细胞破坏后所产生的未结合胆红素（间接胆红素），转变为结合胆红素（直接胆红素）而排出体外，故血中的未结合胆红素较高，从而产生黄疸。一般不需要特殊处理，可适当提前喂奶，使新生儿的胎粪及早排尽，可助于减轻黄疸的程度；另外，在黄疸期间要注意给予足够的糖水及热力，并保护好肝脏。

如果黄疸出现过早（24小时内）或持续过久（足月儿大于2周，早产儿大于4周），或黄疸程度过重，或逐渐减轻后又再加重，婴儿精神不佳、吸奶少或拒奶等临床症状时，则属病理性黄疸，应及时去医院诊治。

18. 柑橘为什么会引起面色和皮肤发黄？

柑橘是人们喜爱的水果，但是过量进食柑橘会引起面色和皮肤发黄。柑橘含有丰富的胡萝卜素，过量进食柑橘，大量的胡萝卜素就会进入血液，严重时甚至会引起胡萝卜素血症。

胡萝卜素血症是一种因血内胡萝卜素含量过高引起的肤色黄染症。胡萝卜素为一种脂色素，可使正常皮肤呈现黄色。高血脂症、甲状腺功能低下、糖尿病或其他使胡萝卜素转化为维生素A的先天性缺陷或肝病等情况下，也可使血中胡萝卜素血症加重。胡萝卜素血症唯一体征为皮肤呈黄色或橙黄色，无自觉症状，但巩膜不黄染。本病多发于手掌，有时颜面、口周、眼睑也可出现，严重者皮肤皆呈橙黄色。

引起面色发黄的食物还有胡萝卜、南瓜、空心菜、芒果等。一般情况下，由于食物引起的发黄，不是黄疸病，在合理膳食两三个月后，黄色就会退去，恢复到正常的肤色。

19. 什么病症会导致面色红赤？

赤色主热证。气血得热则行，热盛而血脉充盈，血色上荣，故面色赤红。热证有虚实之别。实热证，满面通红；虚热证，仅两颧嫩红。此外，若在病情危重之时，面红如妆者，多为阳证，是精气衰竭，阴不敛阳，虚阳上越所致。

脸红是因为体内肾上腺激素（肾上腺素是肾上腺髓质的主要激素，其生物合成主要是在髓质铬细胞中首先形成去甲肾上腺素，然后进一步经苯乙胺-N-甲基转移酶的作用，使去甲肾上腺素甲基化形成肾上腺素）分泌，导致面部毛细血管开放，血液循环增加。微血管扩张、心跳速度加快、心脏输出量增加，造成自主神经系统中的交感神经受到刺激，接着交感神经作用增强，就会脸红。

另外，运动后会脸红，是因为

运动后体温上升。还有喝酒、热浴或者紧张、激动时也会脸红。

20. 满脸通红通常是由哪些原因引起的？

中医学认为，引起满脸通红的原因主要有以下几种：

（1）外感发热引起的脸红。外感发热是指受六淫之邪或温热疫毒之气，导致营卫失和，脏腑阴阳失调，出现病理性体温升高，伴有恶寒、面赤、烦躁、脉数等症状的病症。比喻常见的感冒发热、大叶肺炎。

（2）胃火。多由邪热犯胃，或因嗜酒、嗜食辛辣、过食膏粱厚味，助火生热；或因气滞、血瘀、痰、湿、食积等郁结化热、化火，均能导致胃热；肝火之火，横逆犯胃，也可引起胃热。

（3）暑热。

（4）煤气中毒。一般煤气中毒的人面部、口唇呈现为樱桃红色，伴有头晕、四肢乏力、胸闷、呕吐、昏迷等症状。

21. 面色发青是哪些疾病的表现？

青色主寒证、痛症、瘀血症、惊风症、肝病。青色为经脉阻滞，气血不通之象。寒主收引主凝滞，寒盛而留于血脉，则气滞血瘀，故面色发青。经脉气血不通，不通则痛，所以痛也可见青色。肝病气机失于疏泄，气滞血瘀，也常见青色。肝病血不养筋，则肝风内动，因此惊风（或欲作惊风），其色也青。如面色青黑或苍白淡青，多属阴寒内盛；面色青灰，口唇青紫，多属心血瘀阻，血行不畅；小儿高热，面色青紫，以鼻柱，两眉间及口唇四周明显，是惊风先兆。

22. 什么原因导致面色青紫？

一般说来，面色青紫是缺氧所致。无论何种原因引起的窒息、先天性心脏病、肺源性心脏病、心力衰竭等疾病都可出现面色青紫。胃部或肠部之痉挛性疼痛、虫痛、胆道疾病引起的胆绞痛时，也可使面色青紫。肺结核病晚期，肺气肿、气管炎、慢性支气管炎和严重肺炎病人，面色常铁青。小儿高热，面部出现青紫，以鼻柱与两眉间较为明显，是将发惊风的预兆。此外，忍受某种剧痛时，面部也可隐约显出青晦气。面色灰白而发紫，表情淡漠，是心脏病晚期的病危面容，倘灰暗之色日重，则是风湿性心脏病二尖瓣狭窄的特征。

23. 哪些病症面色为黑色？

黑色主肾虚症、水饮症、寒证、痛症及瘀血症。黑为阴寒水盛之色。

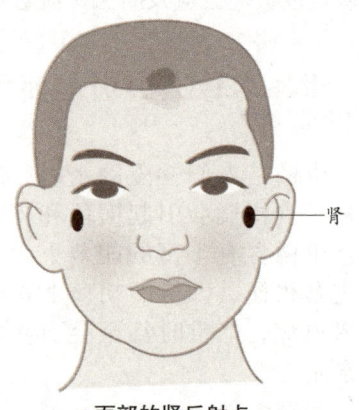

面部的肾反射点

由于肾阳虚衰，水饮不化，气化不行，阴寒内盛，血失温养，经脉拘急，气血不畅，故面色黧黑。面黑而焦干，多为肾精久耗，虚火灼阴，眼眶周围色黑，多见于肾虚水泛的水饮症；面色青黑，且剧痛者，多为寒凝瘀阻。

24. 面黑是哪些病症的征兆？

面黑是慢性病的征兆。肾上腺皮质功能减退症、慢性肾功能不全、慢性心肺功能不全、肝硬化、肝癌等疾病患者，都可出现面色变黑。病情愈重，颜色亦愈浓。古语云："黑色出于庭，大如拇指，必不病而猝死"。"庭"在颜面部最高位置，即额部，此处出现黑色，是病情危重的信号，病人常会衰竭而死。长期使用某些药物，如砷剂、抗癌药等，也可引起不同程度的面色变黑，但一旦停药后又能恢复正常。中医认为，面色黑为肾精亏损，可用补肾药物进行治疗。

健康人的面色也会随着季节、气候变化，或由饮酒、劳动、情绪变化、日晒引起的临时性面色改变，有时也会出现面黑的现象，这些都是正常的，不是病色。老年人的面部可见许多褐色斑点，称为"老年性色素斑"。妇女在妊娠期面部出现棕褐色对称斑块，称为"妊娠斑"，这些都属于正常生理现象。

25. 如何通过面色病变的浮沉来观测人的健康？

浮是指色显露于皮肤表面，一般出现在疾病初起，提示病在表、在腑；沉是指色隐约于皮肤之内，提示病在里、在脏。病色初浮而后沉，为病从表入里，由浅入深；反之，病色由沉而转浮，提示病情好转，或病邪欲解。如果久病、重病反见两颧浮红，是虚阳浮越的表现，提示病情危重。

26. 面部皮肤颜色的深浅与健康有关系吗？

面部皮肤的颜色分为微和甚。微，是指人皮肤表面的颜色很浅很淡，表明人体发生了虚证。甚，是指人皮肤表面的颜色很深很浓，表明人体发生了实证。如果皮肤的颜色由浅变深，表明患者的病症由虚症变为了实证；如果皮肤的病症由深变浅，表明患者的病症由实证变成了虚证。

27. 什么样的面色叫做"散"或"抟"？

散是指皮肤表面的颜色比较松散，病色已经疏离，如云般彻散，为病程比较短暂，邪未积聚的表现；抟是指皮肤的颜色比较密集，病色空滞、团聚，为病久不解，病情深重。如果皮肤颜色由疏散变得聚集，表明患者的病情开始加重。如果患者的皮肤颜色由密集变得疏散，表明患者的病情减轻或病邪欲解。

28. "泽色"和"夭色"分别是什么样的状况？

泽是指肤色明润有光采，提示

虽病而气血未衰，病有生机，病情比较轻；夭是指肤色枯槁，提示精气受损，病情很严重。如果患者先泽后夭，多为病趋严重，病情恶化；如果患者先夭后泽，多为正气渐复，病有转机。

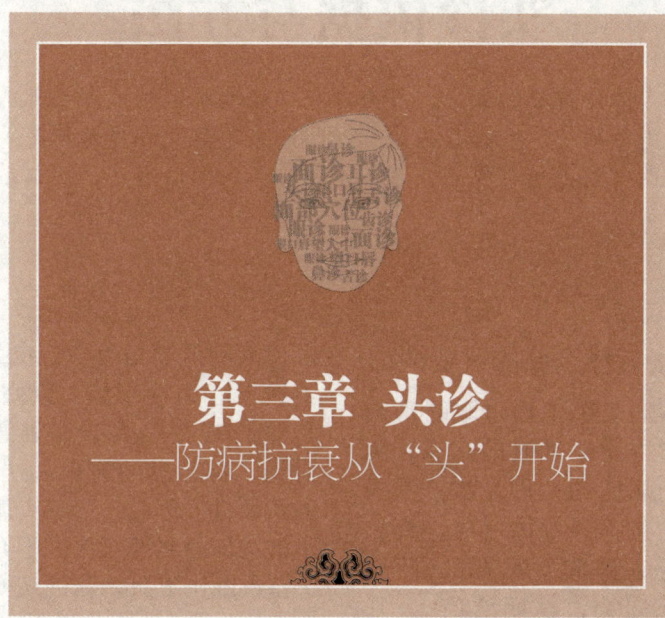

第三章 头诊
——防病抗衰从"头"开始

第一节

头诊依据与方法

头部是人体最重要的部分，与全身经络腧穴紧密相连，头部的变化可以反映五脏六腑的病变。头诊是医生通过眼睛来观察头颅外部形态及动态来判断脏腑疾病的方法，主要有望头颅形态法、望头部动态法、头部触诊法、囟门触诊法。

1. 头部诊察有什么样的重要性？

头部诊病是医生通过眼睛来观察头的外形以及运动时的状态，从而达到诊断病情的一种方法。头居人体的最高位，为五体之尊，百骸之长，它是人体非常重要的部分。头为"诸阳之会，精明之府"，凡十二经脉和奇经八脉，都与头部有直接和间接的联系。因此诊察头部不仅能了解头部局部的变化，更重要的是通过诊察头部，探知与其相关脏腑的疾病。

2. 通过头诊探知疾病的理论依据是什么？

头部是人体最重要的部分。中医学认为，头为诸阳之会，精明之府，气血皆上聚于头部。头与全身经络腧穴紧密相连，其中手足三阳经脉直接循行于头部，主一身之阳的督脉也达巅顶，脏腑清阳之气循经脉上于头注入五官诸窍。头藏脑髓，髓为肾精所化，为肾所主。所以说人的机灵与否，记忆力是否强，不在于心而在于脑，而归根结底则与肾脏有关。头有元神之府之称，为精、神、思的府舍。这都说明头的重要性。因此，诊察头部不但可以了解头部的局部变化，还可通过经络关系推断出五脏六腑的病变情况。

3. 为什么说婴幼儿诊查头颅形态非常重要？

婴幼儿在出生后或者成长的过程中，由于先天的发育不良，或者受到疾病的影响，或者营养不良等原因，都有可能造成小孩的头颅畸形，这对以后的身体发育和智力的发展，都会有很大的影响。因此在婴幼儿阶段就应注意诊断小孩的头颅。

（1）婴儿头颅过大，则为先天性大脑积水。

（2）如果头颅过小，则为肾精不足，属于先天性发育不良。

（3）方形头颅，则婴儿大多患有佝偻病，这个也是属于肾精不足。

（4）如果婴儿的头颅是方而圆

的，则说明小孩肾气充足，发育良好。

（5）如果头颅有很大的凸起或者凹陷，也属于严重的大脑发育异常。

4. 如何望头诊病？

望头诊病是医生通过眼睛先观察头部的外部形状以及运动变化状态，从而达到诊断患者头部及其脏腑健康与否的目的。这种诊断方法在儿科上经常运用，成年人也同样适用。

在正常情况下，人的头型一般呈椭圆形。成年人脑后的枕骨粗糙，会稍微向外凸起，还有耳后的乳突也会向外凸起，这样的头形是正常的。头部其他地方的凸起，则是充实的表现，有凹陷，则说明虚损。

5. 头型异常有哪些情况？

一般正常人的头型为椭圆形，其大小随着年龄的增长而逐渐变大，直到成年。成年人的头颅已经成形，一般异常的情况多发生在婴幼儿身上，具体异常的情况有：

（1）头颅窄小

一般出现在大脑发育不正常、智力低下的儿童患者身上，主要是由于先天发育不良及肾精不足，导致大脑不能正常发育，使囟门过早闭合，大脑不能再进行发育。

（2）头颅增大

这种情况也是发生在智力低下、大脑发育不正常的儿童身上，由于肾精不足，使大脑形成积水。患者一般会因此而颅腔变小，头颅外壳则均匀的变厚变大，颅缝也会发生开裂，并且敲击有破响声。

（3）方形大脑

由于患者的脾胃虚弱或者肾精亏损，从而导致大脑不能正常发育。此外，还有可能是梅毒等性病，或者是佝偻病等导致大脑缺乏维生素D，从而使患者的整个头颅变成方形。

6. 头型过小通常出现在哪些患者身上？

一般正常人的头颅呈圆形，头颅的大小会随着年龄的增长而增大，直到成年才停止生长。所以头型小，通常发生在小孩身上。

造成小孩的头颅过小，主要是处于胚胎状的时候，胎儿的大脑发育就有问题。这可能是父母的基因遗传所致，或者是母亲在怀孕的过程中，遭受到某种放射性物质的影响或药物的刺激导致的。总之，这些患者都是肾精不足，进而导致大脑缺乏需要的元素，形成出生后的智力下降、头颅畸形。在症状上，一般患病婴儿的颅骨闭合较早，头颅外形较小并且狭窄，这种发育是后天很难弥补的。

7. 什么原因可造成方形头颅？

方形头颅，头顶很平，前额左右高高凸起，整个头颅呈现方形。一般是由于儿童患者的肾精发育亏损，从而使头颅发育不正常的一种病症。另外，具有遗传性梅毒以及佝偻病的儿童也可能出现方形头颅。这样的患者一般缺乏维生素D，导致骨组织缺钙，形成软骨，用手挤压头时，就像捏乒乓球的感觉。

中医理论认为，方头的小孩应

该在医生的指导下,服用维生素 D,还可以多进行日光浴,这样可以促进维生素 D 的转化,从而维持骨骼的正常发育。

8. 儿童头型过大是怎么回事?

头型过大,一般出现在大脑发育不正常、智力低下的儿童身上。这是由于肾精不足,造成头型过大的症状。

从出生到 28 天的新生婴儿的头围一般为 34 厘米左右,以后随着年龄增长,成年后人的头颅一般不再长大,为 53 厘米左右。如果小孩的头颅发育明显超过这个范围,并且智力低下,则说明头颅发育不正常。

婴儿头颅过大,骨缝分离,头皮血管怒张,眼球向下为落日状,这是大脑积水的表现。用手敲一下头颅,会有破响声,而且由于头颅过重,小孩的头不能正常竖起。这主要是先天发育不良的原因,除此之外,还有可能是脑部损伤、感染或者肿瘤、脑脊液分泌与吸收不平衡,这些原因都有可能导致头型发育过大。

9. 人的头面部可分为哪几个区域?

中医理论认为,头型的特征与疾病有很大的关联。中医面诊一般将头部分为三个区域:眉毛以上为上停,主要显示大脑部分的健康状况;眉毛与鼻孔之间部位为中停,主要显示呼吸部位的健康状况;鼻孔以下则为下停,主要显示消化部位的健康状况。因此,我们可以根据不同的头型特征,把患者分别归

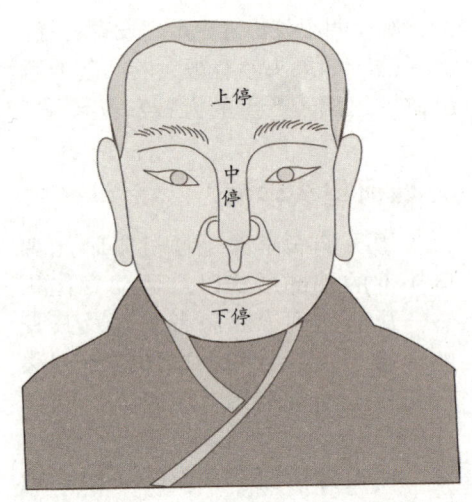

纳为呼吸型、消化型、肌肉型、脑型四种类型。

10. "呼吸型"的人有什么样的头型?

呼吸型的人往往头部呈现为两头小而中间宽的形态,但是从颧骨到下巴的线条显得很细长,并且面颊十分突出,而脸颊却微微凹进去,下巴则棱角分明,瞳孔间隙很窄小。颧骨凸出是呼吸型人最显著的特征。

一般这种类型的人身体瘦弱,消化功能不全,肌肉组织很薄弱。

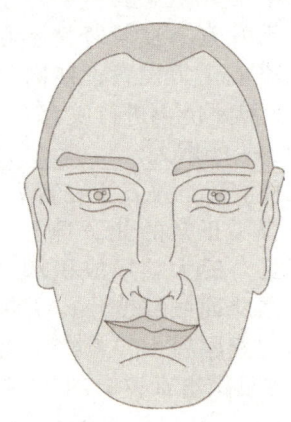

另外他们的脖子长，这样便于运动。这类人体形的骨骼组织整体来说都是细长且柔软的，所以大部分人都身材匀称、修长。此型人呼吸能力较强，由于体壮积热，易患咽峡炎、咽痛、气管炎等咽部及肺部疾病。因此，这种类型的人应该好好保护自己的咽部与肺部，以抵御病邪的侵害。

11. "消化型"的人有什么样的头型？

消化型的人头面呈上小下大的正梯形，此型又称"中风型"。（中风是指以突然晕倒、不省人事，伴口角歪邪、语言不利、半身不遂，或不经昏晕仅以口歪、半身不遂为临床主症的疾病）。其头下部肌肉柔软膨胀、嘴大、唇厚。

这种类型的人往往消化吸收能力强，因为消化能力很强大，常常因为过度进食而容易患腹胀、腹泻等消化系统疾病以及胆囊疾病。

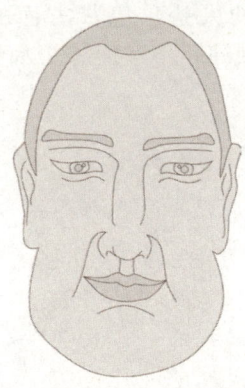

12. "肌肉型"的人有什么样的头型？

说到肌肉型的头型，一般人可能会认为是满脸横肉、肌肉厚实、特别丰满的那种头型，其实并非如此。所谓的肌肉型头型，是指脸上肥肉较少，显得略微骨感但却不是很消瘦的那种头型。

肌肉型头面呈长方形，上下一致，也就是我们常说的"国"字形脸。这种脸型不胖不瘦，比较和谐，因此这种脸被相面术认为是很有福气的一种脸型，一般这种脸型的人会有一定的官职，并且收入也较为丰厚。

此型人运动力较强，由于肌肉型者体强过劳，易患关节、肌肉各部位的疼痛，以及关节炎运动疾病。

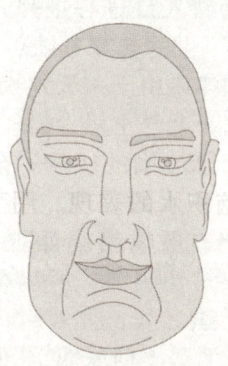

13. "脑型"的人有什么样的头型？

脑型头型的人头面呈上大下小的倒梯形，他们的头盖骨硕大，前额宽大，下巴则尖细。此型人智力

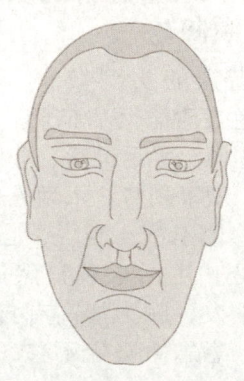

较为发达。脑型人因为大脑发达而往往用脑过度,因此很容易患神经衰弱、失眠、头痛、精神病等。

14. 金型人有什么样的头型、面色和疾病征兆?

金型人大多宽额面白、方脸、骨大体魁、个中等、脉大而劲。金型的人行动轻快,性急,其人清廉,洁身自好,不动则静,动时则猛悍异常。金型人大多阴阳偏于平衡,所以既不外向也不内向,不亢不卑,态度适中。金型人性格刚健,自强不息。金型人自尊心很强,有的有唯我独尊、非我莫属的缺点。

金型体质由于秉天地燥金之气,金气较浓,金气主燥,燥气适于肺,因此易患肺方面的疾病。金型体质人,由于秉天阳之气,阳气偏盛,阳气主热,所以易患燥热性疾病。由于燥热易伤阴津,所以金型人易患阴亏燥热之病,如咳嗽、慢性支气管炎、消渴(糖尿病)、便秘以及肺部疾病。对时令的适应,金型人能耐受秋冬,不能耐受春夏,春夏季感受外邪易患病。

15. 木型人有着怎样的头型特征和疾病倾向?

木型人的头型较小、脸型很长、面色发青、两肩广阔、背部挺直、身体弱、手足灵活、非常劳心、多忧虑、做事勤劳。木型人性柔软、随和、感情丰富、洒脱、心胸宽广有包容心,生活乐观自然运气好,喜欢交朋友,颇为清高有自信、性格倔强、意志力坚定不移,很有骨气,有宁愿站着死,也不愿跪着生的性格。

木型之人,聪明有才华,好用心机,肝胆主之,故易患肝胆疾病,无病也时感肝经不适,就像头顶上有着很大的压力一样。木型人左边的膝盖容易出现疼痛的毛病。这种人对时令的适应能耐受春夏,而在秋冬季节时易受病邪的侵袭,多于秋冬发生疾病。因此,木型人在秋冬季节必须加强保养,尤其防止身体受凉,以防止感冒的发生。

16. 水型人有怎样的性格特征和疾病征兆?

水型人一般头稍大,外形特点是面黑、个中等、目深耳大。水型人多性格内向,城府较深且善保全,长于心计,有参谋素质,勇于创新,性稳而坚之,对人的态度既不恭敬也不畏惧,善于欺诈。

水性寒,寒气通于肾,所以这个类型的人是易患肾方面的疾病,如水肿腰痛、不孕症等。水多阴寒,

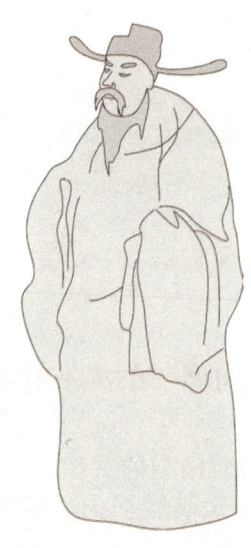

寒性凝滞，寒性收引，故水型体质的人易气血不通而患经络痹阻的关节骨痛等症。

水型人多阴少阳，加之水性寒凉易伤阳气，因此，水型人常常阳气不足，阴气偏盛，而易患肾阳虚衰、命火不足之疾患。对时令的适应，水型人能耐受秋冬，不能耐受春夏，若春夏感受外邪易发生疾病。

水型人由于阴气重，喜伏藏，阴气耗损较少而寿命偏长。水型人要避寒就温，多吃温阳补肾之品。

17. 什么头型和面色的人称为火型人？

火型人的面型上小下大，略呈尖形，面赤体实。这类人热情易激动，行走如飞，动作是爆发型的，思维是闪电般的。目光敏锐，富于创造性，有发明家的素质。

火型人火气偏多，火通于心，心为火脏，心主血脉，因此该型人易患心血管病，包括冠心病、高血压、动脉硬化。火能动风、伤血，所以火型人有中风、脑出血等潜在倾向。火型人阳气旺盛，阳盛则热，易患多种热证。火型人热灼伤津，易患阴虚阳亢的疾病如糖尿病。火型人还易患躁狂症。

火型人，他们对时令的感受是喜欢春天的温暖，即使夏天的炎热他们也完全能忍受。但是，他们却不能忍受秋冬季节的寒冷，在秋冬季节极其容易受到外面病毒的侵害。所以，火型人在秋冬季节要注意多保养身体，尤其要预防心脏病的发生。

18. 怎样通过头型或面色判断土型人？

土型人往往头较大，身材偏胖，而且大多从孩提时代开始就圆滚滚，骨架也偏大。土型之人，待人诚恳而忠厚，宽心不计较，做事取信于人。人喜安静，不急躁，好帮人，不争逐权势，善于团结人。这种人在工作上往往勤勤恳恳、任劳任怨，是一个像老黄牛一样的实干家。但是，土型人对事物的理解和认识能力稍迟钝而不敏感。

因土属中央，所以这样的人容易患脾胃和风湿性疾病。对时令的适应，土型人能耐受秋天的肃杀与冬天的寒冷，但是却不能忍受春天的温暖和夏天的炎热。所以，土型人在春夏季节应该注意多保养身体，因为在这个时候身体最虚弱，会感受外邪容易生病。

19. 如何通过头部的动态诊断疾病？

中医学认为，可以通过头部的动态来诊断疾病。那么到底如何诊断呢？

（1）仰头不下

如果患者的头向后仰，颈不能够直立，并且也不能低头俯下去，同时眼睛上吊。这种情况常见于破伤风、小儿急惊风等症。

（2）垂头不起

头颅下垂，很难抬起。气血严重虚弱的人往往出现这种症状，颈受外伤的人除外。

（3）偏向一方

头侧视型，头总是向左或者向右看，这种情况多见于疼痛肿胀的情况。

（4）摇头不止

患者总是不由自主的摇头，多是肝风内动所致，吃了摇头丸除外。

20. 头摇产生的原因以及食疗分别是什么？

头摇，是一种头部摇摆颤动不能自制的症状，又名摇头。至于头摇发生的原因，在《证治准绳·杂病》中有如下记载："头摇，风也，火也。二者皆主动，会之于巅，乃为摇也。"也就是说，中医中的头摇症，是由于人体内的肝脏发生严重失调，导致肝内风邪妄动，或者肝火郁积导致的一种病症。另外，老年人年老体弱、气血不足，这样也会使大脑的滋养不足，从而引发头脑的病变。或者老人病后，气血虚弱，虚火犯上也会发生头摇。

对于头摇的这些症状，可以采取滋补肝脏的办法，适宜进食如下强肝食品。

（1）荔枝

荔枝有强肝健胰的功能，对增强精力、血液有很好的效果，是一种很强的滋养食物。但是吃得太多容易上火。

（2）猪血

猪血有解毒的作用，可用于中风、头眩、中满腹胀、交接阴毒、痔疮等。

（3）乌梅

如果肝脏衰弱，早晨起来会觉得痛苦，宜用乌梅煎汤加入砂糖饮，此为速效性的方法。用洋参煎服也有效果。

21. 头部触诊法分为哪两种？

头颅的触诊法，是医生用手触摸病人的头部，以检查囟门闭合情况，以及百会穴的变化，用以判断相应的脏腑疾病。

头部触诊法一般有两种：一是百会触穴诊法：百会穴为督脉上的要穴，为诸阳之会。近年来研究发现，用手探摸此穴软硬程度可判断风、气、痰，如阳虚阴盛、阴毒症、痰饮症等。二是囟门触诊法：囟门属肾，肾主骨髓而藏精，乃人生之根本，故囟门主要侯肾。囟门及骨缝闭合的迟早及其异常情况，对肾气的肾衰，胎儿禀赋的厚薄，大脑发育状况，皆有一定的预测意义。

22. 如何知道婴幼儿的囟门是否关闭？

婴幼儿在出生时由于骨化不完全，头顶额部有一个菱形未闭的凹陷，像一个没有骨质的"天窗"，医学上称为"囟门"，也叫前囟门。正常情况下，婴幼儿的前囟门大约为1.5厘米×2厘米大小，从表面看上去，前囟门平坦或稍稍有些凹陷。在出生后的数月里，前囟门会随着头围的逐渐增大而略微增大。6个月后，由于颅骨逐渐发生骨化，囟门就会渐渐变小，1岁～1岁半时，前囟门就基本上闭合了。囟门的表面是头皮，其下面是脑膜，其次是大脑和脑脊液。将手指轻放入在囟门上，可以感觉到跳动，这是婴幼儿的脑脊液压力随着心脏跳动、血压的变化，与脉搏一致所表现出的搏动。正常发育的小儿出生时，后囟基本闭合，即使未闭，出生后3个月也会自动闭合。

23. 婴幼儿囟门异常有哪几种情况？

婴儿的囟门正常是平的，但也存在一些异常情况，主要有以下几种：

（1）高凸：触摸婴儿头顶部，其囟门高高凸起，这种多属实热证，多因外感时邪，或者火毒上攻所引起。如急慢惊风、暑瘟、邪毒蕴盛。

（2）迟闭：触摸婴儿头顶部，其囟门应合而未闭合，多为肾气不足，先天发育不良。

（3）早闭：触摸婴儿头顶部，其囟门早闭，头顶又尖又小，前额窄，智力迟钝，为先天不足。

（4）凹陷：触摸婴儿头顶部，其囟门下陷，拌有眼睛凹陷，皮肤干燥缺乏弹性，常见婴儿泄泻伤阴失液。

24. 婴幼儿的囟门凹陷是怎么回事？

头部囟门凹陷，一般出现在那些大脑发育不正常、智力低下的婴幼儿身上。在症状上，患者头部的颅缝往往闭合较早，头颅外形较小而且狭窄，头颅部会凸起，呈尖圆状。这种症状是由于先天不足，使肾精亏损、颅骨发育不正常而引起的。

肾精不足大多由于先天发育不良，禀赋不足，或后天调摄失宜，大病久病伤肾所引起。囟门凹陷除了肾精亏损这个病因外，还有就是婴幼儿的身体内缺水，如腹泻后没有及时补充水分，前囟门由此凹陷下去。这种情况下，需要马上为婴儿补充液体。另外，营养不良、消瘦的婴幼儿，他们的前囟门也经常表现为凹陷现象。当然，6个月以前的婴儿，如果囟门微微向内凹陷是正常的。

25. 婴幼儿囟门凸起是什么原因引起的？

正常的前囟门是平的，如果婴幼儿囟门突然凸起或逐渐变得鼓起饱满，则可能是疾病发出的信号。

（1）颅内感染

多见于各种脑膜炎、脑炎等疾病，因颅内压力增高所致。囟门凸起，尤其在哭闹时明显，用手摸上去有紧绷的感觉，同时伴有发烧、呕吐、颈项僵直、抽搐等症状，父母应尽快带孩子上医院看急诊。

（2）颅内疾患

如颅内长了肿瘤，或是硬膜下有积液、积脓、积血等，也可使婴幼儿的前囟门逐渐变得饱满，应及早确诊治疗。

（3）药物因素

如长时间给婴幼儿服用大剂量的鱼肝油、维生素A或四环素等药，可使孩子的前囟门出现凸起现象。有的是由于某种原因给孩子使用肾上腺素，如果突然停药，也会使前囟门凸起。

26."解颅"有哪些病症类型？

"解颅"一词出自《诸病源候论》，又名囟开不合、囟解，是指小儿到一定年龄，囟门应当闭合却没有闭合，头缝开解，以致囟门较正常状况偏大，或者可以见到囟门部稍稍向外隆起。常见病症类型有：

（1）肾精亏损型解颅

症状表现为囟门不合、头颅增大、头皮光急、神情呆滞、面色苍白、白睛多而目无光彩、身体瘦弱、舌淡苔少、脉细弱。适宜的治疗方法是补肾益精。

（2）肝肾阴虚型解颅

症状表现为颅骨宽大、颅缝裂解、目珠下垂、手足心热、烦躁不安、脉细数。适宜的治疗方法是平肝益肾。

（3）脾肾两虚型解颅

症状表现为颅缝裂开不合、白睛多而目无神采、头皮光亮、身体羸瘦、纳呆便溏、肢冷尿清长、舌淡苔白、脉沉细。治疗的方法是温补脾肾。

第二节

头痛不是简单的痛

诊察头部不仅能了解头部局部的变化，更重要的是通过诊察头部，探知其相关脏腑的疾病。无论是莫名的头痛还是有原因的头痛，无论是外伤导致的头痛还是身体内部引起的头痛，都应该引起重视，因为头部是人体最重要的部分，为诸阳之会，精明之府。头痛可能不是简单的痛。

1. 孩子受伤，怎样判断是否伤到头部？

许多年轻的父母，由于缺乏医学常识，在孩子头部受伤时，多以孩子是否能哭喊或头皮是否出血来判断伤情的轻重。其实，受伤后的孩子如果能哭叫则多表明神志清楚，伤情较轻；另外，儿童血量丰富，故往往出点血并不表示受伤严重。

那么，怎样才能判断孩子伤情的轻重呢？归纳起来主要有以下几点：

（1）看神志状况

若孩子受伤之后与受伤之前神志同样清醒，表明头部伤势较轻。相反，如受伤后昏迷或朦胧，或烦躁不安，则表明脑部伤情较重，须及时送医院诊治。如果伤后有一段时间的昏迷，多表明有颅内出血，血肿压迫了脑组织，这样危险性很大。

（2）看肢体活动情况

伤后孩子四肢活动自如，多表示脑颅内伤情不算严重；如伤后出现一侧肢体麻木或感觉异常，应提高警惕，严密观察；若出现肢体运动障碍或抽搐，则表示伤情严重，也应立即送医院诊治。

（3）看眼、鼻、耳内有无血性液体溢出

严重的脑外伤常会引起颅底骨折，致眼结膜溢血，鼻孔或耳道有血液性液体溢出，这种现象表示病情严重。

2. 怎样及时发现头部受伤后颅内是否有血肿？

无论大人还是小孩，不慎摔倒或者被撞伤的事情总是难免。受伤之后，除了常见的一般外伤，还要注意检查头部的受伤状况。不慎摔伤或者被撞伤的人，可以根据以下几点判断脑后颅是否受伤并存在淤血。

（1）患者剧烈头痛，并且伴有频繁的呕吐，应当作为颅内出血的依据之一。

（2）意识思维由清醒状态变得越来越模糊，或者情绪烦躁不安，或者呼呼入睡，进入昏迷状态，可以确定为颅内受伤。

（3）四肢及面部不停抽搐，并伴有口吐白沫现象，或者大小便失禁，则极可能是脑颅受伤有淤血。

（4）头部虽然没有外伤痕迹，但是鼻孔或者耳内有血液流出，或者眼睛周围的皮肤为青紫色，应考虑为颅内受伤有淤血。

（5）对于囟门尚未闭合的婴儿，如果伤到脑颅，会有频繁呕吐的症状；对于囟门已闭合的婴儿，脑颅受伤虽然也会伴有呕吐现象，但却不一定极其频繁。

3. 眼病会引起头痛吗？

人们都习惯"头痛医头，脚痛医脚"。不过临床上越来越多的患者被发现他们的头痛是由眼病引起的，如急性闭角型青光眼、角膜炎、急性虹膜睫状体炎、急性球后视神经炎等眼病都会引起头痛，如角膜炎和急性虹膜睫状体炎会引起眼红、眼痛、怕光、视物模糊、流泪等，也可引起同侧头痛。

另外，有一类头痛还可能是由视觉疲劳导致的。这一病症的共同特征是在长时间近距离工作（如阅读、写作）后出现头痛、眼痛表现，而且头痛一般位于眼眶周围、颈部或前额部，有的放射到枕部甚至全头痛。严重者还会有恶心、呕吐，眼部还会表现出眼胀痛，一贯性视力下降或复视。而这类症状在充分休息后可自行缓解。所以长期进行近距离工作的人员，在日常工作生活中应注意用眼卫生，包括保持正确阅读、书写的姿势、掌握合理的近距离作业时间等。

4. 为何患头痛的女性比男性多？

女性患偏头痛的概率是男性的三倍。生理方面的差异可能导致男性与女性头疼发病率不同。根据美国头痛协会委员会的数据，在进入青春期之前，男孩与女孩的偏头痛发病率是相同的。但是进入青春期后，由于女性开始经历月经周期，并受到雌性激素的影响，偏头痛发病概率明显上升。

雌性激素被认为是女性比男性更容易患偏头痛的重要原因。女性在月经来潮和月经期间，随着雌性激素含量的下降，经常会发生激素导致的偏头痛。据调查，患有偏头痛的女性中，60%~70%的人报告说她们的生理期经常伴随着偏头痛。

5. 脑瘤性头痛表现为怎样的症状？

脑肿瘤可发生于任何年龄，以20~50岁为最多见。大多数患者在病程中都有过头痛症状。脑瘤头痛早期间歇性发作，常在清晨四五点钟的时候最严重，往往在熟睡中被痛醒，起床轻度活动后头痛逐渐缓解或消失。到后期多为持续性钝痛，常常伴有呕吐，而且是喷射性的呕吐。头痛加剧时，常使患者坐卧不安，严重时甚至昏迷。在咳嗽、打喷嚏、排便时头痛加剧，并且头痛一天比一天严重，还可有复视、偏瘫、偏身麻木或其他神经科症状。颅后窝的肿瘤还可致颈部疼痛并向眼眶放射，头痛程度随病情进展逐

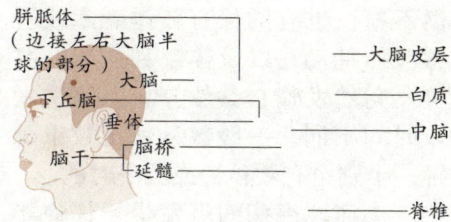

渐加剧。而血管性、紧张性头痛等一般性头痛症状呈间断性，常无进行性加剧，不伴有偏瘫等神经缺失症状。

所以，当出现不明原因的进行性头痛加剧，伴呕吐、视力模糊、复视等症状，要考虑到脑肿瘤的可能。

6. 有哪些头痛应引起万分的重视？

据统计，在人的一生中，80%的人都会经历头痛。而有一些头痛往往是许多疾病的危险信号，若不及时治疗甚至可能危及生命。因此，应学会初步判断头痛的轻重缓急，有以下几种类型的头痛应及早就医，以免延误病情。

（1）在冬春季节，如出现突发性剧烈头痛，伴有高热、寒颤、频频喷射样呕吐、脖子发硬、精神恍惚或是昏迷不醒、身上呈现出血点（斑）。

（2）中老年有高血压病或动脉硬化的患者，突然出现头痛伴头晕、嘴歪眼斜、说话不清楚、胳膊腿活动不灵活等，甚至出现意识障碍。

（3）青壮年骤然发生剧烈头痛，伴喷射性呕吐、轻度意识障碍时。

（4）在头外伤后出现的头痛，伴有意识丧失，清醒后不久再度发生剧烈头痛，伴呕吐、烦躁不安，接着神志渐渐不清。

（5）伴有一侧眼疼的头痛，同时可有恶心、呕吐，检查可见痛侧的眼球发红、瞳孔散大、视力下降。

（6）头痛伴有流大量脓鼻涕，一天当中可能会有早晨重或是下午重的变化，有时可能还有低烧、乏力的全身表现。

7. 哪些症状属于脑膜炎头痛？

紧紧包裹在脑组织表面的透明脑膜有丰富的痛觉感受纤维，只要细菌、病毒或寄生虫侵犯脑膜则会发炎，头痛是脑膜炎不可避免而且极为显著的早期重要症状。脑膜炎头痛的时候剧烈，弥漫整个头部不限某处，患者整天呼叫炸裂样或撕裂样痛。痛的程度与脑膜受侵害的程度成正比，脑膜损害越严重，头痛越剧烈，持续的时间越长。

脑膜炎除了头痛之外还会发生发热、恶心呕吐、颈部僵直、畏光（无法忍受亮光）等症状，偶尔还会有皮肤出现深红或紫色皮疹的症状。如果感染继续蔓延，不加阻止，患者就会变得嗜睡，最后导致昏迷不醒。

8. 哪些症状可怀疑有头痛性癫痫病？

头痛性癫痫是以剧烈头痛为主要症状的癫痫发作。发作前多有先兆，如幻觉、复视、畏光、视物不清、眼前出现闪烁等视觉症状，随之出现头痛。头痛的部位可在一侧、前额、两颞、顶部、枕部或全头。痛的性质也不一样，可有胀痛、跳痛、刺痛、撕裂痛。多为不能忍受的剧烈痛，有的抱头痛哭，甚至嚎叫。可伴有恶心、呕吐、多汗、也有面色潮红或苍白，精神烦躁，恐惧不安，也有的伴有肢体麻木或轻微肢体抽动，以及体温和血压升高等。突然发作，突然停止。每次发作时间不同，一般数分钟至数十分钟，个别也有数秒钟或数小时的。

头痛性癫痫病可发生于任何年龄，但以青少年和儿童多见，女性较男性为多。精神因素、过度疲劳、饮酒、吸烟、饮茶等均易诱发本病。一般止痛药无效，而抗癫痫药物治疗有效。

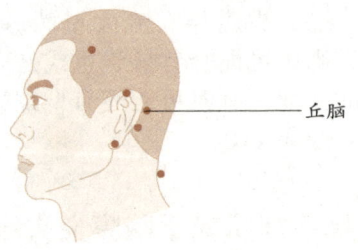

耳尖、育劳、风若、泽田、耳环、插画穴位图

第三节
观头发也能知健康

中医认为，头发可以反映人体肾气的盛衰。肾气充足时人体精力充沛，毛发生长旺盛。相反，肾气过早衰退就会使人未老先衰，毛发脱落，须发早白。观发识病，主要是通过看头发的质、色变化及稀疏程度来推测体内存在的疾病及其变化。

1. 为什么医学上有"肾者其华在发"的说法？

《素问·六节脏象论》有这样的记载："肾者　其华在发。"华，有荣华外露之意；发，即头发，又名血余。头发的营养来源于血，但生机根源于肾。因为肾藏精，精能化血，精血旺盛，则毛发壮而润泽，所以说"肾者其华在发"。

青壮年时期就毛发稀疏的人，多为肾气虚弱，最常见的表现就是男性前额脱发或头顶脱发。小孩头发稀疏萎黄，且伴有"五迟"现象（即坐、站、行、说话、牙齿发育迟缓），是先天肾气不足的表现，而且消化不太好。头发枯黄、易断，说明气血不足，毛发缺乏营养，这类人通常容易没精神，睡眠质量也较差，属于老百姓常说的"身子虚"。白发多是由于进入中老年后，肝血不足、肾气虚衰所致，属正常生理发展规律，但若太严重，就可能是肝肾久损，气血大亏所致。

2. 出现"少白头"的人为什么要预防冠心病？

白发与冠心病有着相当密切的关系，是易患冠心病的表现。有关资料表明，体内如缺乏微量元素铜和锌，即铜与锌的比例下降后，毛发就会出现黑色素生成障碍。这种情况的出现，与冠心病的发生密切相关。因此，有少年白发的人（少白头）在生活中应注意避免诱发冠心病的因素，如吸烟、肥胖和心理过度紧张等。

这类人平时应多吃富含微量元素铜的物质，如虾类、甲鱼、豆类、玉米及菠菜等。

3. 为什么会出现"少白头"？

少白头，又称早老性白发，是一种儿童及青年时期的白发性疾病，其病因十分复杂，主要分为两大类型，一种属先天性少白头，另一种属后天性少白头。在后天性少白头中有许多是伴随某种疾病发生的，有些则是由于精神过度紧张和营养不良所致。

中医认为白发病因病机可分为如下几种：

（1）血热偏盛。青年人生机蓬勃、气血方刚、肝气偏亢、易怒化火或嗜食辛辣、内热壅盛、热蕴血分、血热伤阴化燥，毛发失去营养而生白发。

（2）思虑忧愁。思伤脾，忧愁伤肺，脾虚则气血生化乏源，肺虚则皮毛失去营养，皮皱发枯，导致白发丛生。

（3）肝肾不足。肝藏血，头发为血之余；肾藏精，精能化血，精血旺盛，则毛发壮而润泽，精亏血少，毛发就会失去养分而生白发。

另外有许多疾病也可能伴有早老性白发的出现，如恶性贫血、甲状腺功能亢进、心血管疾病（心肌梗塞、房室束传导阻滞、高血压等）、营养不良性肌强直、白癜风等。

4. 白发突然变黑发是疾病的先兆吗？

如果患者患有急性心肌梗死、脑中风后遗症、终末期肾病、良性脑肿瘤、肝功能衰竭、脑炎后遗症、脑膜炎后遗症、再生障碍性贫血及其他需要开胸、开腹治疗的大病，或者患者久病不愈，当他们的白发突然变成黑发时，往往是癌症转移的信号。

还有一些老年人忽然间满头的白发变黑了，特别是同时还伴有皮肤变嫩、性功能亢进等现象，很多老年朋友非常高兴，以为自己越活越年轻，但实际上这很可能是垂体肿瘤、肾上腺细胞癌等严重疾病发生的早期信号。

所以大病久病的患者以及老年人，对自己头发颜色的改变，要引起足够的重视，并及早去做相关的检查。

5. 导致头发变白的原因有哪些？

头发变白的原因是多方面的，其发生的迟早、多少和进展的快慢因人而异，并受环境、营养条件的影响和遗传的控制。

首先，白发的形成与营养不良密切相关，特别是维生素B、叶酸及泛酸的缺乏，头发最易变白。多食猪肝、牛肉、蛋类、蔬菜、米糠对头发色素的生长有好处。

其次，精神因素也会在短期内使人白发增加。过度的精神紧张、焦虑、严重的精神创伤以及头痛等都可使机体神经失常，毛发营养缺乏而产生白发。

此外，某些慢性病，如结核、恶性肿瘤、胃肠病等造成的体质衰弱、营养不良，也会使患者头发早白。另外，内分泌失调如胸腺水平下降、性腺功能减退等症，也可引起白发。

最后要注意的是，白发也跟遗传有关，父母头发白得早，子女往往也早生白发。

6. 头发异常与日常饮食有怎样的关系？

一般来说，亚洲人的头发大多为黑色或黑褐色，头发漆黑而富有光泽，是人体健康的标志，是精血充足，肾气充盛的表现。而异常的头发，往往会有如下症状：

白头发，多是体内缺乏对氨基苯甲酸（B族维生素中的一种）的吸收；

灰头发，这是多种维生素B缺乏的征兆。需要改善饮食，并加强所有维生素B的摄入；

掉头发，是因缺乏B族维生素中的肌醇；

脆头发，头发易折断，易脆断，是缺乏蛋白质；

头发枯黄，形状像柴草一样，则属于极度营养不良。

7. 如何对待老年生白发的现象？

一般说来，年轻人的头发乌黑油亮，而老年人往往白发苍苍。头发乌黑是因为头发里含有一种黑色素，黑色素含量越多，头发的颜色就越黑；反之，黑色素含量越少，头发的颜色就越淡。随着人体的衰老，毛囊中的色素细胞将停止产生黑色素，头发也就开始变白。人体没有统一分泌黑色素的腺体，黑色素是在每根头发中分别产生的，所以头发总是一根一根地变白。一般头发变白都要好多年，但也有少数罕见的病能使人一夜变白发。

古人说，"发为血之余"，意思是说，头发的生长与脱落、润泽与枯槁，主要依赖于肾脏精气之充衰，以及肝脏血液的濡养。人在青壮年时，肝的气血充盈，所以头发长得快且光泽，而到了老年体衰时则精血多虚弱，毛发变白而枯落，其直接原因是脾胃提供的营养不足所造成的。尽管每个人头发变白的情况不尽相同，变白时间不一样，但男性一般发生在30岁后，女性则从35岁左右开始变白。

8. 女性进入老年头发仍发黑不脱落是健康的表现吗？

中医学认为，"察其毛色枯润，可以现脏腑之病"，意思是通过头发的色泽枯黄或光润的形态，可以掌握机体内部五脏六腑的健康与否。

中医认为，头发与人的肾气和肝血最为相关，所以称头发为肾之精髓，血之余。头发是肾的花朵，肾的外观。肾主黑色，所以头发黑不黑与肾的好坏有着密切关系。人的肾气收敛能力强，头发就会滋润，不易脱发；反之头发就会枯黄没有光泽。

中老年人白发多，往往是由于肝血不足、肾气虚衰所致，属正常生理发展规律。但如果太严重就可能是肝肾久损，气血大亏所致。所以如果女性进入老年仍然头发漆黑而不脱落，则是健康的表现，这说明老人的肾还很健康，还能形成比较充足的精血。

9. 白发会越拔越多吗？

现在，不怕长白发，因为可以染黑、染红、染七彩。可是，染发不久后，新发长出来，难看的白发"穿梭其间"，整个头顶就显得十分不雅。有人就拔白发，可是白发拔不完，有的人心里不禁纳闷："本来都没有这么多的，怎么现在却越拔越多？"

专家解释说，这完全是错误的观念，白发不会因拔那么几根或是一大撮，而长出更多的白发来。黑发的生长，最主要是靠发根部的黑色素细胞形成。必须注意的是，黑色素细胞的关键在于发根，因此不管你怎么拔白发，对发根都不会造成任何影响，白发也不会增加。

10. 白癜病有怎样的症状？

白癜病主要侵犯儿童。白癜病症状表现为：起初只有一小片头皮受侵犯，随着范围逐渐扩大，在周边附近会出现新发的较小范围的病变，原发较大的损害称为"母斑"，后发的较小损害则做"子斑"，久后可在头皮上出现多数大大小小的斑片。在白癜病损区域内有约 0.5 厘米长的短发，因受真菌侵犯的毛发发质脆弱，长出头皮稍长后受外力的影响，自行折断所致。在白癜患者的断发上有一个白色的、由真菌等组成的套。很容易轻松地拔出来，而且白癜患儿完全不觉疼痛。头皮上一般没有明显改变，但受大小孢子菌感染者头皮会有明显炎症。

白癜可以在托幼单位、小学校等儿童聚集的地方发生流行。剪短发的男孩比留长发和梳发辫的女孩发病率高。待到青春期后，可能由于头部皮脂中的游离脂肪酸增高，或由于其他某些物质的出现，对铁锈色小孢子菌发挥抑制作用，因此白癜多能不治自愈。

11. 头发与维生素有怎样的关系？

头发和人体的维生素有着十分密切的关系，具体是怎样的呢？

如果人体长期缺乏维生素 A，就会导致头发稀少。建议多吃点胡萝卜、蛋黄、牛肉等食物，还有柿子、凤梨、香蕉等水果，这些食物都含有丰富的维生素 A。

B 族维生素，包括维生素 B_1、维生素 B_2、维生素 B_6、维生素 B_{12}，这些元素都是促进头发生长的重要元素。缺乏维生素 B_2，可出现皮脂溢出增多，头发易脱落等症；缺乏维生素 B_6 会影响色素代谢过程，使毛发变灰、生长不良；如果缺乏维生素 B_{12}，头发颜色就会变浅变淡。

如果用手拨弄头发时没有疼痛感，容易卷曲，这说明人体缺乏维生素 C 和铁元素。

维生素 D 可以使毛发正常发育，不会过于纤细柔软。骨头、蛋黄所含的维生素较多，到户外晒太阳也可以吸收到维生素 D。

12. 头发发黄的原因和防治方法分别是什么？

（1）营养不良性黄发

主要是高度营养不良引起的，应注意调配饮食，改善机体的营养状态。鸡蛋、瘦肉、大豆、花生、核桃、黑芝麻中除含有大量的动物蛋白和植物蛋白外，还含有构成头发主要成分的胱氨酸及半胱氨酸，是养发护发的最佳食品。

（2）酸性体质黄发

与血液中酸性毒素增多，也与过度劳累及过食甜食、脂肪有关。应多食海带、鱼、鲜奶、豆类、蘑菇等。此外，多食用新鲜蔬菜、水果，如芹菜、油菜、菠菜、小白菜、柑橘等。

（3）缺铜性黄发

是指在头发生成黑色素过程中

缺乏一种重要的含有铜的"酪氨酸酶"。体内铜缺乏会影响这种酶的活性，使头发变黄。含铜元素丰富的食物有动物肝脏、西红柿、土豆、芹菜、各种水果等。

（4）辐射性黄发

长期受射线辐射，如从事电脑、雷达以及X光等工作而出现头发发黄的状况，应注意补充富含维生素A的食物，如猪肝、蛋黄、奶类、胡萝卜等；多吃能抗辐射的食品，如紫菜、高蛋白食品以及多饮绿茶。

（5）功能性黄发

主要原因是精神创伤、劳累、季节性内分泌失调、药物和化学物品刺激等导致机体内黑色素原和黑色素细胞生成障碍。此种黄发要多食海鱼、黑芝麻、苜蓿菜等。

（6）病原性黄发

因患有某些疾病，如缺铁性贫血和大病初愈时，都能使头发由黑变黄。此种情况应多吃黑豆、核桃仁、小茴香等。

13. 头发干枯分叉是什么原因？

（1）营养不良、身体健康状况差。因为减肥、偏食或其他原因导致饮食无规律，营养不均衡，头发无法摄取生长所必需的营养成分，头发细胞存活时间短，也得不到正常代谢发展，彼此的粘连不够紧密，容易分叉。

（2）过于频繁使用强碱性的劣质洗发液。这样会使头发中油脂很大程度地减少，油脂一旦减少，头发的横向粘连也很容易分开，头发便分叉。这种化学成分造成的秀发内蛋白质流失，保水因子遭到破坏，

影响了头发内水分的平衡。

（3）吸烟、睡眠不足、阳光曝晒、不当的频繁染发烫发漂发、电吹风过热等均可引起头发分叉。头发最主要的组成是蛋白质、纤维，纤维与纤维束之间有一些间隙，间隙内布满了会吸收水分的天然保湿因子NMF，而过度烫发、吹风或日晒则会严重破坏发表层毛鳞片和蛋白质纤维，导致自然保湿因子流失，造成头发受损同时变得干燥失去光泽，从而分叉。

（4）精神抑郁、性格暴躁、操劳过度、状态不佳也是导致头发枯黄干燥的重要原因。

14. 哪些原因导致发质变细？

人的发质到了中老年时期就会有变细的倾向。肾脏功能会随着年龄的增长而逐渐衰退，激素的分泌也会自然减少，因而使得发质也会变得不好。可服用何首乌等中药来滋补肾脏，以起到强化血液循环的作用。

如果年轻人出现发质变细的情形，多半是因为贫血或肾脏机能不佳。他们通常会有饮食不正常、熬夜、压力过大、吸烟、过度性行为等不良生活习惯，这时如果能找出真正的原因加以调整的话，就能恢复强健的发质。

15. 天生卷发的人与一般人有何不同？

无论男性还是女性，如果他（她）们天生长着一头又浓又密的卷发，而并非后天烫发形成的，这种人往往

具有极强的性能力。性功能的旺盛，往往使他们非常喜欢鱼水之欢，甚至过度追求性快乐。所以这些人往往极容易患有肾亏腰痛等病症。天生卷发之人在养生方面应该培养更多的兴趣爱好，防止过度的性生活。

16. 脱发有哪些基本类型及解决办法？

脱发有多种类型，不同类型的脱发有不同的解决办法。

（1）脂溢性脱发

常常出现在中青年身上，表现为头皮上有较厚的油性分泌，头发光亮，稀疏而细，或者头发干燥，头屑多，无光泽，稀疏纤细。

解决办法：应注意饮食清淡，少食刺激性食物，多吃水果、青菜或内服维生素 B_6、维生素 B_2 等。

（2）病理性脱发

主要由于病毒、细菌、高热对毛母细胞有损伤，抑制了毛母细胞正常分裂，使毛囊处于休克状态而导致脱发，如急性传染病、长期服用某种药物等。

解决方法：多休息，身体康复或停药后头发会重新长出。

（3）化学性脱发

有害化学物质对头皮组织、毛囊细胞的损害导致脱发。

解决办法：不使用刺激性强的染发剂、烫发剂及劣质洗发用品。

（4）物理性脱发

空气污染物堵塞毛囊、有害辐射等原因导致的脱发。

解决办法：不要使用易产生静电的尼龙梳子和尼龙头刷，在空气粉尘污染严重的环境戴防护帽并及时洗头。

（5）营养性脱发

消化吸收机能障碍造成营养不良导致脱发。

解决方法：加强营养，多吃蔬果、海带、桑葚、核桃仁。

（6）肥胖性脱发

大量的饱和脂肪酸在体内代谢后产生废物，堵塞毛囊导致脱发。

解决方法：少吃油腻重的食物，加强体育锻炼。

（7）遗传性脱发

脱发也是有遗传性的，一般男性呈显性遗传，女性呈隐性遗传。

17. 引起脂溢性脱发的原因有哪些？

脂溢性脱发，是在皮脂溢出的基础上引起的一种秃发，简称为脂脱，一般人叫秃顶。脂溢性脱发的发生可能与下列因素有关：

（1）遗传因素

患者多有家族遗传特征，可能是一种常染色体显性遗传性疾病。

（2）激素因素

雄激素过多，可导致皮脂分泌过多，形成毛囊口的栓塞，毛囊发生营养障碍，使毛囊发生萎缩而形成脱发。

（3）精神因素

当精神经受了创伤，出现紧张、忧郁、焦虑时可刺激皮脂腺分泌增强，导致脂溢性脱发的发生。

（4）肥胖因素

肥胖者易发生脂肪代谢障碍，而致皮脂分泌旺盛，出现大量皮脂溢出而造成脱发。

（5）其他因素

肠胃功能发生紊乱、饮食不当和头皮屑过多等，均可加重脂溢性脱发。

18. 为什么消极情绪会导致脱发？

消极情绪也是导致脱发的原因之一。皮肤是一种上皮组织，在人体中具有覆盖的生理功能，头发附属于皮肤。头发的根子深深扎在真皮层里，叫做毛囊。为毛囊提供营养的是毛细血管，神经系统有调节管理毛细血管的功能。当人处于情绪不安的状态下，交感神经开始紧张，促使毛细血管收缩，毛囊的血液供应发生障碍，从而产生营养吸收不良，使毛发的生长受到干扰，造成脱发。另外，当人愤怒、哀伤、抑郁、烦躁的时候，胃肠道功能会受到抑制，使胃液分泌减少，胃肠蠕动减缓，从而影响食欲和消化吸收，造成营养缺乏，由此引起头发脱落。头发的主要成分是蛋白质，精神紧张造成消化不良，可妨碍蛋白质的摄取，导致头发干枯脆弱。

保持情绪稳定，避免烦躁是防治脱发的好方法。要加强精神上的自我保护能力。在烦恼的时候不要暗自哀伤，尽量去参加轻松的运动以分散注意力，排解内心的不快。

19. 为何脱发要防止心脏疾病？

据国外的一份研究报告指出，年龄在 21～55 岁的男士，如果头顶严重光秃，患心脏病的机会是一般人的 3 倍多。这项由波士顿大学医院进行研究的结果认为，秃顶与心脏病相关的可能在于一种导致秃顶的男性激素二氢连睾丸素酮在作怪，这种东西可能影响血液中栓塞动脉的胆固醇的含量。而据调查，在胆固醇水平相同的情况下，秃顶男子患心血管疾病的概率要比头发浓密者高出近 3 倍。

专家们因此建议，正在频频脱发或已经秃顶的青中年男士，应格外关注其血压和胆固醇水平，应遵守合乎标准的生活方式消除可导致心脏病的种种因素，例如节食、控制体重、适当做运动、戒烟、治疗高血压病等。

20. 什么情况下头发会急剧脱落？

头发源于气血，所以说一般脱发是肾气不足的表现。急剧脱发则是指患者感觉明显、数量较多的头发脱落致使头发变稀，甚至光秃的现象。

引起脱发的原因很多，除了日常头发护理不正确外，其他原因也可导致脱发，比如，急性传染病如伤寒、流行性脑膜炎、贫血、肿瘤、麻风等，可因干扰毛发营养致使脱发；内分泌疾病如脑垂体机能减退、甲状腺功能减退等均可引起脱发；头发皮肤病，如毛囊炎、癣、硬皮病等均可引起局部脱发；化疗药物如氨甲喋呤，以及 X 线照射，均能损害头发的正常生长，从而造成脱发。

另外，失眠、焦虑、忧郁等精神状态欠佳也可导致缓慢脱发，而高度的精神紧张则可导致快速脱发。

21. 斑秃性脱发是怎么回事？

斑秃性脱发，是指头皮上片状、圆形脱发，可以是一片或多片脱发。该症多发于青年人，男女发病率大致相同。因斑秃影响美容，故患者有一定心理压力。通常脱发区边界清楚，局部皮肤正常，不痛不痒。这种现象在民间有"鬼剃头"的说法，因为大多数病人没有不适感觉，往往是在无意中发现或由别人发现。

发生斑秃的原因尚不完全清楚，一般认为与精神过度紧张、精神上的剧烈创伤、局部病灶、肠道寄生虫病以及内分泌紊乱等因素有关。斑秃一般多能自愈，故不必过分担心，斑秃患者首先应该去除诱因，解除思想上的顾虑，心情愉快反而有利于恢复。也可使用适当的药物，如内服谷维素、安定片、维生素E及补肾、养血、祛风的中药（如二至丸、桑麻丸、八珍丸）等。

22. 为什么有时候会头皮屑增多？

头皮屑是一般的皮肤污垢，是表皮的角质层不断地剥落产生的，也是新陈代谢的结果，这是身体的自然规律，但是过多就不正常，头皮屑增多的原因主要有以下两种：

（1）皮屑芽孢菌的影响

皮脂腺分布的部位，有一种微生物存在皮屑芽孢菌，它是一种似酵母菌的真菌，正常时与人和平共存，但某些人会突然失去对这种微生物的抵抗力。皮屑芽孢菌会使皮脂分泌旺盛产生头皮屑。

（2）头皮细胞功能失调

头皮的细胞也如皮肤一样有一定的新陈代谢过程。在基底层细胞增殖后，逐渐成熟往外推出，最后成为无生命的角质层脱落。如果这个过程有了毛病，使头皮细胞成熟过程不完全，即会以片状剥落。譬如老年人、营养不良、接受化学治疗或干癣的病人，头皮屑也因此而增多。

其他原因也会导致头皮屑增多，如洗发精没冲净；使用脱脂力过强的不良洗发精；头皮上的皮脂过多；饮食不当、饮酒及摄入过多刺激性食物；自律神经容易紧张；睡眠不足、疲劳；胃肠障碍，营养不均衡，缺乏维生素A、维生素B_6、维生素B_2；使用不良美发用品；内分泌失调；季节转换等。

23. 头皮发痒的原因以及治疗方法是什么？

头皮痒是常见头皮问题之一。由于皮脂分泌过度旺盛，皮屑芽孢菌增生，导致头屑、头皮出油等头皮问题产生，严重时会引起头皮瘙痒、头皮发炎、头皮发红等现象。头皮干燥或气候干燥也会引起头皮发痒。

头皮发痒千万不要使劲用手抓，因为头皮瘙痒也可能是由真菌引起的一种刺激反应，抓挠则会引起头部皮肤的进一步损伤，并且伤害到头发，所以，瘙痒需要对症采取措施。

对付瘙痒要分清其内在成因。如果是由于皮屑芽孢菌引起的头皮痒，持续使用抗屑洗发产品就有治疗效果；如果是因为干燥引起的发痒，则应少吃刺激性食物，多摄取B族维生素和维生素E，调节正常生活作息。

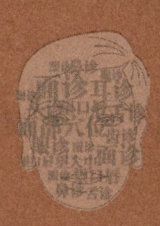

第四章 眼诊
—— 眼睛是人体健康状况的窗口

第一节
望眼诊病的依据和方法

眼之所以能明视万物,辨别颜色,全赖五脏六腑精气的滋养。脏腑、经络的功能失调,常可反映于眼部,甚至引起眼病。反之,眼部的疾病也可通过经络影响相应的脏腑,以致引起全身性反应。因此,望眼诊病具有重要的意义。望眼诊病所需要的工具和操作方法都很简单。

1. 眼睛的主要组织及功能有哪些?

人的眼睛近似球形,位于眼眶内。正常成年人其前后径平均为24毫米,垂直径平均 23 毫米。最前端突出于眶外 12~14 毫米,受眼睑保护。眼球包括眼球壁、眼内腔和内容物、神经、血管等组织。

眼球壁主要分为外、中、内三层。外层由角膜、巩膜组成。前1/6为透明的角膜,其余5/6为白色的巩膜,俗称"眼白"。眼球外层起维持眼球形状和保护眼内组织的作用。角膜是接受信息的最前哨。中层又称葡萄膜、色素膜,具有丰富的色

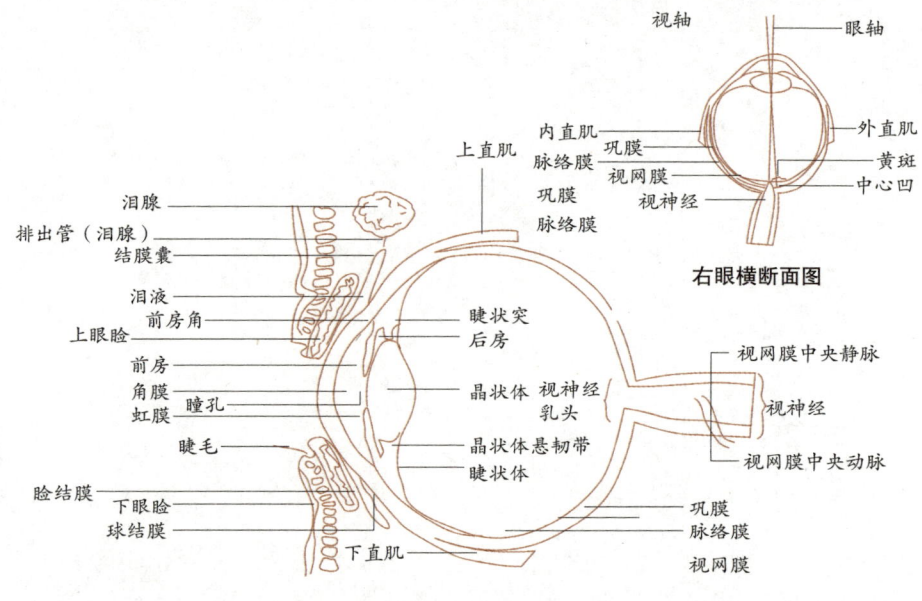

眼睛的构造

素和血管，包括虹膜、睫状体和脉络膜三部分。内层为视网膜，是一层透明的膜，具有很精细的网络结构及丰富的代谢和生理功能，也是视觉形成的神经信息传递的第一站。

眼内腔和内容物。眼内腔包括前房、后房和玻璃体腔。眼内容物包括房水、晶体和玻璃体，三者均透明，与角膜一起共称为屈光介质。房水由睫状突产生，有营养角膜、晶体及玻璃体，维持眼压的作用。晶体为富有弹性的透明体，形如双凸透镜，位于虹膜、瞳孔之后、玻璃体之前。玻璃体为透明的胶质体，充满眼球后4/5的空腔内。主要成分为水。玻璃体有屈光作用，也起支撑视网膜的作用。

2. 眼睑的组织结构以及正常情况是怎样的？

眼睑俗称眼皮，位于眼球前方，构成保护眼球的屏障。眼睑分上睑和下睑，上、下睑之间的裂隙称睑裂。睑裂的内、外侧端分别称内眦和外眦。内眦呈钝圆形，附近有一微陷的空间，叫做泪湖，泪湖底上有蔷薇色的隆起称泪阜。上、下睑的内侧端各有一小突起，突起的顶部有一小孔，叫泪点，是泪小管的开始处。

眼睑的正常位置应该是眼睑与眼球表面紧密接触，形成一个毛细间隙，使泪液能吸附在这一毛细间隙中，随着瞬目动作向内眦流动，同时润泽眼球表面。上、下睑的睫毛分别向前上、下方整齐排列，它们阻挡尘埃、汗水等侵入眼内，但绝不与角膜相接触。在内眦部睑缘前唇的上下泪点，依靠在泪阜基部，以保证泪液能顺利导入。一旦这些解剖关系发生异常，不但无法完成正常的生理功能，还会对眼球带来危害。

3. 如何理解中医中的"五轮八廓"学说？

"五轮八廓"中国古代医家阐述眼与脏腑相互关系并指导诊治眼病的两种学说。五轮为肉轮、血轮、气轮、风轮、水轮的合称。它将眼由外向内划分为5个部分，分属于不同的脏腑，眼睑为肉轮属脾胃，两眦血络为血轮属心与小肠，白睛为气轮属肺与大肠，黑睛为风轮属肝、胆，瞳孔为水轮属肾与膀胱。从而把眼局部与脏腑统一成为一个整体，借以说明眼的生理、病理现象，指导眼部的辨证论治。如肉轮疾患多与脾胃病变有关；血轮疾患多与心、小肠病变有关；气轮疾患多与肺、大肠病变有关；风轮疾患多与肝、胆病变有关；水轮疾患多与肾、膀胱病变有关。因此，在临床上可通过观察各轮外显症状来推断相应脏腑的内在病变。五轮学说应用虽然普遍，但不宜生搬硬套。

八廓是中医眼科在外眼划分的8个部位，历代命名繁多，一般多用自然界八种物质现象或八卦名称来命名。即天（乾）廓、地（坤）廓、风（巽）廓、雷（震）廓、泽（兑）廓、山（艮）廓、火（离）廓、水（坎）廓。"五轮八廓"的中医眼科理论在古代的眼部治疗与现代的临床诊断中，都发挥了重要的作用。

4. 眼睛的什么组织称为"肉轮"？

肉轮，是指西医学中所说的上下眼睑，其包括皮下组织、睑板、睑结膜和睑皮肤。它在五脏里面属脾，在六腑里面为胃。中医认为，肉轮在无形中属土，主全身肌肉。我国眼科历来重视脾对于眼的主要作用，认为"脾虚则五脏之精气皆失所司，不能归明于母"。《银海精微》中说："脾属土，曰肉轮。在眼为上下包睑。"故眼睑疾患多与脾胃有关。脾土为后天的根本，无论全身疾病或者是眼科的疾病，都必须主要调理脾胃，否则就是治标不治本，不能达到充分治疗疾病的目的。

5. 为什么说"气通则血通"？

五轮中的气轮是指球结膜、眼球筋膜及巩膜。气轮在五脏中为肺，在六腑中为大肠。肺主气，故称气轮。依气的来源做标准，可分为元气、宗气、营气、卫气、脏腑经络之气。

元气是人体各种气中最重要、最基本的一种，又被称为"原气"、"真气"。它主要由先天之精生化而成，禀生以后，又要水谷精微的滋养和补充。宗气是由水谷之气化生，是人体阳气的一部分，所以又称为"卫阳"。卫气有温煦脏腑、润泽皮毛、保卫肌肤、抵御外邪的功能。营气是由脾胃运化的水谷精微所化生，是水谷之气中比较精神、富有营养的部分。它除了有营养全身的功用外，还能化生血液。卫气是由肺吸入的清气与脾胃运化而来的水谷之气结合而成，聚集于胸中，推动肺的呼吸和心血的运行。

由上，我们可以知道，气是人体构成、生命活动的基本物质，对人体起着推动、温煦、固摄、防御、气化等作用。所以说"气通则血通，血通则百脉通畅"。

6. 为什么"血轮"与心脏关系最为密切？

血轮在五脏中为心脏，在六腑中为小肠，主全身之血脉，称为血轮，在五行中属于火。我国中医认为目得血才能看见事物，但是心火太旺盛，筋脉就会沸腾。五轮中的血轮包括内眦、外眦和附近的巩结膜，一般认为内眦为心包络，外眦属于心。心是顺应所有血脉的，如果血液倒流，就会损伤眼睛。但凡五脏气血的盈亏，都会表现在人的眼睛两眦，一般为血脉经络的显现，我们通过观察就能知道身体的疾病。

7. "水轮"与肾和膀胱有着怎样的关系？

水轮除了西医讲的瞳孔、中医讲的瞳子或瞳仁外，还包括有神水（房水）、睛珠（晶状体）、神膏（玻璃体）、睛膜（脉络膜）、视衣（视网膜）、目系（视神经）等。其对应内脏为肾和膀胱，肾主水，故称水轮，五行中属水，肾与膀胱相表里，共同发挥作用。

中医历来高度重视肾在整体生

理功能中的地位和作用，认为"肾是先天之本"、"腰之腑"、"精之元灵"、"四轮不能视，唯水轮普照无遗"。眼内外水液的分布和调节，与肾主水的功能有密切关系。我们可以根据眼的视觉是否正常，判断肾所收藏脏腑的精气是否充足。膀胱在人体水液代谢的过程中，主要有储藏精液、化气行水、排泄尿液的功能。膀胱的气化作用主要取决于肾气的盛衰。此外，膀胱属足太阳经，主一身之表，易遭外邪侵袭，也常引起眼病，所以必须引起重视。

8. "风轮"在眼诊中占有怎样的地位？

风轮，指虹膜（包括角膜）。对应内脏为肝和胆，五行中属木，木生风，称风轮。肝在脏主藏血，与胆相表里主疏泄。中医讲的肝脏，除在分泌和储藏胆汁方面与现代医学的肝胆功能基本相同外，其他在藏血、精神情志、主筋等方面存在很大差别；实际上中医讲的肝广泛涉及内分泌、大脑、生殖、心血管、脊髓、植物神经等多个方面功能。中医认为，肝在整体的外在表现集中于血与气，贯注于眼，"五轮"理论又集中于风轮，故此风轮在眼诊中占有十分重要地位。

9. 眼球经区是如何划分的？

眼睛和五脏有着很密切的关系，结合眼睛和经络的关系，我们可以对眼球进行合理的经区划分。具体方法如下：

两眼向前平视，经瞳孔中点做

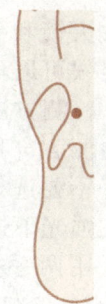

一条水平线并延伸过内外眦，再经瞳孔中心做一垂直线，平延伸过上、下眼眶。于是就把眼分为四个象限，再把每个象限划分为两个相等的区，即成四个象区、八个等区。

此八个相等区就是八个区域。

一区为肺、大肠；

二区为肾、膀胱；

三区为上焦（包括膈肌以上的胸、背部、胸腔内在脏器、颈项、头面、五官和上肢）；

四区为肝、胆；

五区为中焦（包括膈肌以下、肚脐以上、上腹部、腰背及其内在脏器）；

六区为心、小肠；

七区为脾、胃；

八区为下焦（包括肚脐水平以下、小腹、腰骨氐、髋、臀、盆腔、生殖及泌尿系统和下肢）。

10. 望眼诊病的基本工具和操作方法是什么？

望眼诊病的基本用具不多，操作方法也很简单，且不受时间、地点的影响，能很快检测出眼睛的病症。基本工具只需要一个7倍左右的放大镜和一个普通的电筒，必要的时候可以再加上一个普通的眼底镜。检测方法分自我检测和医务人员检测。自我检测方法检测的时间最好不要选择在睡醒起床后，也不要在强光下进行，而应该在普通光下，用两手把眼分开，对着镜子，将眼睛左右转动，这样就可以开始自我检测。医务人员检测一般也是在自然光下进行。如果出现异常的症状，就应该用放大镜进行重点检查。需要注意的是，使用小手电筒的时候不要把光线直射患者的眼睛，因为强光对患者的眼睛有很大的损伤。

11. 望眼诊病的基本程序是什么？

望眼诊病有以下四个步骤：

（1）小手电检查

让患者坐好，眼睑放松，用左手撑开眼睑，右手握住小电筒从患者的侧面照过去。小手电筒可用于检查虹膜的具体变化及瞳孔的颜色和形状。

（2）照眼像

告诉患者将所要拍摄取照的地方张开，然后选择重点地方，用数码相机快速拍摄。医生可以对照片进行系统分析，进而得出准确的诊断结论。

（3）荧屏放大

将刚刚拍摄下来的照片通过一个普通的大屏幕电视放大，让医生既可以进一步仔细观察患者的眼睛，也可以和患者进行更好的交流。

（4）电脑取像分析

用彩色打印机将相片打印出来，进行留档备份，并给患者一份，以便日后能进行更好的医学研究和临床诊断，以及患者的疾病治疗。

12. 为什么说眼底是众多疾病的窗口？

眼底就是眼球内后部的组织，即眼球的内膜——视网膜、视乳头、黄斑和视网膜中央动静脉。眼底的视网膜血管是人体中唯一可以看见的血管，医生把它当做可以了解其他脏器血管情况的窗口，因为它的变化在一定程度上反映了一些器官的改变程度。医生可据此来分析、判断疾病的严重程度。进行眼底检查还可以发现脑瘤、头颅外伤、脑炎、脑血管意外等众多疾病引起的由颅内血压增高而表现出血来的视乳头水肿及颜色变浅等。

第二节
眼部组织的病变与全身疾病

眼部组织的病变包括眼睑的病变、两眦的病变、白睛的病变、黑睛的病变、角膜的病变等。这些组织部位发生病变有的是眼睛本身的问题，也可能与全身疾病有关，甚至危及生命健康。所以我们一定要对眼部各组织部位的病变引起重视。

1. 白睛的颜色跟疾病有怎样的关系？

白睛又名"白眼"、"白珠"、"眼白"。白睛的颜色青白洁净为正常色，说明身体健康无病，如果白睛的颜色发生变化，则说明体内有不同的疾病发生。

两眼球结膜与巩膜部不同颜色呈黄色，多为胸部疾病；红色者多为胸腹部病变；黑色者多为下腹部病变；青蓝色者多为两侧下腹部病变。

白睛呈蓝白色主要见于儿童和孕妇。这些人眼白发蓝，外观显得干净漂亮，其实这是贫血的表现。凡患中、重度贫血者，眼巩膜都呈蓝白色。

白睛上出现绿点多半是患有肠梗阻。

白睛变黄是出现黄疸，是肝病或胆道疾病、妊娠中毒及一些溶血性疾病所引起的。

白睛有出血片是动脉硬化，特别是脑动脉硬化的信号。

白睛常有小红点是毛细血管末端扩张的结果，最多见于糖尿病人。

白睛苍白显示患有心脏病和循环系统疾病。眼球严重发白者肺部有病。

2. 为什么要特别注意白睛充血的症状？

白睛上出现充血是疾病的征兆，如果出现血片，这预示可能患有脑动脉硬化；如果白睛上出现的是小红点，这是因为毛细血管末端扩张的结果，多见于糖尿病。

动脉硬化的形成过程是相当缓慢的，它并不是到老年才开始发展

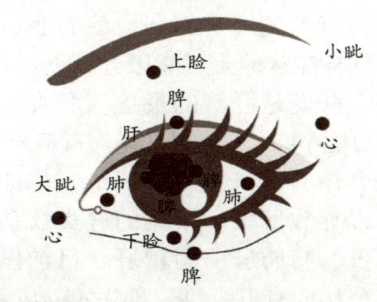

眼部五轮图
白睛部分，包括球结膜与巩膜，属肺。

起来的，而是随着年龄的增长发生进行性的扩散及加重。因此及早认识和预防脑动脉硬化是十分重要的。

糖尿病临床上以高血糖为主要特点，典型病例可出现多尿、多饮、多食、消瘦等表现，即"三多一少"症状。

3. 白睛内出现绿点有什么疾病征兆？

一般来说，白睛内出现绿点是肠梗阻的疾病征兆。

肠梗阻是自空肠起点至直肠之间任何一段肠管的肠内容物运行受阻，表现为受阻部位以上的肠管扩张、肠内容物积存和蠕动功能紊乱，出现腹痛、腹胀、呕吐、不能排气和排便等症状。

肠梗阻的发病有缓、急之分。急性肠梗阻很常见，发病率仅次于急性阑尾炎，病情发展较快，可引起死亡，所以早期诊断和治疗十分重要。慢性肠梗阻也不少见，虽然发病较缓慢，但也需及时诊断和处理原发疾病。

4. "白睛肝征"是什么意思？

白睛肝征是指白睛内下方，毛细血管呈充血、扩张、淡青色，具有这样症状的人可能患有肝炎。

肝炎是肝脏的炎症。肝炎的原因可能不同，最常见的是病毒造成的，此外还有自身免疫造成的，酗酒也可以导致肝炎。常见的肝炎疾病有乙肝、脂肪肝、酒精肝。目前国际上公认的有五个型，即甲型、乙型、丙型、丁型和戊型五种。肝炎的早期症状及表现为：食欲减退，消化功能差，进食后腹胀，没有饥饿感，厌吃油腻食物，如果进食便会引起恶心、呕吐，活动后易感疲倦。

5. "白睛胃征"有哪些症状？

白睛胃征是指两瞳孔下方，白睛上的毛细管呈充血、扩张、红黑之象，这可诊断为胃肠道疾病，如胃酸过多、肠胃炎等。

胃酸可以帮助消化，但如果胃酸过多反而会伤及胃、十二指肠，甚至将黏膜、肌肉"烧破"，造成胃溃疡或十二指肠溃疡等疾病。当你吃比较酸的食物时，如梅子、醋等，就会更加刺激胃酸的分泌，这时胃酸便会渗透到已经破损的胃黏膜（溃疡），从而刺激胃肠而发生疼痛。

胃肠炎是胃黏膜和肠黏膜发炎。常见症状包括：严重呕吐和腹泻，常连带有腹部痛性痉挛及绞痛；发烧、出汗，可因长期、大量丧失体液而致脱水甚至休克。呕吐物和粪便中可能有少量血；呕吐、腹泻等症状2~4天后便停止，但也可能持续更长时间。病因可以是细菌、病毒、农药、食物本身的毒素、食物和食物起的化学作用或其他无机性物质污染等。

6. 如何通过白睛部位诊断癌症？

癌症是机体在环境污染、化学污染（化学毒素）、电离辐射、自由基毒素、微生物（细菌、真菌、病毒等）及其代谢毒素、遗传特性、内分泌失衡、免疫功能紊乱等各种致癌物质、致癌因素的作用下导致身体正常细胞发生癌变的结果。癌症是危害人类健康最大的杀手。

对付癌症最好的办法就是预防。以下白睛讯号，如有两项以上相兼出现时，应提高警惕。

（1）白睛颜色苍白、呆滞、晦暗或黄染。

（2）眼球上半部血管紫暗，呈"一"字或"V"形走向。

（3）眼球巩膜有薄雾斑状阴影圈，中间有黑色淤点（即中间深黑，四周浅淡的阴影状圆圈）。整个颜色暗灰无光。另外，黑色圆圈也有诊断意义。

（4）白睛血管呈螺旋形状弯曲、怒张、颜色鲜红。

（5）白睛血管呈树叶叶脉状走向，颜色鲜红。

（6）赤脉贯瞳，甚或白睛血管鲜红、怒张、至少两条以上延伸穿过瞳孔。

7. 白睛出现什么症状可诊断为痔疮？

在白睛上出现由下向上行走的扩张、弯曲、充血的血管，并且颜色有鲜红、淡红或红中带黄、红中带黑等，这种现象是痔疮的征兆。

中医望诊认为，当痔征出现在左眼，则痔核在肛门左侧；出现在右眼，则痔核在肛门右侧。痔征表现为一条，并且末端未分支，这表明只有一个痔核；痔征表现为一条，并且末端有分支，或者在同一位置上呈现两条痔征，表明有两个痔核；痔征条数多，或分支多的表明痔核的个数也多。痔征细小，不很曲张，不很明显，表明痔核很小；痔征粗，并且曲张有力，表明痔核很多。痔征的根部特别膨胀，或数条并在一起，表明痔核有脱垂的现象。

8. 黑睛疾病有哪些症状？

黑睛又名黑珠、黑仁、乌睛、乌珠等，位于眼珠正前方，为无色透明而近圆形的膜，周边与白睛相连，具有卫护瞳神的作用，也是保护神光发越的组织之一。黑睛因暴露于外，直接与外界接触，除易受外伤外，也易受风热邪毒侵袭，还可由眼睑、两眦、白睛、瞳神等病变以及某些全身性疾病的影响而发病，故黑睛疾病发生率高，是眼科的常见病。

黑睛疾病的特点：

（1）黑睛晶莹透明，发病易致混浊，为星点翳膜，导致视力不同程度下降，甚至严重影响视力；愈后结成厚薄不一、程度不等的瘢痕翳障，从而影响黑睛之透明度，障碍视力，是外障眼病中危害视力最为严重的一类眼病。

（2）黑睛感觉敏锐，一旦发病，自觉症状剧烈，可出现畏光、况沼、疼痛等。

（3）黑睛无血络分布，营养供应差，抵抗力低，病变修复慢，发生病变往往需要较长时间才能痊愈。病情若向纵深发展，可引起黑睛溃烂，甚至黄液上冲。若黑睛溃破，可变生蟹睛等恶候。

（4）围绕黑睛四周有丰富的血络分布，黑睛疾病常出现抱轮红赤。

9. 怎样从瞳孔的变化看出人的疾病?

中医认为,瞳孔在五行中属于肾,肾主藏精,是气血虚足的表现。正常的瞳孔为圆形,黑色透明,两侧等大,直径约2.5毫米,除生理调节变化外。如果瞳孔直径小于1.5毫米或大于5毫米,边缘不规则,色泽异常,对光反应迟钝或消失等,则表示一些疾病可能发生。

(1)瞳孔呈白色,常见于白内障、虹膜睫状体炎、青光眼、眼外伤、高度近视,或全身性疾病如糖尿病。如发现自己的瞳孔变白,应去眼科、内科做详细检查。

(2)瞳孔呈青绿色,常见于青光眼。正常眼球内具有一定的压力,当眼压过高发生青光眼时,可由于角膜雾状水肿及眼内一系列改变,使瞳孔发出一种青绿色反光,眼球会变得像硬橡皮一样,双眼胀痛欲裂。

(3)瞳孔呈红色,常见于眼外伤或某些眼底出血疾患。根据眼内出血的多少瞳孔可呈不同的形态,视力也有不同程度的损害。

10. 正常人的瞳孔是怎样的?

瞳孔是眼睛虹膜中央的孔洞,为光线进入眼睛的通道。因为内部吸收的关系,外观呈黑色。它在亮光处缩小,在暗光处散大。在虹膜中有两种细小的肌肉,一种叫瞳孔括约肌,它围绕在瞳孔的周围,宽不足1毫米,它主管瞳孔的缩小,受动眼神经中的副交感神经支配;另一种叫瞳孔开大肌,它在虹膜中呈放射状排列,主管瞳孔的开大,

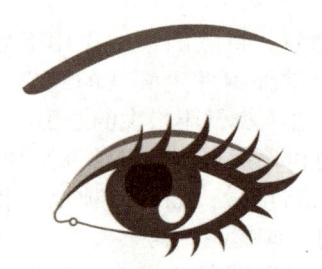

正常人的瞳孔

受交感神经支配。这两条肌肉相互协调,彼此制约,一张一缩,以适应各种不同的环境。

正常人的瞳孔为圆形,直径约2.5毫米,两侧大小相等。观察瞳孔的变化,对了解瞳孔一些疾病,特别是颅内的疾病及中毒性疾病的变化,以及对危重患者的诊断和急救等,都具有重要意义。

11. 如何根据巩膜变化诊断蛔虫病?

蛔虫病是蛔虫寄生于人体所引起的疾病,除肠道症状外,有时可引起严重的并发症,如胆道蛔虫病、肠梗阻等。肠道蛔虫感染者及病人为本病的传染源,生食未洗净的瓜果、蔬菜是受染的重要因素,感染性虫卵经口吞入为主要传播途径。人对蛔虫普遍易感,儿童感染率尤高。

我们可以通过观察眼白诊断蛔虫病,患有蛔虫病的孩子常会在巩膜上出现蓝色的斑块,呈三角形、圆形或半月形,多分布于巩膜网状毛细血管的顶端,不突出表面。

对于蛔虫病的预防要加强宣传教育,普及卫生知识,注意饮食卫生和个人卫生,做到饭前、便后洗手,不生食未洗净的蔬菜及瓜果,

不饮生水，防止食入蛔虫卵，减少感染机会。

12. 怎样通过角膜或角膜缘带的变化判断人的疾病？

角膜是位于眼球前壁的一层透明膜，有五层。我们可以根据角膜或角膜缘带的变化判断人的疾病。

（1）如果角膜缘为环状棕色，并且色素沉润，则表明患者肝胆湿热，出现了代谢性的肝胆病或者肝损伤。

（2）如果角膜缘带有棕色半月环状浸润，则表明患者肝脏系统有可能发生了病变。

（3）如果角膜缘色素浸润，表明患者肝火旺盛，可出现头疼、眩晕、耳鸣、情绪不稳定、疲劳等症状。

（4）如果患者角膜带呈现为白色雾状半月环，表明患者可能患有轻度代谢障碍或者脑动脉硬化疾病。

13. 如何通过观察虹膜来诊断疾病？

人人都知道指纹可识别身份，其实眼睛虹膜也具有唯一性。每个人的虹膜都不一样，不仅能识别身份，还能透露病症信息。虹膜诊断疾病的主要症状有如下几种：

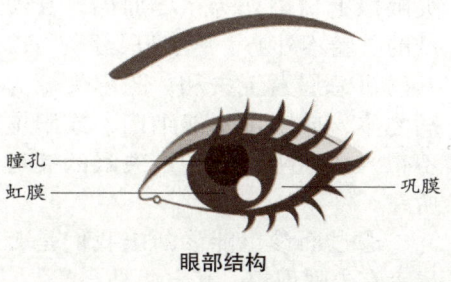

眼部结构

如果虹膜的最外环出现了紫色，并带有雾状的整环或半环则是微静脉充血，如果由浅蓝色渗白色，则为贫血现象。

如果虹膜内有大面积或者零散的淤斑，表明患者肝血淤塞，外伤造成内出血，或者是酒精中毒，或者是化学物质引发的中毒。

如果虹膜颜色暗淡，表明上下肢血液回流受阻，双腿乏力，并伴有酸痛。

如果虹膜内有胬肉，并且同时出现了深色的斑块，表明患者代谢发生障碍。

如果患者虹膜发黄，表明患者可能患有肝炎。

14. 通过眼部组织的哪些变化能诊断出头痛？

中医眼科认为，通过眼部组织的变化能诊断出头痛方面的疾病，比如：

外巩膜上方微血管向上伸展，并且伴有色素鲜红，经常头昏脑涨、疼痛难忍，这些症状一般是慢性消耗性、精神性疾病的征兆。

内眦微血管变粗，色绛而呈波浪状向上扩展，并且伴有巅顶或者前额疼痛，疼痛还不断加剧，这些症状表明患者可能患有高血压或者感染性疾病。

外眦上方呈现为双爪一样的经络，这是偏头痛或者神经性头痛的征兆。

虹膜淡灰白色，有很多淤斑，并且内眦角增生的血管表现为栓塞状态，这些是肝郁头痛的信号。

内眦上方血管交叉，下方呈现为栓塞性增生，这是前额疼痛、慢性结肠炎的预兆。

15. 眼睛的外眦变化能反映出什么样的疾病信号？

眦是上睑与下睑的交接处，内眼角交接处叫内眦，外眼角相交处叫外眦。外眦的变化可以反映出身体的一些疾病。

外眦角呈现为绛紫色，色块充血，这是精神不集中、失眠的征兆。

外眦角血管呈现为钩状，这是心血管疾病的信号。

外眦角增生与大面积充血混合，这是焦虑、精神不正常、失眠多梦、心律不齐等心脏疾病的信号。

如果患者外眦下三角区血管钩状增生，男性则可能患有前列腺、睾丸方面的疾病，诸如睾丸肿大、小便不利、前列腺炎等。若是女性则有可能患子宫肌瘤等病症。

如果患者外眦三角区血管异常，那么患者很有可能患有心脑血管等神经功能障碍、抑郁、失眠、自闭等方面的疾病。

16. 怎样根据睑结膜或球结膜的变化诊断疾病？

睑结膜或球结膜的变化也会反映出身体的疾病，具体表现在以下几个方面：

如果球结膜出现黄色，表明患者很可能患有肝脏方面的疾病。

如果眼上部睑结膜或球结膜血管出现网状增生，表明患者可能肩部背部有疼痛出现。

如果眼下部睑结膜或球结膜血管出现网状增生，这是患者胃和十二指肠病变的信号。

如果眼上部睑结膜或者巩膜区出现大量栓塞性新生血管，则表示颈部和背部大面积受到劳损。

17. 内眦或外眦部位出现哪些症状可能会引起眩晕？

眩晕是目晕和眼晕的总称，以眼花、视物不清和昏暗发黑为眩，以视物旋转不能站立为晕，因两者常同时并见，故称眩晕。

中医认为，通过面诊我们也能诊断是否会有眩晕症状：

内眦上方出现螺旋状血管，并且眼角大面积出血，这些现象表明患者可能有眩晕症状。

外眦角有粗大的血管出现弯曲，并且同时伴有颜色的加深，这些表明患者可能患有心血管疾病，进而引发眩晕症状。

18. 外眦部位哪些变化会反映失眠？

失眠是指患者对睡眠时间或质量不满足并影响白天工作的一种主观体验。它是以经常不能获得正常睡眠为特征的一种病症。中医认为失眠以七情内伤为主要原因，其涉及的脏腑不外心、脾、肝、胆、肾，其病机总属营卫失和，阴阳失调为病之本，或阴虚不能纳阳，或阳虚不得入阴。阴阳失和是失眠的关键所在。

通过面诊也能诊断出我们是否患者有失眠现象，其方法是：

（1）外眦有出现弯曲形状的血管，这表明患者可能有失眠方面的症状。

（2）外眦角及其上方呈现出索状绛色并且出血，这表明患者可能患有顽固失眠症。

19. 眼睛容易疲劳预示着身体怎样的状况？

当我们睡眠不足时，首先会让视力变得模糊，而眼睛也容易感到疲劳。

肝脏会在我们晚上入睡后，开始进行血液的净化功能并给予身体适当的营养，以应付第二天的活动使用。若睡眠不足，会使得肝脏的正常工作无法彻底完成，因而造成眼睛的供血不足，同时也很容易感到疲劳。

以中医的观点来说，眼睛是从肝脏吸收养分的，因此眼睛特别容易疲劳或是视力模糊的人，表示肝脏功能较为虚弱。同时在西医理论中也提到，当肝脏功能发生异常时，会引发眼睛疲劳以及视力减退等不适症状。当透过精密仪器检查发现肝功能指数出现异常时，肝细胞早已受到损害了。因此建议容易感到眼睛疲劳的人，要多注意一下肝脏的健康。

20. 眼睛与肝脏有怎样的关系？

眼睛是肝脏的官窍。眼大的人肝就大，眼小的人肝就小。眼睛深陷的人肝坚实，眼睛向外突出的人肝较脆弱。眼睛在面部的位置较高的，肝的位置就较高，眼睛在面部位置较低的，肝的位置就较低。眼睛在面部位置偏斜，肝的位置就偏斜，眼睛在面部的位置端正，肝的位置也就端正。这是用眼睛的形貌和大小来判断体质的方法。

21. 眼睛色泽的差别与健康有怎样的关系？

眼睛的色泽有明暗、清浊、深浅的差别。眼睛色泽明亮，说明人的神气充足；色泽晦暗，说明人的神气亏虚；眼睛色泽清澈，说明病在阳；眼睛色泽秽浊，说明病在阴；眼睛色泽较淡的，说明病属虚，眼睛色泽较深的，说明病属实。综合起来说，眼睛的色泽深而且明亮的，是太过；眼睛色泽暗淡且秽浊晦暗的，是不足。太过的，病在身体外部；不足的，病在身体内部。通过观察眼睛的气色，可以推知脏腑的情况；通过对脏腑的了解，就可以推知其病症了。

22. 患有高血压的人在眼部组织上会有哪些变化？

在未服药情况下，成年人（年龄大于18岁）收缩压≥140毫米汞柱和（或）舒张压≥90毫米汞柱为高血压，常伴有脂肪和糖代谢紊乱以及心、脑、肾和视网膜等器官功能性或器质性改变，以器官重塑为主要特征。

中医眼科认为，患有高血压的人在眼部组织上会出现一些变化，其鉴别方法是：

（1）角膜缘和虹膜出现棕色的浸润状积聚。

（2）虹膜发生变形，出现金银色全月环。

23. 心血管疾病的症状会表现在眼部吗？

心血管疾病（心脏和血管疾病）是多种疾病的总称，通常与动脉粥样硬化有关。如果脂斑在动脉血管内壁沉积，就可能逐渐发展为动脉粥样硬化。脂斑沉积会导致动脉血管变窄，血液很难通过。如果形成血栓，则可能阻断血液流动，导致心脏病发作或中风。

心血管疾病患者会表现出很多的症状，尤其在眼部，具有明显的特征。如：眼睛的外眦角出现钩状增生，这提示患者可能患有心血管疾病；眼睛外眦角出现一条线与钩状血管交叉，这是因供血不足引起的心血管疾病的表现。

24. 咳嗽时眼部组织会发生哪些变化？

咳嗽是人体的一种保护性呼吸反射动作。通过咳嗽反射能有效清除呼吸道内的分泌物或进入气道的异物。但咳嗽也有不利的一面，剧烈咳嗽可导致呼吸道出血。如长期、频繁、剧烈咳嗽会影响工作、休息，甚至引起喉痛、音哑和呼吸肌痛，则属病理现象。

中医认为"咳因外感六淫，脏腑内伤，影响于肺所致有声有痰之症"，这都会在人的身体上表现出一定的变化，尤其是眼睛。比如睑裂区、整个球结膜以及虹膜呈现为脂肪网状覆盖，颜色发黄，并且伴有不规则点状充血现象出现，这提醒患者可能患有老年气管炎。

25. 怎样通过观察眼部组织的变化诊断肝病？

中医认为，眼部一般出现下面的病变是肝病或者肝癌的征兆：

（1）灰黄色色素侵入角膜缘，并且巩结膜呈现为淡黄色，这些预示患者可能患有急性肝炎或者慢性肝炎。

（2）虹膜出现有半月环现象，并且伴有深褐色的斑点，这些是脑血管硬化或者肝中毒的预兆。

（3）虹膜出现局部性的扩张，并且角膜缘环呈现深棕色，同时瞳孔显色很小，这表示患者可能患有肝硬化。

（4）瞳孔与虹膜都已经发生变化，颜色也发生突变，并且同时巩膜呈现为淡黄色，这些提示患者可能患有肝病，甚至患有肝癌，应该立即去医院确诊。

26. 眼部组织的哪些变化预示有胃炎或胃癌？

中医认为，我们可以通过睑结膜的现象预测出是否有胃炎或胃癌的病症，主要有以下几个方面：

睑结膜出现条索状血管增生，并且血管发生充血，往往球结膜区也会出现双血管曲状的症状，有此类现象的人可能患有慢性胃炎。

眼下部球结膜或者睑结膜的血管出现树干状增生，还有色绛、粗大，同时睑结膜出现紫色沉润，这些症状预示患者可能患有胃癌。

睑结膜出现明显的条索状血管

并且向虹膜不断扩展，同时血管尽头处有一明显的黑点，这是慢性胃炎的征兆。

眼睛下部睑结膜新生血管呈现螺旋状向眼角膜延伸，并且血管粗大，颜色很深，往往巩结膜也出现水肿，呈现出淡黄色，这预示着可能有胃炎或胃癌。

27. 如何通过眼部组织变化诊断女性白带异常？

白带是妇女从阴道里流出来的一种白色液体，白带分为生理性白带和病理性白带，病理性白带多是由炎症引起的，临床上常见的病理性白带有：无色透明黏性白带，白色或灰黄色泡沫状白带，凝乳状白带，水样白带等。白带的形成与雌激素有着密切的关系，当雌激素的分泌达到高峰时，会出现白带量多、白带透明、白带像蛋清样具有黏性并能拉成丝状。

当女性的白带呈现以上几种症状时，一定要引起重视，及时进行检查和治疗，避免妇科疾病的进一步发展和恶化，给女性带来严重的危害。中医认为，我们可以通过眼睛知道是否患有白带异常。其方法是：

（1）眼睛内眦呈现为淡白色，并且女性的三角区表现为淡白色，还有充血现象发生，这些症状说明患者可能有白带异常。

（2）眼睛虹膜呈现半月环浸润，并且三角区呈现深红色，也有充血现象发生，这些提醒患者可能患有白带异常。

28. 如何从外眦角诊断子宫肌瘤？

子宫肌瘤又称子宫平滑肌瘤，是女性生殖器最常见的一种良性肿瘤。多无症状，少数表现为阴道出血，腹部触及肿物，以及压迫症状等。如发生蒂扭转或其他情况时可引起疼痛。中医认为，子宫肌瘤也可以从眼睛出现的异常来诊断，其诊断方法是：外眦角下方出现一条深红色的血管，这提示患者可能患有子宫肌瘤疾病；外眦角下方出现多条弯曲的并且不断向虹膜延伸的深色血管，这也提醒患者可能患有子宫肌瘤。

29. 瞳孔的变化是否预示患有卵巢囊肿？

卵巢囊肿在临床上多表现有小腹疼痛、白带增多、白带色黄、白带异味、月经失调，而且通常小腹内有一个坚实而无痛的肿块，有时性交会发生疼痛。当囊肿影响到激素产生时，可能出现诸如阴道不规则出血或体毛增多等症状。囊肿如发生扭转，则有严重腹痛腹胀、呼吸困难、食欲降低、恶心及发热等。较大的囊肿会对膀胱附近造成压迫，引起尿频和排尿困难。尤其当这些症状比较严重、出血频繁且同时出现时，女性卵巢囊肿的可能性更高，病变恶性卵巢癌的危险就更大。

中医认为，我们通过眼睛瞳孔的变化也能诊断是否患有卵巢囊肿，比如瞳孔明显缩小，这提示患者可能患有卵巢囊肿疾病。

30. 虹膜出现什么症状可能患有乳腺纤维瘤？

乳腺纤维瘤最主要的临床表现就是乳房肿块。而且多数情况下，乳房肿块是本病的唯一症状。乳腺纤维瘤的肿块多为患者无意间发现，一般不伴有疼痛感，也不随月经周期而发生变化。少部分病例乳腺纤维瘤与乳腺增生病共同存在，此时则可有经前乳房胀痛的症状。

中医认为，我们可以通过眼睛虹膜的病变推测是否患有乳腺纤维瘤，其方法为：眼睛虹膜内出现黑色斑块，这预示患者乳房有肿块；眼睛虹膜形状发生不规则变形，同时伴有零散的深色或者灰色的斑点，这提示患者可能患有乳房肿块。

31. 眼部组织出现哪些症状可能患有经期综合征？

经期综合征是指在经期或行经期前后发生的下腹部疼痛，常伴随有恶心、呕吐、腹泻等，严重的可出现面色苍白、手脚冰冷、冷汗淋漓等症状，并伴随月经周期反复发作。多见未婚或未孕的女性，往往生育后就会减轻或消失。

患有经期综合征时眼部组织会表现出一些症状，比如：

（1）眼睛的瞳孔细小，而且呈现出灰白色混浊状态，虹膜的纹理也不能清楚看见，这种现象显示患者经行肿胀。

（2）眼睛的睑结膜和内眦呈现为淡白色，而虹膜呈现为浅红棕色，这是经行头痛的征兆。

（3）眼睛的虹膜表现为棕黑色，纹理也不能清楚可见，并且伴有角膜缘上半月环状色素沉润，以及瞳孔显得很细小、颜色为灰白色，同时女性的生殖区域出现黄色或大面积充血，这提示患者可能患有经行腹胀。

32. 功能性子宫出血在眼部组织会有哪些病变？

功能性子宫出血，简称功血，是一种常见的妇科疾病。功血表现为月经周期不规律、经量过多、经期延长或不规则出血，它是由于神经内分泌系统功能失调所致。正常月经周期有赖于中枢神经系统控制，下丘脑—垂体—卵巢性腺轴相互调节及制约。任何内外因素干扰了性腺轴的正常调节，均可导致功血。中医认为，通过眼睛的虹膜能看出是否患有功能性子宫出血病症：虹膜出现淡黄色，外眦下方出现不规则的线状出血，这提示患者可能患有功能性子宫出血；虹膜表现为浑浊不清楚，并且出现棕褐色的半圆环，这表明患者可能患有功血疾病。

33. 外眦部位的变化与盆腔炎有什么关系？

女性上生殖道的一组感染性疾病称为盆腔炎。盆腔炎为妇科的常见病，炎症可局限于一个部位，也可几个部位同时发病。按其发病过程、临床表现可分为急性与慢性两种。慢性盆腔炎为急性盆腔炎未能彻底治疗，或患者体质较差，病程迁延所致。但也可能无急性炎症病史。病情较顽固，当机体抵抗力较差时，可有急性发作。中医认为，我们可以通过眼部外眦的变化观察是否患有盆腔炎。其方法是：外眦角巩膜发生大面积充血现象，血管颜色加深，这些显示患者可能患有盆腔炎；外眦角毛细血管充满淤斑，这提醒患者可能患有盆腔炎。

34. 月经不调时眼部组织会出现哪些症状？

月经不调是女性的一种常见疾病。凡月经周期紊乱、经期延长或缩短、出血量增多或减少，经质异常，并出现某些不适症状者，都称为月经不调。女性月经不调会反映在身体的很多方面，尤其在眼睛的症状很明显，比如：

（1）眦上方呈现为深红色至紫色布满血丝，眼膜缘带还有大面积不规则的环状灰黄色色素环。

（2）虹膜下缘能见到棕色色素沉着，眼睑为淡白色，瞳孔形状呈现为心形或者虹膜出现黑色条状色素。

（3）眼睛的瞳孔直径比正常的扩大至少5毫米，晶状体呈现为白色或者灰白色的混浊状态，同时内眦呈现为浅粉红色至白色。

35. 外眦部位如何提示闭经信号？

闭经是从未有过月经或月经周期已建立后又停止的现象，是常见症状，可由全身或局部疾病引起。年过18岁尚未来经的现象称原发闭经，月经已来潮又停止6个月（或3个周期）者称继发闭经，妊娠期和哺乳期月经闭止属正常生理现象。有月经但经血受阻隔不能流出（如处女膜或阴道闭锁时）者称隐经。

中医望诊认为，眼睛外眦部位的变化能显示出闭经与否，如眼睛的外眦下三角区有单纯性的血管增生，或者外眦上方（脑部神经区）出现钩状血管弯曲，角膜边缘还带有不规则的半月状棕色色素积淀等。

36. 更年期综合征在眼部组织上有哪些反映？

更年期综合征是指妇女在绝经前后，因卵巢功能逐渐衰退或丧失，导致雌激素分泌水平下降，因而引起的以植物神经功能紊乱代谢障碍为主的一系列症候群。一般女性更年期发生在45~50岁。更年期综合征的症状表现在焦虑、抑郁、烦躁、易怒、易哭、疲乏、皮肤蚁走感等，总觉得成群的蚂蚁在皮肤上、头发里爬来爬去，很难受，经皮肤科检查却并无异常发现。

更年期综合征在眼部组织上会有如下反映：眼睛外眦出现大血管并不断向虹膜处延伸，眼睛的虹膜显得混浊不清，同时外缘也经常出现半月状白膜并且不断呈下降的趋势，双眼充血，瞳孔呈现为灰白色至黄色，往往眼睛下缘带有棕色半月状浸润。

37. 贫血时眼部组织会发生什么变化？

贫血是指全身循环血液中红细胞总量减少至正常值以下。但由于全身循环血液中红细胞总量的测定技术比较复杂，所以贫血在临床上一般指外周血中血红蛋白的浓度低于患者同年龄组、同性别和同地区的正常标准。国内的正常标准比国外的标准略低。沿海和平原地区，成年男子的血红蛋白如低于12.5g/dl，成年女子的血红蛋白低于11.0g/dl，可以认为有贫血。12岁以下儿童比成年男子的血红蛋白正常值约低15%，男孩和女孩无明显差别。海拔高的地区一般要高些。贫血临床表现为面色苍白，伴有头晕、乏力、心悸、心急等症状。

中医望诊认为，贫血时有些眼睛组织部位会发生变化，常见的主要有以下两种：眼睛下睑和内眦呈现为淡白色，并且虹膜发生大面积的色素缺损，同时瞳孔显得很细小；眼睛下睑呈现为淡白色，而虹膜边缘呈现为淡棕色。

38. 亚健康的人能从眼睛上观察出来吗？

亚健康是介于疾病与健康之间的状态，又叫"第三状态"、"灰色状态"，是指机体在内外环境不良刺激下，引起心理、生理发生异常

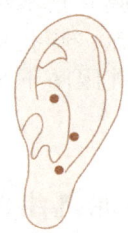

阑尾、睾丸（卵巢）、垂体耳部穴位图

变化但未达到明显病理性反映的程度。亚健康在临床上常被诊断为疲劳综合征、内分泌失调、神经衰弱、更年期综合征等。在心理上的具体表现为：精神不振、情绪低沉、反应迟钝、失眠多梦、注意力不集中、记忆力减退、烦躁焦虑等。生理上的表现为：疲劳乏力、活动时气短出汗、腰酸腿疼等。

中医望诊认为，亚健康的人在面部也会表现出一定的症状，尤其是眼睛。例如当眼睛外眦角出现浅红色并伴有充血现象，这些是长期睡眠不足或者无法入睡造成的结果。眼睛瞳孔较为细小，周边不是很完整，显示患者肾功能虚弱、气血不足、腰椎变形，往往伴有腰椎疾病，不能长久静坐或者站立。

39. 如何从眼睛鉴别是否吸毒或吸烟？

吸毒指采取各种方式，反复大量地使用一些具有依赖性潜力的物质。这种使用与医疗目的无关，其结果是滥用者对该物质产生依赖状态，迫使他们无止境地追求使用，由此造成健康损害并带来严重的社会、经济甚至政治问题。吸烟的危害也不容忽视，吸烟与吸毒都会带来很多问题。

我们可以通过望诊判断患者是吸烟或吸毒，常见的分辨方法如下：

（1）眼睛角膜缘带出现环带状黄色色素积淀，并且颜色很深，这是吸入式吸毒患者的表征，而吸烟的人角膜大多出现散乱的色素，并且分散于整个巩膜，不局限在某一处。

（2）眼睛角膜缘带呈深棕色有类似胶质的黏稠液体出现，并且还有不规则的环状色素，这表明患者曾经吸过毒。

40. 新陈代谢出现障碍时眼睛会出现哪些异常？

生物体与外界环境之间的物质和能量交换以及生物体内物质和能量的转变过程叫做新陈代谢。新陈代谢是生物体内全部有序化学变化的总称。新陈代谢是在无知觉的情况下时刻不停进行的体内活动，包括心脏的跳动、保持体温和呼吸。很多因素会影响新陈代谢，比如年龄、身体表皮、性别、运动等。在新陈代谢过程中，除了制造出营养外，如果身体未能将食物其他部分成功代谢成为可以从排泄器官（如消化系统、泌尿系统及排汗系统、呼吸系统等）排出的废弃物，这些废弃物将遗留在身体器官里，而这些物质最终会对身体产生不良后果，形成毒害。

当身体发生代谢障碍时，眼睛会出现一些异常，比如胬肉部分入侵眼睛的虹膜，这时虹膜内会出现深色的斑块，并且会在瞳孔出现黄色的反射斑点。

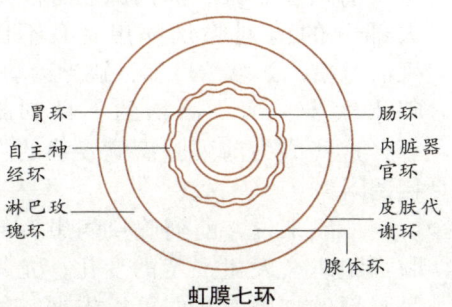

虹膜七环

41. 眼部组织的哪些变化能诊断出患有痤疮？

痤疮是一种与内分泌异常、雄激素相对较多，造成皮脂代谢异常与毛囊、皮脂腺单位有关的慢性炎症病变，因好发于青春期，所以老百姓俗称为"青春痘"。痤疮的发病与皮脂的代谢有关，只要有生命存在就会有皮脂代谢，所以就会有发生痤疮的可能性，只是在不同年龄阶段有不同的发病率而已。一般青春发育期为高发阶段。

痤疮现象一般出现在面部，我们可以通过眼部组织的变化来进行望诊：外眦及虹膜出现出血现象，这是痤疮的表现，患者往往伴有睡眠不足；大肠区充满黄色色素和毛细血管，这是患有痤疮的表征；虹膜、角膜缘出现深棕色色素浸润，这是由于内分泌失调而引发的痤疮。

42. 骨质疏松的人眼睛有哪些症状？

骨质疏松症是以骨组织显微结构受损，骨矿成分和骨基质等成比例地减少，骨质变薄，骨小梁数量减少，骨脆性增加和骨折危险度升高的一种全身骨代谢障碍的疾病。其症状表现为：腰背疼痛、身体缩短、骨折、呼吸功能普遍下降等；在眼部表现为瞳孔显得稍微散大，晶状体呈灰色至白色，周边为不规则锯齿状。

43. 腰腿痛时眼睛的哪些部位会发生变化？

腰腿痛是以腰部和腿部疼痛为主要症状的伤科病症。主要包括现代医学的腰椎间盘突出症、腰椎椎管狭窄症等。腰腿痛多因扭闪外伤、慢性劳损及感受风寒湿邪所致。轻者腰痛，经休息后可缓解，再遇轻度外伤或感受寒湿仍可复发或加重；重者腰痛，会向大腿后侧及小腿后外侧及脚外侧放射疼痛，转动、咳嗽、喷嚏时加剧，腰肌痉挛，出现侧弯。

眼诊中，如瞳孔呈现为椭圆形或者扁圆形，晶状体呈现灰色至白色，虹膜边缘（内层）色素块状呈不规则的淡白色或者淡棕色，则为腰腿痛的信号。

44. 如何通过眼部症状来诊断腰椎病变？

在人的一生中，几乎都曾有过腰腿痛的病史。腰椎病以腰腿痛和腰部活动受限为主要症状，同时可伴有一系列复杂的相关症状。腰椎病种类繁多，能列举出来病名的大约就有50多种，按病因分类可将脊椎病分为损伤、炎症、退变、畸形、肿瘤和其他原因6大类。比较常见的腰椎病有：脊椎损伤、脊椎炎症、脊椎退变、脊椎畸形、脊椎肿瘤、老年性骨质疏松症、氟骨症、痛风等。

腰椎疾病很容易发生，我们应该及早发现，做好早期防治。往往通过眼部的一些症状能发现是否患有腰椎病变。例如：

（1）瞳孔发生偏移、缺损、颜色变黄，这说明患者具有陈旧性腰肌劳损。

（2）瞳孔发生偏移，并且虹膜周边有环形色素浸润，这说明患者有老年性的腰椎病变。

（3）瞳孔偏移，色素正常，这是腰椎受伤、脊椎变形的症状。

（4）瞳孔移位、变形，色素大致正常，这是腰椎严重损伤的征兆。

45. 当精神焦虑时眼部会发生什么变化？

焦虑症即通常所称的焦虑状态，全称为焦虑性神经病。当一个人焦虑时眼部组织会发生一些变化，我们可以通过这些变化发现此人是否感到焦虑。具体判断方法如下：

外眦上方呈现双线弯曲，表明此人焦虑不安，压力很大。

外眦上方发生深绛色血管增生，说明此人精神压力很大，同时伴有失眠、头痛、血压偏高等症状。

外眦上方发生粗大血管增生，是焦虑引起的后脑神经功能障碍疾病。

外眦上三角区血管发生扭曲并出现充血，是工作压力大引起的心脑血管神经官能症。

46. 如何根据眼部虹膜的变化诊断前列腺疾病？

前列腺疾病是男性常见多发病，几乎占泌尿外科的60%，前列腺疾病的种类包括前列腺炎、前列腺增生、前列腺肥大、前列腺癌等。绝大部分的前列腺疾病患者有不良生活习惯，如纵欲过度、缺乏运动、喝水太少、烟草酒精的不良刺激等，这些成为前列腺疾病发病的直接诱因。

一般来说，前列腺疾病患者的眼部组织会发生一定的变化，尤其是眼部的虹膜，我们可以根据它的

· 第四章 眼诊——眼睛是人体健康状况的窗口

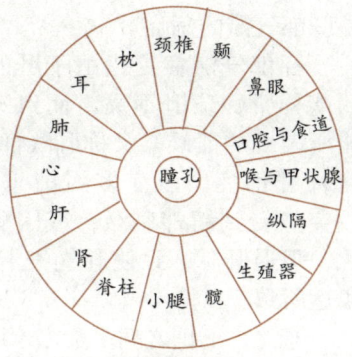

右眼虹膜图

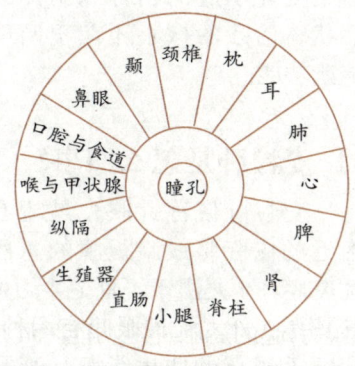

左眼虹膜图

变化来进行诊断。

虹膜5点紧靠神经环出现一小黑道，若里边有灰白色云雾状，说明患有前列腺炎，越白越亮则病情越为严重，为急性前列腺炎。

虹膜在5点处有黑色尖尖的黑道，还有的在末端出现黑点，提示患有前列腺增生。

虹膜5点处有黑色，灰黑色沟，无尖，提示患有前列腺肥大。

虹膜根部离开自律神经环出现许多灰白色云雾状，不规则周边或里面可见淡黄色，也有可能外环出现淡淡的药物斑，大多数自律神经环会塌下去一点，或自律神经环消失。表明患有前列腺癌。

47. 外眦发生什么变化可疑为中风预兆？

中风是以猝然昏倒，不省人事，伴发口角歪斜、语言不利而出现半身不遂为主要症状的一类疾病。因发病急骤，症见多端，病情变化迅速，与风之善行数变特点相似，故名中风、卒中。本病常留有后遗症，发病年龄也趋向年轻化，是威胁人类生命和生活质量的重大疾患。

中医认为中风为本虚标实之症。在本为阴阳偏胜，气机逆乱；在标为风火相煽，痰浊壅塞，淤血内阻。所以中风的人会表现出一定的疾病先兆。中风后果非常严重，我们可以根据这些先兆做好预防。中风前观察外眦会发现外眦上方一血管发生增生并径直向角膜延伸，发生血管片状充血现象。

48. 双眼大小不一的人要注意哪些疾病？

正常人的眼睛大小一样，如果有大小不一并且十分明显的状况，这是疾病的征兆，可能患有家族性脑血管病史（脑血管病是指脑部动脉或支配脑的颈部动脉发生病变，从而引起颅内血液循环障碍、脑组织受损的一组疾病。临床上常以猝然昏倒、不省人事，或伴有口眼歪斜、言语不利和偏瘫为主要表现）。患有这种病的人应该避免情绪不佳、饮食不节、过度劳累、用力过猛、超量运动等情况。

如果患者一只眼睛是单眼皮，另一只为双眼皮，这提示患者有家族遗传性脑出血史，患者进入45岁以后应该特别注意高血压的预防，最好戒烟戒酒，保持心情平和，不要急躁，以免发生脑中风。

49. 眼睛内的毛细血管能诊断出哪些疾病？

中医望诊认为，我们可以通过眼睛内的毛细血管诊断疾病，其主要方法是：

（1）眼睛上部出现深色并且有点弯曲的血管，这提示患者可能患有颈项疼痛。

（2）眼睛外眦发生粗大的血管弯曲，颜色很深，这提示患者可能患有失眠、头晕、多梦等疾病。

（3）较大的紫色斑块出现在双目黑睛，这提示患者有实质性的脑出血史。色素斑出现在右侧，则说明原出血在大脑的右侧；如果色素斑在左眼，则原出血点在大脑左侧。

（4）双目靠近鼻梁内侧的白睛出现一条波浪状毛细血管并且不断向黑睛延伸，这提醒患者可能患有颈椎增生、眩晕、血压偏低或者不稳定等疾病。

（5）较深的毛细血管从黑睛上方不断向其延伸，这提示患者具有肩关节疼痛疾病。

（6）眼睛的外眦线状出现充血，睑结膜颜色没有光泽，这是贫血的征兆。

50. 眼睛内眦有胬肉伸向角膜能诊断出什么病症？

眼睛内眦有胬肉伸向角膜，并且肉质为黄白色，患者往往伴有失眠、烦躁、腹胀、便秘的现象，这是肝郁气滞的病症。

肝郁气滞症是指由于肝的疏泄功能异常，疏泄不及时而致气机淤滞所表现的征候。又称肝气郁结症，简称肝郁症。该症多因情志不遂，或突然受到精神刺激，或因病邪侵扰，阻遏肝脉，致使肝气失于疏泄、条达所致。

总之，七情之病多责之于肝。我们要善于调节情绪变化，尤其是因情绪变化引起的精神和躯体的各种症状，治疗的核心还在于调理肝的疏泄功能。

51. 麦粒肿是怎么回事？

麦粒肿俗称针眼，是睫毛毛囊附近的皮脂腺或睑板腺的急性化脓性炎症。小儿由于不良卫生习惯，尤其易得。外麦粒肿眼睑有两种腺体，在睫毛根部的叫皮脂腺，其开口于毛囊；另一种靠近结合膜面埋在睑板里的叫睑板腺，开口于睑缘。麦粒肿就是这两种腺体的急性化脓性炎症。引起麦粒肿的细菌多为金黄色葡萄球菌，所以麦粒肿多为化脓性炎症。麦粒肿的症状包括：眼睫毛底部周围的眼睑出现带有黄头的脓；脓头周围的眼睑皮肤肿胀、发炎；疼痛或触痛。

麦粒肿通常数天即可痊愈。发病时，每小时用温热的布压住感染部位20分钟，可以改善患儿的疼痛症状，也可以促进排脓、加快治愈。

52. 眼皮跳动属于疾病吗？

在日常生活中，许多人都有这样的体验，在某个时间内眼皮会突然跳动起来，无法控制，短则数分钟，长则数星期。绝大多数人只局限有上眼皮或下眼皮的跳动，但有少数人从单纯上眼皮或下眼皮跳发展为上下眼睑抽动，甚至发展为同侧面部肌肉不自主抽动。

眼皮跳实际上是反映人体健康状况的一个报警器。对绝大多数单纯眼皮跳的人来说，最常见的原因是用眼过度或劳累、精神过度紧张，比如用电脑时间过长、在强光或弱光下用眼太久、考试前精神压力过大等。此外，眼睛屈光不正、近视、远视或散光，眼内异物、倒睫、结膜炎、角膜炎等也可导致眼皮跳。这些病因的主要作用在于神经的末梢部分，因此导致的症状往往局限于一侧的上眼皮或下眼皮跳动。然而，当眼皮跳逐渐发展为完全的眼睑痉挛或面肌痉挛后，则表明面神经的主要分支或主干受到刺激，作为病因的病变部位是在颅内或面神经出颅后的起始部位。

绝大多数因眼肌疲劳、精神紧张等导致的眼皮跳动，只要通过放松压力、适当休息就能得到恢复。如果因屈光不正出现眼皮跳动，通常进行视力矫正就可以得到缓解。如果有眼部疾病，通过眼科医生治疗也能治好。如果眼皮跳动逐渐加重，导致眼睑痉挛或面肌痉挛，主要病因在颅内，则需要神经外科医生进行治疗。

53. 什么是睑黄瘤？

睑黄瘤又称睑黄疣，是由于脂质沉积于眼睑部位而引起的皮肤黄色或橙色斑块，是代谢障碍性皮肤病中的一种。睑黄瘤起初如米粒大，微微高出皮肤，与正常皮肤截然分开，边界不规则。这种疣好发于上下眼睑，尤其是上眼睑内眦部。有时损害覆盖大半个眼睑，甚至向上下眼睑外侧发展而蔓延成马蹄形，严重影响面部美观。

睑黄瘤的临床表现：睑黄瘤可有或无高脂蛋白血症，好发于中年人，尤其是患有肝胆疾病的女性；无自觉症状，部分伴心血管及肝胆疾病；好发于上眼睑内眦部，皮疹为长2～30毫米的橘黄色圆形或椭圆形斑块，常对称分布；皮疹较持久，呈进行性多发，并可互相融合。

54. 眼睑浮肿是什么原因引起的？

眼睑皮肤是全身皮肤中最薄的部位，皮下组织疏松，因此容易发生液体积聚而导致水肿。引起眼睑水肿的原因有很多，根据其原因不同将眼睑水肿总体上分为生理性和病理性两种。

（1）生理性眼睑水肿：生理性水肿大多是由于夜间睡眠不好或睡时枕头太低，影响了面部血液回流。这种眼睑水肿多见于健康人，对身体没有什么影响，常能自然消退。

（2）病理性眼睑水肿：病理性眼睑水肿又分炎症性眼睑水肿和非炎症性眼睑水肿。前者除眼睑水肿外，还有局部的红、热、痛等症状，引起的原因有眼睑的急性炎症、眼睑外伤或眼周炎症等。后者大多没有局部红、热、肿等症状，常见原因是过敏性疾病或对眼药水过敏，心脏病，甲状腺功能低下，急、慢性肾炎以及特发性神经血管性眼睑水肿。

55. 眼睑频繁眨动是什么原因引起的？

正常人的眼皮，每分钟大约要眨动15次。眨眼对眼睛是有好处的：首先，它可以起到清洁和湿润眼球的作用。其次，眨眼睛可以起到保护眼睛的作用。但频繁的眨眼则属病理现象。引起眼睑频繁眨动的主要有以下原因：

炎症刺激：这是最常见的原因，可能是细菌、病毒、衣原体等感染所致，如结膜炎、角膜炎等。除了眨眼增多之外还有诸如眼睛发红、发痒、分泌物增多、流泪等表现。

先天性眼睑内翻和倒睫：部分孩子因为先天性的眼皮（医学上称为眼睑）内翻，使睫毛倒伏在眼球表面，刺激角膜（黑眼球的表面）引起流泪。这种情况以下眼睑内翻最常见。

儿童多动症：是指孩子身体某部位突然的、不自主的收缩运动，如眨眼、皱额、歪嘴、耸肩等。

眼疲劳性眨眼：包括视力疲劳，如屈光不正，特别是远视、近视、散光未矫正造成眼睛视觉疲劳而引起的。这是一种保护性反射，通过不断眨眼可以调整眼球曲率，使视觉清晰。

神经性眨眼：由于支配眼轮匝肌的神经纤维受到刺激后，频繁收缩所致。

56. 眼睑不能完全闭合是什么症状的表现？

眼睑闭合不全，指上下眼睑不能完全闭合，导致部分眼球暴露，又称"兔眼"。

眼睑闭合不全轻度表现是因闭眼时眼球反射性上转，只有下方球结膜暴露，引起结膜充血、干燥、肥厚和过度角化。重度表现是因角膜暴露，表面无泪液湿润而干燥，导致暴露性角膜炎、实质角膜溃疡，而且大多数患者的眼睑不能紧贴眼球，泪点也不能与泪湖密切接触，引起泪溢。

引起眼睑闭合不全的原因有以下几个方面：

（1）最常见原因为面神经麻痹后，眼睑轮匝肌麻痹，使下睑松弛下垂。

（2）其次为瘢痕性睑外翻。

（3）眼眶空寂与眼球大小的比例失调，如甲状腺相关性眼病、先天性青光眼、角巩膜葡萄肿和眼眶肿瘤引起的眼球突出。

（4）全身麻醉或重度昏迷时可发生暂时性功能性眼睑闭合不全。

少数正常人睡眠时，睑裂也有一缝隙，但角膜不会暴露，称为生理性兔眼。

57. 眼睑内出现异常颗粒是怎么回事？

上眼睑内在内眦和外眦部分出现红而尖、状如花椒的颗粒及颜色黄而软、密集如鱼卵的颗粒，这是沙眼病的征兆。

沙眼病潜伏期为5～12天。通常侵犯双眼。多发于儿童、少年时

· 第四章 眼诊——眼睛是人体健康状况的窗口

周期性规律发作、全身发冷、发热、多汗，长期多次发作后，可引起贫血和脾肿大。儿童发病率高，夏秋季发病较多，在热带及亚热带地区一年四季都可以发病，并且容易流行。

59. 如何从眼球经区的颜色诊断疾病？

白睛上络脉的色泽，基本是红色，但有浓淡明暗之不同。从这些不同的色泽可以看出病程长短、寒热虚实、预后转归、病情变化，可作为诊断及观察疗效的参考。主要有以下八种：

（1）鲜红。络脉鲜红，为新发病。属实热，病势正在发展。

（2）紫红。络脉如呈紫红，说明病为热盛。

（3）深红。络脉深红，主热病且病势加重。

（4）红中带黑。络脉红中带黑，主热病入里。在上焦之间，病人多有神昏谵语。

（5）红中带黄。络脉红中带黄，黄色于五行属土，脏腑为脾胃，"胃为后天之原"，"有胃气则生"，为病势减轻的征兆。

（6）淡黄。白睛上出现络脉颜色淡黄为病势将愈的征兆。

（7）络脉浅淡。络脉的颜色浅淡，是气血不足，属于虚证或寒证。虚证气血不足，寒证气血凝滞，络脉的颜色浅淡。

（8）络脉暗灰。白睛上络脉暗灰，属于陈旧性病灶，疾病早已痊愈。然而由暗灰转为淡红是其旧病复发征兆。

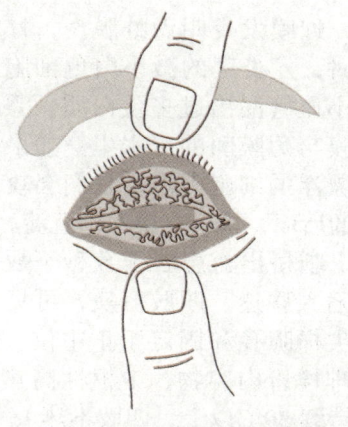

期。多为急性发病，病人有异物感、畏光、流泪，很多黏液或黏液性分泌物。数周后急性症状消退，进入慢性期，此时可无任何不适或仅觉眼易疲劳。如在此时自愈或治愈，可不留瘢痕。但在慢性病程中，于流行地区常有重复感染，病情加重，导致视力减退。晚期常因后遗症，如睑内翻、倒睫、角膜溃疡及眼球干燥等，症状更为明显，并严重影响视力，甚至失明。

58. 如何根据疟斑诊断出疟疾？

在眼结膜与巩膜间的毛细血管末端或弯曲部呈现出的黑色、青紫色、紫红色等各种色素斑点，叫做疟斑，是身患疟疾的昭示。疟疾发作时，疟斑多呈黑色或青紫色，略凸出表面，境界清晰，血管的末端呈膨胀样。疟疾治愈后，可恢复正常或成为斑迹。

疟疾是疟原虫寄生于人体所引起的传染病，经疟蚊叮咬或输入疟原虫携带者的血液而感染。不同的疟原虫分别可引起间日疟、三日疟、恶性疟及卵圆疟。临床主要表现为

60. 什么症状会导致瞳孔变大？

引起瞳孔变大主要有这些症状：青光眼、颅脑外伤、眼外伤、脑血管病、重症乙型脑炎、化脓性脑膜炎等。

青光眼是一种发病迅速、危害性大、随时导致失明的常见疑难眼病。特征就是眼内压间断或持续性升高的水平超过眼球所能耐受的程度而给眼球各部分组织和视功能带来损害，导致视神经萎缩、视野缩小、视力减退，失明只是时间的迟早而已。

颅脑外伤是外界暴力直接或间接作用于头部所造成的损伤。按损伤后脑组织是否与外界相通分为开放性和闭合性损伤。常见的脑外伤有头皮裂伤、头皮撕脱伤、头皮血肿、颅骨骨折、脑震荡、脑挫裂伤、颅内血肿等。颅脑外伤病情复杂、变化快，易引起不良后果。

化脓性脑膜炎，系由各种化脓菌感染引起的脑膜炎症。小儿，尤其是婴幼儿常见。自使用抗生素以来其病死率已由50% 90%降至10%以下，但仍是小儿严重感染性疾病之一。其中脑膜炎双球菌引起者最多见，可以发生流行，临床表现有其特殊性，称流行性脑脊髓膜炎。

61. 瞳孔缩小常见于哪些病症？

引起瞳孔缩小的病症主要有：虹膜炎、酒精中毒、安眠药中毒以及老年性脑桥肿瘤、脑桥出血，还有糖尿病。另外，有机磷中毒，也可出现瞳孔缩小，吗啡中毒时可出现针尖样瞳孔。

虹膜发炎叫做虹膜炎，虹膜发炎时，发炎区的微小白色细胞及眼内小血管漏出过多蛋白质，漂浮在虹膜与角膜间的房水里。如果房水中漂浮的细胞太多，它们会攻击角膜的后面，也会在房水中沉淀。

脑桥出血患者于数秒至数分钟内陷入昏迷、四肢瘫痪，可见双侧针尖样瞳孔和固定于正中位、呕吐咖啡样胃内容物、中枢性高热（躯干持续39℃以上，四肢不热）、中枢性呼吸障碍和眼球浮动（双眼间隔约5秒的下跳性移动）等，通常在48小时内死亡。

吗啡急性中毒表现为昏迷、瞳孔极度缩小（严重缺氧时瞳孔极度散大），呼吸高度抑制，血压降低甚至休克。呼吸麻痹是致死的主要原因。

62. 瞳孔变白是怎么回事？

我国人种为黄种人，瞳孔呈黑色，清静明亮。如果瞳孔色泽出现异常，预示着已患疾病。瞳孔区域由黑变白，最常见的原因是老年性白内障。

晶状体混浊称为白内障。老化、遗传、代谢异常、外伤、辐射、中毒和局部营养不良等可引起晶状体囊膜损伤，使其渗透性增加，丧失屏障作用，或导致晶状体代谢紊乱，使晶状体蛋白发生变性，形成混浊。

63. 什么是"眼蛔斑"？

眼蛔斑是指白眼珠上小血管顶端的旁边，有蓝色、青黑色或紫褐色圆形的斑点，约大针头大小。如果斑大表示是成虫，斑小则表示是幼虫；斑多为虫多，斑少为虫少。一般通过眼蛔斑能诊断出人体是否患有蛔虫病，以及患病的轻重情况。

蛔虫病是吞食蛔虫蚴卵后感染的一种最常见的肠道寄生虫病。其临床表现有发热、咳嗽、皮肤瘙痒、上腹部或脐周阵发性疼痛、时有呕吐或腹泻、睡眠时磨牙、面部有色素变浅的环状虫斑等。远离蛔虫病一要注意饮食卫生，不吃不洁的生冷食物，生食的蔬菜瓜果一定要洗净后才能食用；二要养成良好的卫生习惯，不可随地大便，要做到饭前便后洗手，勤剪指甲，儿童不要吮吸指头。

64. "黑蒙猫眼"是一种什么样的病症？

黑蒙猫眼就是视网膜母细胞瘤，这是儿童期最常见的恶性肿瘤之一，发病率为1∶12000。肿瘤起于眼内视网膜。因多见于幼儿，开始时常不被引起注意。肿瘤长至瞳孔后方时，视力丧失，瞳孔出现黄色光反射，状似猫眼，称为"黑蒙性猫眼"。

视网膜母细胞瘤是生长在视网膜上的一种恶性程度很高的肿瘤。几乎全部发生在3岁以下的儿童，多数为单眼发病，有一定的家庭遗传倾向，这是染色体发生畸变和畸变的染色体通过生殖细胞遗传给下一代所致。早期的视网膜母细胞瘤不易发现，虽视力较早即受影响，但因病儿多不能自诉，或因另一只眼睛尚好，故常被忽视。等到肿瘤长至玻璃体后，在瞳孔出现特殊的黄光反射时（猫眼时期），病情已很严重了。肿瘤继续增长时，房水淤滞，眼压增高，引起继发性青光眼，眼球胀大，也可以夺眶而出。到了晚期，肿瘤细胞可沿视神经、淋巴管、血管转移到脑、骨、肝、肺而威胁生命。一旦确诊，在尚未发现转移时，要立即手术，以保全生命。

65. "熊猫眼"是什么造成的？

"熊猫眼"也称黑眼圈，不属于病症。黑眼圈是由于经常熬夜、情绪不稳定、眼部疲劳、衰老等原因使静脉血管血流速度过于缓慢，眼部皮肤红细胞供氧不足，静脉血管中二氧化碳及代谢废物积累过多，形成慢性缺氧，血液较暗并形成滞流以及造成眼部色素沉着。

黑眼圈形成与以下因素有关：

（1）内在因素：通常与体质及遗传有关，这些人的眼周皮肤比一般人薄且脆弱，皮下的静脉血管与肌肉组织容易浮现，透过光线的折射，会使眼睛周围皮肤的静脉血管颜色更明显，造成紫黑色的黑眼圈。

（2）外在因素：长期紫外线照射导致色素沉淀、睡眠不足和长时间用眼导致眼压过高、误用化妆品造成色素沉淀、内分泌问题等都有可能会形成黑眼圈。

66. 为什么要特别注意赤脉贯瞳病症？

贯瞳即指血丝延伸进入黑睛，或穿过黑睛，俗称赤脉贯瞳。其中又以1条赤脉为病轻，2～3条赤脉为病重；以赤脉不穿过瞳神为病缓，穿过瞳神为病急。临床上见到这种现象，多属淋巴系统严重病变。

淋巴系统由薄壁的管道组成，其主要作用是将液体、蛋白质、矿物质、营养物质及其他物质从全身所有器官汇入静脉。体液经淋巴管、淋巴结（淋巴结有阻止感染、肿瘤扩散的作用），最后在颈部回流入静脉。淋巴系统的主要病变是由于淋巴管不能容纳流入的液体及因肿瘤、炎症导致淋巴管阻塞。

67. 为什么会出现瞳孔变红的现象？

瞳孔变红常见于眼外伤或某些眼内出血疾患。根据眼内出血的多少存在不同的形态，视力也会存在不同程度的损害。

眼外伤是由于机械性、物理性、化学性等因素直接作用于眼部，引起眼的结构和功能损害。眼外伤根据外伤的轻重可分为轻、中、重三类：轻伤包括眼睑擦伤及淤血、结膜下出血、结膜及角膜表面异物、角膜上皮擦伤、眼睑Ⅰ度热烧伤、刺激性毒气伤、电光性眼炎等；中度伤包括眼睑及泪小管撕裂伤、眼睑Ⅱ度热烧伤、球结膜撕裂、角膜浅层异物等；重度包括眼睑广泛撕裂缺损、眼睑Ⅲ度烧伤、眼球穿通伤、眼内异物、眼球钝挫伤伴眼内出血、眼球Ⅱ度以上化学伤、辐射伤、眶骨骨折等。

68. 什么情况下瞳孔会呈淡绿色？

眼内压过高发生青光眼，中医称为绿风内障，这样瞳孔就会呈现为浅绿色。

青光眼是眼内压调整功能发生障碍使眼压异常升高，因而产生视功能障碍，并伴有视网膜形态学变化的疾病。因瞳孔多少带有青绿色，因此而得名。

男性开角性青光眼较多，其他年龄段的慢性闭角青光眼较多，都属于慢性青光眼。其特点为：病程进程缓慢，眼压增高，视野典型缺损，视乳头凹陷及萎缩。多为双眼先后患病，少有自觉症状，具有失明的危险性和家族遗传性。

慢性闭角性青光眼自觉症状不明显，发作时轻度眼胀，头痛，阅读困难，常有虹视。发作时患者到亮处或睡眠后可缓解，一切症状消失。此型青光眼有反复小发作，早期发作间歇时间较长，症状持续时间短，多次发作后，发作间隔缩短，持续时间延长。如治疗不当，病情会逐渐进展，晚期视力下降，视野严重缺损。

69. 如何看待瞳孔对光反射的现象？

在正常的情况下，当光线刺激的时候，人的瞳孔就会变小；当光线微弱的时候，人的瞳孔就会变大。假若瞳孔不随着光线的强弱而发生变化，就说明瞳孔可能出现了病变。这可能是视神经、虹膜等部位的病变引起的。

在临床医学上，我们经常利用对光反射来诊断疾病。对光反射是检查瞳孔功能活动的重要测验，分直接对光反射和间接对光反射。直接对光反射，通常用手电筒直接照射瞳孔并观察其动态反应。正常人，当眼受到光线刺激后瞳孔立即缩小，移开光源后瞳孔迅速复原。间接对光反射是指光线照射一眼时，另一眼瞳孔立即缩小，移开光线瞳孔则扩大。检查间接对光反射时，应以一手挡住光线以免对检查眼受照射而形成直接对光反射。

瞳孔对光反射迟钝或消失，见于昏迷病人。

70. 什么样的眼睛称作"金鱼眼"？

金鱼眼，又称肿眼泡。是指上睑肿肿的，看上去没有精神，像是没睡醒似的。而且这种人往往眼帘很窄，单眼皮，不如那种上睑薄、双眼皮的人有神韵。肿眼泡多是先天性的，主要是上睑的眶隔脂肪过多，堆积而成。金鱼眼不被视为病态。除了先天的因素外，后天的环境也可能出现金鱼眼，如眼肿、眼袋的出现。

眼肿、眼袋的出现与每个人的生活习惯息息相关。睡前饮用过多酒精、饮料或摄入高盐分的食物，以及流泪、睡眠不足都会导致双眼浮肿，这是因为体内多余液体集中积聚在眼周皮肤之下所致。

71. 什么疾病可导致一只眼球向前凸出？

医学实践认为，脑肿瘤可导致一只眼球向前凸出。

脑肿瘤也称颅内肿瘤，有良性与恶性之分，发病率约占全身肿瘤的 2%，可发生于任何年龄，但以 20～50 岁者较多见，男女无显著差

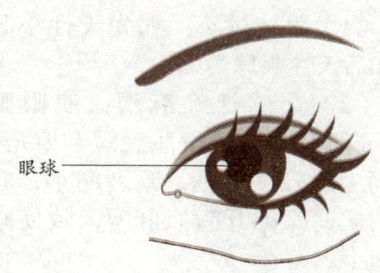

别。脑瘤形成之初，除视力骤然下降之外，一侧眼球向前凸出也是此症的一大不祥之兆。这类患者单侧的眼球向前凸出，严重时可致眼睑闭合不全。临床资料统计表明，单侧眼球凸出的脑瘤患者约有 50% 系由颅内疾患引起，其中最常见的病因就是脑瘤。

72. 双眼球凸出有什么疾病先兆？

双眼球凸出常见于甲状腺功能亢进引起。此外，高血压、帕金森病、白血病也可能使眼凸出，维生素 D 缺乏也会致使眼球轻微凸出。

甲亢是一种内分泌疾病并不是肿瘤，但是会引起眼球凸出。因为甲亢往往会引起脂肪或肌肉发生水肿，这种体积的增大也会造成眼球凸出，但这种眼球凸出大多数情况下是双侧性的。甲亢和眼眶病是两种不同的疾病，两种疾病可以同时发生也可以单独存在。有的甲状腺功能亢进患者通过治疗症状得到控制后，眼病不但没有好而且症状加重，这种恶性眼球凸出的发病率大约为 15%。

73. 什么原因会出现眼球凹陷的症状？

以下一些原因会引起眼球凹陷：

（1）眼球过小：如先天性小眼球和后天性眼球萎缩。

（2）交感神经麻痹：使眼眶Miller肌及眶内平滑肌弛缓和麻痹，因而上睑轻度下垂，睑裂缩小，眼球内陷，又因开瞳肌麻痹，致使瞳孔缩小。

（3）眼眶脂肪消失：老年人常见于重病后发生进行性半侧面萎缩及进行性脂肪消失时，或眶部肿瘤取出或出血吸收后。

（4）外伤：多因眶底骨折，使眶腔扩大，或因部分内容进入上颌窦内，因而引起急性外伤性眼球凹陷。此外，即使不引起骨外伤，也可由于球后组织的进行机化与收缩，造成慢性外伤眼球内陷。

（5）直肌过度收缩：见于斜视手术后，由于某一条肌肉过度缩短，因而发生眼球内陷，或因眶骨膜炎，部分液及眼肌及肌膜，引起麻痹性收缩而发生眼球凹陷。

（6）疾病：患有霍乱、痢疾、腹泻、糖尿病及脱水症时眼球也会凹陷。

（7）精神因素：心情极度苦闷或精神极度颓废时，会出现身体严重消瘦，眼球凹陷。

74. 视力下降可能是由哪些疾病引起的？

随着年龄的增长，视力越来越不如以前了，看东西越来越费劲，严重影响了生活。引起视力下降的原因主要有：

（1）脑血管栓塞

当血管栓塞波及眼动脉时，可致眼动脉供血不足。在该病的早期可出现视觉障碍，也可以感到眼前闪光，或一贯性视力下降，尤其是当体位改变（如突然直立或抬头）时更易发生，且症状显著。

（2）糖尿病

糖尿病患者由于血糖增高，会使全身动脉血管壁增厚，尤其是视网膜上的小动脉会发生严重病变，轻者表现为视力减退，对远或近物均看不清。重则引起视网膜剥离、导致失明。

（3）动脉粥样硬化

全身动脉粥样硬化的患者，可出现不同程度的视力减退，或发生偏盲、视野改变，甚至失明。动脉粥样硬化会在血管壁逐渐形成小斑块，这些"斑块"增多、增大，逐渐堵塞血管，使血流变慢，严重时血流被中断。如果堵塞眼底血管，将导致视力下降、失明等眼部病变。

（4）肾炎、白血病、贫血、心脏病、某些急性传染病等

这些疾病都可能引起视网膜血管的改变，造成眼底出血和玻璃体积血，从而导致视力下降。

第三节
眼内分泌物的信息

眼内分泌物主要指眼泪和眼屎,这一般都属于正常生理现象。但眼泪过多,眼屎过多,眼泪无法流出,或眼内流出异样液体等,就属于病理现象了。我们可以从眼泪的这些分泌物所提供的信息知道眼睛健康与否。

1. 眼泪有哪些作用?

人在忧伤、悲痛、伤心的时候,会流眼泪;人在高兴的时候也会流眼泪。眼泪似乎成了情绪变化的象征,其实眼泪并不完全表示情绪的变化,眼泪还有三个作用:

(1)冲洗和稀释作用

眼睛眯入灰沙或蹦进异物时,大量眼泪就会从泪腺分泌出来,好像汽车前面玻璃窗上的"刮水器"一样,起到冲洗和稀释作用,以保护角膜和结膜不受损伤。

(2)润滑作用

泪液在角膜表面形成一层6～7微米厚的平滑的液体薄膜,它不但可使眼球表面保持湿润,滑润眼睑与眼球的接触,使眼球转动灵活自如,还可以使角膜表面更加光滑细腻,从而减少散光,改善其光学特性。

(3)杀菌作用

在泪液中,含有多种特殊的杀菌物质——溶菌酶,能够破坏细菌的胞壁,使细菌溶解死亡。另外,泪液中还含有乳铁蛋白和免疫球蛋白等,都具有抗菌和抑菌作用。

2. "迎风流泪"是一种病吗?

在眼球的外上方有一个泪腺,它的功能是不断地分泌泪液。泪液可使眼球经常保持湿润,使黑眼球透亮而能清楚地看东西。正常情况下分泌出来的泪水,除蒸发一部分外,便不断地由眼内的泪道流入鼻腔,而不会流眼泪。倘若泪液分泌过多或泪道变细或阻塞,就排出眼外,叫做泪溢。

泪溢的现象多发在冬季。冬季天气较冷,室外温度一般比室内低很多,如果从室内突然走到室外,受到冷风刺激,泪腺的分泌就会增多,而冷天蒸发慢,泪道变细,因

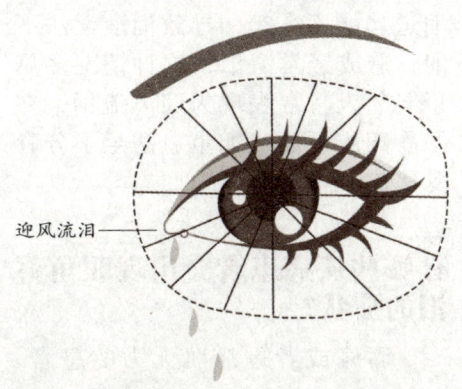
迎风流泪

此，眼泪积聚在眼内，并情不自禁地流出来，这就是我们平时说的"迎风流泪"。

轻度的迎风流泪是一种正常的条件反射现象，在很快适应外界环境后就消失了，但是比较严重的迎风流泪就要及时治疗，否则会影响视力。

3. 为什么会经常不自觉地流泪？

正常情况下，人在每次眨眼之后，泪腺、副泪腺分泌的泪液通过泪液的排泄系统或蒸发达到平衡，泪液布满整个眼球表面，以保持眼球的湿润和舒适，同时我们感觉不到流泪。而当泪液分泌量太多或者泪液的排泄系统出现问题时，我们就会感到流泪。多种因素会导致泪液的分泌量太多，包括精神受到刺激、异物的反射刺激、胆碱能药物和抗胆碱酯酶剂等药物的作用；某些眼病，如青光眼、眼睑、结膜、虹膜炎等；三叉神经、面神经受到刺激，泪液分泌过量来不及蒸发或排泄就会导致流泪不止。

而眼泪的排泄系统出故障，通常包括泪小点位置异常、狭窄或闭锁，泪小管至鼻泪管狭窄、堵塞或泪道功能不全等，导致泪液无法下泄，造成经常流泪，这种情况多见于老年人。常表现为迎风流泪，在寒冷气候下症状加重，甚至不分春夏秋冬、室内室外。

4. 哪些疾病患者会出现眼角蓄泪的症状？

面瘫或者重症肌无力的患者，常常出现眼角蓄泪的症状。

面瘫多由风邪入中面部，痰浊阻滞经络所致，以突发面部麻木，口眼歪斜为主要表现的痿病类疾病。临床表现为突发性一侧口歪眼斜，口角下垂或耳后疼痛、耳鸣、流泪等。面肌痉挛是神经内科常见病、多发病，可发生于任何年龄，以中、青年常见，一年四季均可发病，冬春季节多见，是威胁人类健康的重要疾病之一。

重症肌无力是一种以骨骼肌神经肌肉接头处传递功能障碍为主的疾病，表现为受累骨骼肌极易疲劳而出现肌无力，症状晨轻晚重，休息后可以减轻，用抗胆碱酯酶药物（如新斯的明等）后症状可迅速缓解。

5. 为什么有些人会"欲哭无泪"？

出现"欲哭无泪"现象是因为少泪。婴幼儿因为泪腺功能还未发育完全，所以少泪，这是属于正常的现象。少年或者成年人少泪，多是因为泪腺功能减退所致。

泪腺分泌功能减退使泪液过少而引起干燥性角膜炎、结膜炎、沙眼等，这是一种慢性疾病。症状常常表现为黏性分泌物增多，上下干燥，黏液粘住上皮，在瞬目时可牵拉上皮面引起疼痛。上皮脱落可发生丝状角膜炎，也可并发角膜浸润。

导致泪腺分泌功能减退的原因主要有如下四种：

（1）原发性：泪腺本身疾病所致，任何发生泪腺萎缩的疾病，都可以导致泪液分泌减少。如老年性泪腺萎缩，斯耶格兰综合征，米古利兹综合征等。

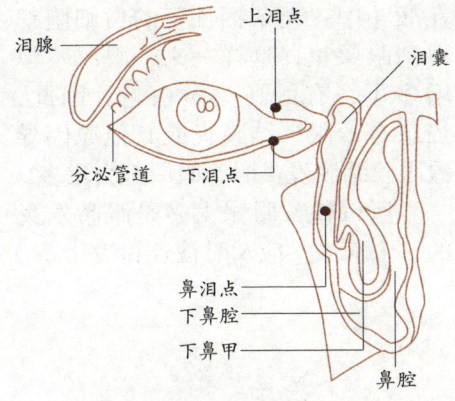

(2)先天性：先天性泪腺缺失。

(3)麻痹性：支配泪腺的面神经、三叉神经、交感神经发生神经麻痹。尤其外伤，酒精岩浅大神经注射，可阻断流泪反射，终止泪液分泌。

(4)中毒性：伴有毒血症的疾病如高热、伤寒、急性肠道传染病。以及可能由于泪腺分泌细胞直接受损，如阿托品中毒，食物中毒可引起泪腺分泌减少。

6.哪些病因可能会导致泪液过多？

以下这些情况会导致泪液分泌过多：

(1)生理性反射：由于感情冲动、呕吐、咳嗽、打呵欠可出现泪液过多的现象。

(2)神经性反射：由于结膜或角膜方面受到化学性或物理性刺激，如灰尘样异物、刺激性气体、冷、热、强光等刺激都可引起神经反射性流泪。再如鼻腔、鼻窦、口腔黏膜各方面受到腐蚀性气体、机械性因素等刺激，都可以通过三叉神经引起反射性流泪。

(3)药物性反应：由于应用强烈的副交感神经兴奋剂如卡巴胆碱，新斯的明和有机磷农药等化学制剂引起药物性流泪反应。

(4)泪腺本身的病变：如泪腺囊肿、泪腺肿瘤及米利兹综合征的早期都有流泪现象，但泪腺炎时并不一定流泪。

(5)中枢性反射：过度精神兴奋，如癔病患者流泪多属此类。新生儿因尚未建立这种精神因素，出生后几个月哭时无泪，数月后哭时才流泪。

(6)症状性流泪：一些全身性疾病，如脊髓痨时结膜充血流泪（可能是面神经核上病变或三叉神经受刺激之故），甲状腺功能亢进的早期流泪也属于这类性质。

7.眼屎过多是怎么回事？

在我们的眼皮里有一块像软骨一样的东西叫做"睑板"，在睑板里整齐有序地排列着许多睑板腺，睑板腺会一刻不停地分泌一种像油脂一样的液体。白天这些油脂通过眼皮的眨动涂在眼皮的边缘上，对眼睛起了保护作用。可是，在人睡着的时候，眼睛闭着，积累起来的油脂和白天进入眼睛里的灰尘以及泪水中的杂质混在一起，跑到眼角那边就形成了眼屎。

眼睛没有毛病的人眼屎很少，甚至见不到。可是有的人睡醒后眼角长满了眼屎，眼屎太多的时候，甚至把眼皮粘住，使眼皮不容易张开，有时白天也有眼屎。这是怎么回事呢？

原来，当眼睛受到病菌感染时，会产生炎症反应。一方面，刺激了睑板腺，促进了油脂的分泌，使眼睑上和眼角里的油脂比平时增多；另一方面，眼睛里的血管扩张了，血液中的白细胞聚集以杀灭外来的病菌，这些被杀死的病菌残骸以及在战斗中"光荣牺牲"的白细胞都混到眼屎里，这样一来，眼屎不但增多了，有的还呈黄白色。因此，当患有沙眼、结膜炎或其他原因导致眼睑结膜发炎时，眼屎都会增多。

所以说，眼屎太多是眼睛发炎的一个信号，应及时检查和治疗。

第四节
不可忽视的睫毛与眉毛

人体的防御功能,是通过各种组织来完成的,细细的睫毛和眉毛也起着防御作用,它可以防止灰尘或汗液流入眼内,保证视觉不受干扰。睫毛与眉毛的健康与否也透露着身体其他部位的健康状况。所以眼诊也不要忘了细细的睫毛与眉毛的作用。

1. 睫毛长得过长好吗?

睫毛可衬托显示眼睛的轮廓,增添眼睛的神韵,很多人都渴望又长又亮的睫毛。其实,对于健康而言,睫毛过长并不好,尤其是儿童。儿童的睫毛过长,是身体素质差的一个表征。

而一个人眼睫毛在短时间内增长,并伴有顽固性咳嗽,这预示患者很有可能患有肺结核疾病。肺结核是由结核杆菌引起的肺部慢性肉芽肿性传染病。常见的症状包括:咳嗽、咳痰、发热(多为午后低热)、咯血(自少量至大咯血)、胸痛、乏力、食欲不振、盗汗,病程长的可有消瘦,病变广泛而严重的可有呼吸困难,女性患者可有月经不调。

2. 眉毛异常有哪些常见症状?

我国现存最早的医学典籍《黄帝内经》就曾指出:"美眉者,足太阳之脉血气多,恶眉者,血气少也。"所谓恶眉,古人解释为"眉毛无华彩而枯瘁"。由此看来,眉毛长粗、浓密、润泽,体现了血气旺盛;反之,眉毛稀短、细淡、枯脱,则反映气血不足。

眉毛脱落:眉毛淡疏易落者,多见于气血衰弱,体弱多病者,此类患者容易手脚冰冷,肾气也较弱;甲状腺功能减退症及脑垂体前叶功能减退症患者,眉毛往往脱落,其中尤以眉毛外侧1/3处为甚;麻风病患者在病变早期眉外侧皮肤肥厚,眉毛脱落;斑秃患者,也可同时出现眉毛脱落症状;癌症、梅毒、严重贫血也可能引起眉毛脱落,有些抗癌或抗代谢药物也有这种副作用。

眉毛下垂:多是面神经麻痹形成。若是某一侧眉下垂,说明是该侧得了面神经麻痹,使眉毛较低,不能向上抬举。有的是单侧上眼睑下垂(如肌无力症),以致一侧的眉毛显得较高。

眉毛枯燥:眉毛末梢直而干燥者,如果是女性可有月经不正常,男性则多患神经系统疾病。有些小孩或营养不良患者，眉毛黄而枯焦，也为肺气虚的征象。

眉毛浓密：眉毛浓密者体质较强，精力充沛。但是，如果女性眉毛特别浓黑，是有可能与肾上腺皮质功能亢进有关。眉毛粗短者，多性急易怒，须提防患急症。

眉毛冲竖：眉毛冲竖而起，则是病情危急的征兆，此种患者应抓紧时间救治。

眉毛倾倒：表示病重，特别是胆腑严重病变。

3. 睫毛倒长是什么原因？

睫毛转向眼睛内方的现象，多为沙眼引起结膜瘢痕收缩所致。睑缘炎、外伤等也可致倒睫。倒睫摩擦结膜和角膜，会引起异物感、流泪、眼睑痉挛、结膜充血、角膜混沌或角膜溃疡。

造成倒睫的原因，有先天及后天两大类。

先天性倒睫在出生后就有，通常在下眼皮。因为睫毛刺到眼球，所以婴儿经常眨眼流泪。如果刺伤眼角膜，则眼睛会发红且会怕光。

后天性倒睫的原因，最常见的是由沙眼所引起的。因为沙眼会造成眼睑板结膜结疤，进而导致眼睑内翻及倒睫。眼睛灼伤、眼皮外伤或眼皮手术后，也会引起眼睑结疤，而使正常倒睫刺到眼球。此外，眼部的类天疱疮等病，也会因为眼睑结膜的结疤而造成倒睫。

4. 望眉诊病的依据是什么？

毛发与人体气血状况有比较密切的关系，眉毛是毛发的一部分，因此在诊病中也有很重要的作用。肺主皮毛，发为血之余，精血同源，望眉毛的状况可以了解肺与肾的状况。不同的个体眉毛的浓稀不同，浓眉者可有千余根，稀疏者仅有数百根，这都是正常现象。正常人的眉毛是粗长、浓密、润泽、乌黑发亮，而患有某种病的人眉毛则稀疏、短秃、细淡、枯萎、发黄。看眉毛的粗细、长短、色泽以及眉间距（眉宇），可以知道人的体质强弱，在一定程度上可以反映出人的健康水平。眉毛浓密而粗长，说明肾气充沛、身强力壮。

5. 眉毛稀疏或脱落属于什么病症？

导致眉毛脱落的原因有以下几点：

（1）二期梅毒

其眉毛、胡须甚至头发可成片不规则性脱落，毛发有不同程度的折断，呈虫蚀样或羊食草状，这是梅毒对毛发损害的特性。梅毒是一种性传播疾病，除侵犯皮肤外，还可侵犯全身任何组织器官。

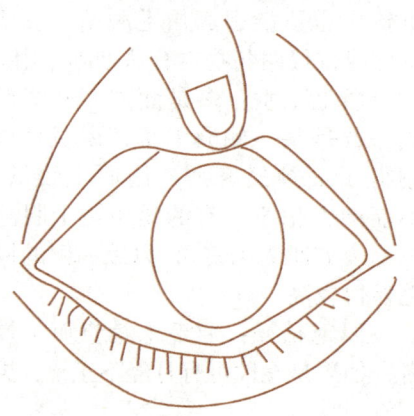

（2）甲状腺机能减退症

本病也可表现为眉毛稀疏、眉毛脱落，尤其是眉毛外1/3脱失明显，头发也呈弥漫性稀疏，部分呈羊食草样的斑状脱发。原因是甲状腺机能减退后引起全身代谢能力降低，毛发营养不良所致。

（3）西蒙氏病

短期内眉毛、头发、腋毛、阴毛和全身的汗毛变稀或全部脱净，全身消瘦、精神委靡、表情淡漠、困倦欲睡、食欲差、外生殖器萎缩，这是脑垂体前叶功能减退所致。本病预后较差，任何不良的刺激如受寒、感染、低血糖、低盐、多饮水等均可导致严重的昏迷，抵抗力较低的病人，易致死。

（4）麻风病

眉毛外1/3皮肤肥厚，眉毛脱落，常为早期麻风病的特征。麻风病是一种慢性传染性皮肤病，以皮肤周围神经的损害为主要症状，有的病人还可有淋巴结、眼、鼻、肝、脾等器官的损害。

6. 眉毛异常浓厚可能会引起什么疾病？

如果眉毛有明显的浓黑，且伴有头发浓密、全身多毛，是女性还长起了胡子，并且患者还有向心性肥胖，即所谓的"满月面、水牛背"。这种情况属于肾上腺皮质功能亢进，也称库兴氏综合征，若有以上症状，应到医院内分泌科就诊，进行有关肾上腺皮质功能检查、肾上腺CT等，明确诊断后根据情况药物治疗或手术治疗。

7. 眉毛的生长周期是多少？

眉毛的生长和替换也有一定的规律，并非连续不断，而是呈周期性。眉毛的生长周期分为三个阶段：生长期（即活跃期）——休止期——脱落期。眉毛的生长期约为2个月，休止期可长达3~9个月，之后便自然脱落。毛发生长的速度受性别、年龄、部位和季节等因素的影响，毛发生长以15~30岁时最旺盛，夏季比冬季长得略快。毛发每天生长0.3~0.4毫米，腋毛则为0.2~0.38毫米，眉毛约0.2毫米。

眉毛生长除依靠毛囊周围的血液循环供给营养以外，还靠神经及内分泌控制和调节。因此内分泌对毛发的影响明显，男性激素对毛囊鞘有一定的促进作用。因此，精神紧张、生理性原因也会导致脱眉、少眉。懂得了眉毛的生长规律，如果顺应眉毛的生长周期进行护理，能一定程度上促进眉毛生长。

8. 眉毛变白是怎么回事？

一般眉毛变白是白癜风的前兆，有些患者就是先眉毛变白，然后皮肤再发白。白癜风是一种常见多发的色素性皮肤病。该病以局部或泛发性色素脱失形成白斑为特征，是一种获得性局限性或泛发性皮肤色素脱失症，是一影响美容的常见皮肤病，易诊断，治疗难。引起白癜风的原因主要有以下几种：

（1）遗传异常

白癜风是一种常染色体显性遗传病。

（2）自身免疫病

患者及其家族成员中合并自身免疫性疾病比率较高，常见的有甲状腺炎、甲亢或甲低、糖尿病、慢性肾上腺机能减退、风湿性关节炎、恶性黑色素瘤等。白癜风患者的血清中可检出多种自身抗体。

（3）精神与神经化学递质异常

约2/3的患者在起病或皮损发展阶段有精神创伤、过度紧张、情绪低落或沮丧等。

（4）黑素细胞自身破坏

白癜风表皮黑素细胞部分或完全丧失功能。

（5）微量元素缺乏

体内铜含量降低与白癜风发病有关。

（6）其他因素

外伤、甲亢、糖尿病等可伴发白癜风。

9. "寿眉"一定是吉兆吗？

如果老年人眉毛茂盛，看上去两眉秀美而长，有的其中几根特别长，可达4~5厘米。旧说眉长者寿长，所以人们称这种长眉为"寿眉"。

然而据临床观察及家族史研究认为，"寿眉"的出现并非吉兆。研究认为寿眉主要与调控失衡有关，青中年期出现寿眉可能是包括肿瘤、免疫性疾病在内的某些处于潜伏阶段疾患的早期外在表现。寿眉发生愈早，提示机体调控失衡发生也愈早，走向衰老的步伐愈快，肿瘤发生的概率愈高。故而认为，45~50岁以后出现寿眉较符合生理性衰老规律，但应以单发为主。对青中年期出现寿眉，尤其是丛状、束状分布者应定期体检，跟踪观察，以期早发现、早治疗。

10. 拔眉毛对健康无碍吗？

有的女性为求细眉弯弯，常用力拔去许多"不称心"的眉毛。更有甚者，将整个眉毛拔得精光，再煞费苦心地文眉，这样十分有碍健康。须知眉毛并非无用之物，眼睛若无眉毛遮挡，汗水和雨水就会直接流入眼内，刺激角膜和结膜，引起角膜炎和结膜炎，严重时可导致角膜溃疡。

拔眉毛对身体健康是不利的，不仅能使眼睛失去屏障作用和表情作用，而且因为眉毛周围的神经、血管很丰富，拔眉毛时对神经、血管会产生一种损害，引起面部的感觉、运动失调，产生疼痛、视力模糊、出血、皮炎、毛囊炎等一些不良症状。经常拔眉毛，还会造成上眼皮的皮肤松弛、上睑下垂、眼角皱纹增多，反而影响面容的美观，所以，女同胞在修饰面部时，不要随便拔掉眉毛。

11. 两眉之间距离太大的人好吗？

两眉之间在命相学上称为印堂，其正常的宽度为一指半至两指，称为眉开展。两眉之间距离太宽的人则凡事太乐观，得失心不重，而显得有些懒散，做事意志力不集中，容易受骗。另还有一说法，两眉分开距离太大的人易患心脏杂音症。

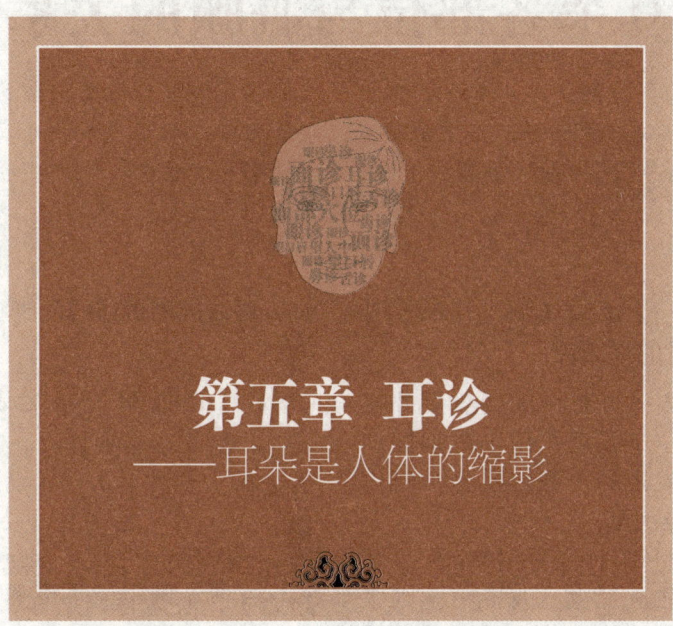

第五章 耳诊
——耳朵是人体的缩影

第一节
耳朵各部位与脏腑的关系

耳虽为人体的一个小部分，但却是人体各脏腑组织器官的缩影，人体各脏器、各部位与耳部皆有集中反映点，脏腑组织有病必然反映于耳，所以耳具有预报全身脏器生理、病理的作用，通过观察耳朵可较早测知内脏疾患。

1. 为什么说耳与人体脏腑经络有着密切的关系？

耳是人体五脏六腑的重要外相之一。耳位于眼后，用于辨别振动并将振动发出的声音转换为神经信号，传输给大脑。

《灵枢·口问篇》中指出："耳者，宗脉之所聚也，故胃中空则宗脉虚，虚则下溜，脉有所竭者，故耳鸣，补客主人，手大指爪甲上与肉交者也。"可见，耳与五脏六腑的关系极为密切。由于耳与人体各器官组织广泛联系，以及经络循行所属之不同，使人体各个部位和器官在耳上均有其相应点，因此，在临床上将耳分区隶属于人体各器官组织，以此作为观察疾病和治疗疾病的依据。

近年来，临床上用耳针治疗疾病已日趋普遍。在中医理论中，耳和眼睛、手一样是机体全部信息在局部的投影。耳朵通过经络与五脏六腑、四肢百骸发生关联，其中与肾、肝胆的关系最为密切。因此说耳朵是灵魂的镜子，通过对耳的观察，可以推测机体的健康状况。

2. 耳与心脏的关系是怎样的？

《素问·金匮真言论》说："南方赤色，人通于心，开窍于耳。"心本开窍于舌，而舌并非为窍，故有"心寄窍于耳"之说。所谓"肾为耳窍之主，心为耳窍之客"（《证治准绳》），就是这个意思。

心寄窍于耳的机理分析有以下几种不同说法。有认为心属火而肾属水，心火肾水互济互调，则清净之气方能上达清窍而使听觉聪慧。若心肾失调，水火不济，则易致听力失聪。临床可见因心火暴盛而致突发性耳聋的实例。有认为心通过其主血脉的功能与耳保持密切联系。心气旺盛，心脉和利，才能血流不息，营养周身，耳窍得养。且心经之别络入耳，加强了心与耳的密切联系。《灵枢·邪气藏府病形》说："其别气走于耳而为听。别气者，心主之气也。"说明心气在维护正常听觉中起着重要作用。有认为心通过其主神明功能与耳加强联系。心主藏神，而听觉在我国医学中亦称为"听神"。故心神精明，助于听神，则听觉聪慧，能闻声辨音。

在病理方面，心气不平、心血不足、心火暴盛等均可导致耳疾。《古今医统》说："心虚血耗，必致耳鸣耳聋。"由于精神紧张导致心火亢盛而出现耳胀耳鸣耳聋的病症，于临床时可见到。近有文献报道，以"心寄窍于耳"的理论为指导，用养心安神、通阳开窍方药可有效地治疗心源性耳聋。

3. 耳与肾脏的关系是怎样的？

《内经》中论述了耳与肾的关系甚为密切，以耳配属于肾，并首倡耳为肾的外窍。如《灵枢·五阅五使》有"耳者，肾之官也"，《素问·阴阳应象大论》曰："北方生寒，寒主水，水生咸，咸生肾，肾生骨髓，髓生肝，肾主耳"。此外，耳的生理功能正常与否也依赖于肾气正常的调和施布，肾和则耳才能很好地实施其功能——听声辨音，正如《灵枢·脉度》所云"肾气通于耳，肾和则耳能闻五音矣。"同时还以耳位高低、厚薄之分，来推演体内肾位的高低和偏正关系，如《灵枢·本脏》"高耳者肾高，耳后陷者肾下。耳坚者肾坚，耳薄不坚者肾脆。耳好前居牙车者肾端正，耳偏高者肾偏倾也。"并据此论述相应疾病的发生与否，而有"凡此诸变者，持则安，减则病也"。

4. 耳与经络有着怎样的关系？

人们常用"耳聪目明"来形容一个人身体好，因为耳与全身经脉有诸多联系。所谓"耳者，宗脉之所聚也。"十二经脉中，以足少阳胆经与耳的关系最为密切。其经起于目内眦，"上抵头角，下耳后"，"其支者，从耳后入耳中，出走耳前"（《灵枢·经脉》）。此外，手少阳三焦经和手太阳小肠经之分支也直接入耳中。与耳有一定联系的经脉尚有手阳明大肠之别络入耳中，足阳明胃经抵耳前，足太阳膀胱经至耳上角。耳通过经络与脏腑及全身发生较为广泛的联系，正是耳针可诊治多种疾病的依据所在。

5. 耳郭的前外侧面分为哪些部位？

耳郭分前外侧面和后内侧面。前外侧面可分为19个部位：

（1）耳轮，为耳郭周缘向前卷曲部分。

（2）耳轮脚，为耳轮在外耳道口上缘伸入耳甲内的横行堤状隆起。

（3）耳轮结节，耳轮外上方稍肥厚的结节状突起，又称达尔文结节。

（4）耳轮尾，耳轮下端与耳垂相接的无软骨部分。

（5）耳轮棘，在耳轮与耳轮脚

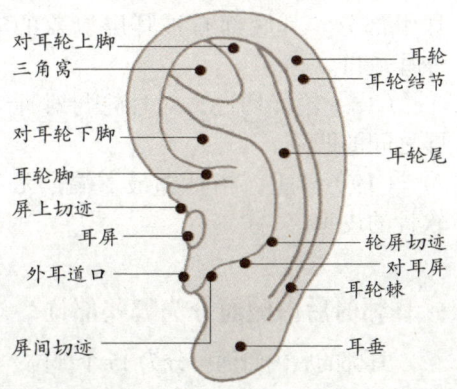

交界处。

（6）对耳轮，耳轮前方与其相对的平行弓状隆起。由对耳轮体部、对耳轮上角和对耳轮下脚组成。

（7）对耳轮上脚，对耳轮上端分叉之上支。

（8）对耳轮下脚，对耳轮上端分叉之下支。

（9）三角窝，对耳轮上下角之间构成的三角形浅窝。

（10）耳舟，耳轮与对耳轮之间构成的凹沟。又称舟状窝。

（11）耳屏，又称耳珠，为耳郭外面前缘，外耳道口前方的瓣状隆起。

（12）对耳屏，耳垂上部与耳屏相对，对耳轮下部弯向前方的隆起。

（13）屏间切迹，耳屏与对耳屏之间的槽状切迹。

（14）屏上切迹，耳屏上缘与耳轮脚之间的凹陷，或叫前切迹。

（15）耳甲，为由耳屏、对耳轮下角、对耳轮、对耳屏、屏间切迹等所围成的凹陷。耳甲被耳轮脚分为上下两部分，上部为耳甲艇，下部为耳甲腔。

（16）耳甲艇，又称耳甲窝，为耳轮脚以上的耳甲部分。

（17）耳甲腔，为耳轮脚以下的耳甲部分。其底部有被耳屏遮盖的外耳道口。

（18）轮屏切迹，对耳轮与对耳屏之间的凹陷。

（19）耳垂，指耳郭最下端，无软骨的皮垂。

6. 耳郭的后内侧面分为哪些部位？

耳郭的后内侧面可分为15个部位：

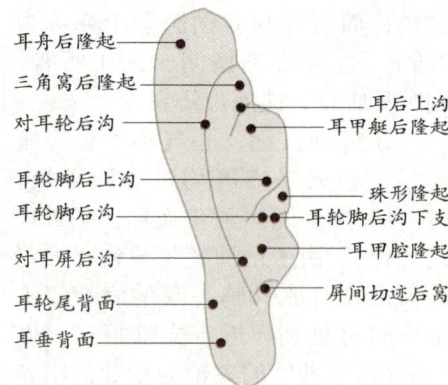

（1）耳舟后隆起，耳舟背面的隆起部分。

（2）对耳轮后沟，与对耳轮相对应的背面凹沟处。

（3）耳垂背面，耳垂的背面部分。

（4）耳轮尾背面，耳舟后隆起与耳垂背面之间的平坦部分。

（5）三角窝后隆起，三角窝的背面隆起处，位于对耳轮后沟与耳后上沟之间。

（6）耳甲艇后隆起，耳甲艇的背面隆起处。

（7）耳后上沟对耳轮下脚之背面，三角窝后隆起与耳甲艇后隆起之间的凹沟。

（8）耳甲腔后隆起，耳甲腔背面的隆起处。

（9）耳轮脚后沟，耳甲腔后隆起与耳甲艇后隆起之间的凹沟，于耳轮脚的背面。

（10）耳轮脚后沟上支，耳轮脚后沟分叉的上支。

（11）耳轮脚后沟下支，耳轮脚后沟分叉的下支。

（12）珠形隆起，耳轮脚后沟上下支之间的小隆起。

（13）屏间切迹后窝，耳垂背

面上方、耳甲腔后隆起下方的凹窝，与屏间切迹相对的背面。

（14）对耳屏后沟，对耳轮后沟与屏间切迹后窝之间的凹沟，位于对耳屏背面。

（15）耳轮背面即耳轮的外侧面，因耳轮向前卷曲，故此面多向前方。

7. 人体内脏在耳郭的对应分布规律是怎样的？

耳郭，被医学专家称为"缩小了的人体身形"。耳朵的各部位与人体内脏器官存在着生理性的内在联系。就耳的定位诊断来说，我们观察不难发现，人体各部位在耳朵上的分布，就像一个倒置的胎儿。

耳垂相当于面部，当因"上火"而致牙齿、牙龈肿痛时，或脸上长小疙瘩时，可以用拇指和示指揉捏耳垂，或者在耳垂上点刺放血，有很好的治疗效果。经常按捏耳垂，还有美容养颜的作用。

正对耳孔开口处凹陷，叫耳甲腔，这个地方相当于胸腔内脏器官。经常刺激这个部位，对血液和循环系统有保健作用。可将示指放到耳孔处，拇指放到耳的背面对捏即可。

耳甲腔的上方凹陷叫耳甲艇，相当于人的腹腔，按摩此处有助于消化，并有强肾健脾之功。

耳屏和屏间切迹分别相当于鼻咽部、内分泌系统。盆腔则分布在三角窝部位。

耳郭的外周耳轮相当于躯干四肢，颈肩腰腿痛等躯体疼痛患者宜多按压耳轮。

8. 如何诊断耳郭的三角窝部位？

三角窝部是对耳轮上下角之间构成的三角形浅窝，主要有子宫、盆腔、卵巢三穴。

子宫是诊断妇科疾病和性功能障碍的主要参考穴。

妇科炎症是常见的妇科疾病，有阴道炎、盆腔炎、宫颈炎、附件炎等，主要表现为白带异常、下腹坠胀、性交痛等。

可依据盆腔穴诊断盆腔炎、附件炎。女性上生殖道的一组感染性疾病称为盆腔炎。炎症可局限于一个部位，也可几个部位同时发病。按其发病过程、临床表现可分为急性与慢性两种。而附件炎是致病微生物侵入生殖器官后引起输卵管、卵巢感染的常见疾病，急性附件炎症状明显，如发热、寒颤、下腹剧痛等；慢性附件炎有不同程度的腹痛，或小腹坠胀和牵扯感，时轻时重，伴有白带增多、腰疼、月经失调等症状。

卵巢穴是诊断卵巢疾病的参考穴。卵巢是女性身体中较小的器官，是肿瘤的好发部位，而且卵巢疾病可以有各种不同的性质和形态。

9. 耳甲艇部位与腹腔有着怎样的关系？

耳甲艇位于耳轮脚以上的耳甲部，耳甲艇相当于腹腔，可以诊断腹腔内的各种疾病。

（1）肾脏。可依据本穴诊断肾脏疾病、性功能障碍、神经衰弱、骨骼疾患。

（2）膀胱。可依据本穴诊断泌

尿系感染类的疾患。

（3）输尿管。可依据本穴诊断泌尿系感染类的疾患。

（4）前列腺。可依据本穴诊断前列腺疾患及性功能障碍。

（5）胰胆。可依据本穴诊断胆、胰腺疾患，如果右耳出现阳性反应时，胆病的可能性大，左耳出现阳性反应时，胰腺疾病的可能性大。

（6）肝脏。可依据本穴诊断肝胆、神经系统、心血管系统、肌肉运动系统疾病。

由于耳甲艇相当于人的腹部，所以经常在此按摩，可达到补肾益精、养血强筋的效果。

10. 如何根据耳轮脚周围部分诊断消化系统疾病？

耳轮脚周围部分主要分为八穴，可以作为中医诊断消化系统疾病的依据。

（1）口位于耳轮脚下缘，外耳道口外上方。本穴是诊断口腔疾患的参考穴。

（2）胃位于耳轮脚消失处。若耳轮脚延伸至对耳轮时，则取外耳道口上方之耳轮脚部位至对耳轮内缘所作连线的外2/3处。本穴是诊断胃、脾疾病的参考穴。

（3）食管位于耳轮脚下缘，口与胃之间内1/3处。本穴是诊断食管及消化系统疾病的参考穴。

（4）贲门位于耳轮脚下缘，口与胃之间中外1/3交界处。本穴是诊断贲门疾病的参考穴。

（5）大肠位于耳轮脚上缘内1/3处，与口相对。本穴是诊断大肠疾病和肺部疾患的参考穴。若大肠穴阳性，阑尾穴呈阳性则考虑阑尾炎；若大肠穴与荨麻疹区同时出现阳性，应想到过敏性肠炎。

（6）小肠位于耳轮脚上缘中1/3处，与食管相对。本穴是诊断小肠与心脏疾病的参考穴。若心、小肠出现阳性反应可能是风湿性心脏病。

（7）十二指肠位于耳轮脚下缘外1/3处，与贲门穴相对。本穴是诊断消化性溃疡的参考穴。

（8）阑尾在大、小肠之间。本穴是诊断阑尾炎的主要穴位。

11. 耳甲腔与胸腔有怎样的关系？

耳甲腔相当于胸腔内脏器官，分布有心、肺、气管、脾、内分泌、三焦等多个穴位。

（1）心脏位于耳甲腔中心最凹陷处，约平外耳道口中央。本穴是诊断心脏疾病的参考穴。

（2）肺在心的上、下周围。本穴是诊断肺部疾患、皮肤病的参考穴。

（3）支气管在肺区偏内侧1/3处，上下各一点。本穴是诊断气管炎的参考穴。

（4）气管在外耳道口外缘与心之间，与心平行。本穴是诊断感冒、气管炎的参考穴。

（5）脾脏位于耳甲腔的外上方，胃的外下方。本穴是诊断消化系统疾患的参考穴。可用于治疗腹胀、腹泻、便秘、食欲不振、功能性子宫出血等症。

12. 根据耳屏部位能诊断出哪些疾病？

耳屏位于耳郭前面呈瓣状的隆

起，耳屏俗称耳珠，是人体咽喉部的信息区，分布有外耳、外鼻、屏尖、肾上腺、咽喉、内鼻6个穴位。

外耳、屏尖、外鼻、肾上腺4穴在耳屏外侧，咽喉、内鼻2穴在耳鼻内侧。外鼻穴的位置在耳屏外侧正中稍前。

外鼻穴对应鼻外部，可依据本穴诊断鼻部的疾患，可以治疗鼻前庭炎、鼻炎。治疗鼻炎可以与"内鼻穴"联合用。"内鼻穴"在耳屏内侧面下二分之一处。

内鼻穴对应鼻内侧，也是诊断鼻部疾患的依据，可用来治疗鼻炎、副鼻窦炎、鼻衄。

肾上腺穴对应人体肾上腺，可依据本穴诊断癌症，对低血压、风湿性关节炎、腮腺炎、间日疟、链霉素中毒性眩晕都有治疗作用。

咽喉穴在耳屏内侧面的上二分之一处。咽喉穴对应人体咽喉。可以用来治疗声音嘶哑、咽喉炎、扁桃体炎。

13.为什么说对耳屏相当于人的头部和脑部？

对耳屏位于耳垂上部，与耳屏相对的隆起部，对耳屏相当于人体的头和脑部，主要分布有腮腺、额、缘中、脑、皮质下5个穴位。

（1）腮腺

位于对耳屏尖部是对耳屏中区的最高点。可依据本穴诊断腮腺疾病，主治腮腺炎、皮肤瘙痒、神经性皮炎。

（2）额

位于对耳屏外侧面前下方下缘中点，可依据本穴诊断前额头痛，主治头痛、头晕、嗜睡、记忆力减退。

（3）缘中

位于对外耳屏外上方上缘中点，可依据本穴位诊断脑及内分泌疾病，主治遗尿、崩漏、月经不调、阳痿。

（4）脑

位于对耳屏内侧面上二分之一处。主治失眠、多梦、眩晕、耳鸣、哮喘、疼痛性疾病。

（5）皮质下

位于对耳屏内侧面。可依据本穴位诊断神经系统疾病及癌瘤。主治神经、心血管、消化系统等疾病。可协助诊断消化、神经、心血管系统疾病。

14.屏上切迹部位能诊断出哪些疾病？

屏上切迹相当于外耳，可依据本穴诊断外耳疾患。外耳由耳郭和外耳道构成。外耳疾病包括外耳道阻塞、感染、外伤和肿瘤。

外耳道阻塞会产生瘙痒、疼痛和暂时性听力下降。

因感染而引发的外耳疾病主要有外耳道炎（外耳道皮肤的感染性疾病）、耳郭软骨膜炎、外耳湿疹等。这些疾病的症状有瘙痒、疼痛、听力下降、外耳道肿胀等。耳郭钝挫伤可使耳郭软骨及其结缔组织损伤。当血液聚集于耳郭时，可使耳郭变形、肿胀。

血肿阻碍软骨的血液供应，使耳郭畸形。耳部肿瘤分恶性和良性两类。

15. 屏间切迹部位对于内分泌有怎样的征兆？

屏间切迹相当于人体的内分泌系统，可以诊断出人体内分泌方面的疾病。

（1）内分泌位于屏间切迹底部稍内约0.2厘米处。本穴是诊断生殖系统疾病，以及内分泌紊乱所引起的疾病（如月经不调）的参考穴。

（2）卵巢位于屏间切迹与对耳屏交界处，内分泌外上方，皮质下前下方。本穴是诊断妇科疾病、性功能障碍的参考穴。如本穴与内分泌同时出现阳性反应，妇女可能是月经不调或不孕症；若与盆腔同时出现阳性反应则可能是卵巢炎、输卵管炎；男性若与精宫、肾穴同时出现阳性反应可能是阳痿或性功能减退。

（3）目1、目2。目1位于屏间切迹前下方；目2位于屏间切迹外后下方。本穴是诊断眼疾的参考穴。

16. 耳垂部位如何能诊断出颜面部位的疾病？

耳垂部位分布有扁桃体、内耳、眼、舌、面颊区、肿瘤特异区六个穴位，可作为诊断颜面部位疾病的依据。

（1）扁桃体在耳垂8区中央。本穴是诊断咽喉疾病的参考穴。

（2）内耳在耳垂6区中央。本穴是诊断美尼尔氏症及内耳疾病的参考穴。

（3）眼在耳垂之中央，即5区中心。本穴是诊断眼疾的参考穴。

（4）舌在上腭与下腭穴中点稍上处。为诊断舌疾的参考穴。

（5）面颊区在耳垂前面5、6区交界线周围，眼与内耳之间。本区是诊断面部疾病的参考穴。

（6）肿瘤特异区1耳垂边缘轮4～轮6间的弧线。在患癌症时，常在肾上腺、皮质下、内分泌穴相应部位及肿瘤特异区同时出现阳性反应。

17. 耳轮部位与哪些内脏有着疾病征兆关系？

耳轮位于耳郭外缘向前卷曲部分，与内脏的疾病关系主要表现在：

（1）肿瘤特异区。位于耳轮边缘的中上段。本区是诊断癌的主要参考穴，若与肾上腺、皮质下、内分泌穴同时出现强阳性反应时，再查有关脏器穴位，有利于病变的定位诊断。

（2）外生殖器位于对耳轮下脚交感穴同水平的耳轮上。是诊断外生殖器疾病的主要参考穴。

（3）尿道在外生殖器穴下方，与膀胱同水平的耳轮部。本穴是诊断尿道疾患的参考穴。

（4）直肠下段位于屏上切迹上方，与肠穴同一水平的耳轮处。在诊断时本穴若与大肠、小肠穴同时出现阳性反应，可能患痢疾、肠炎。

（5）睾丸在外生殖器与尿道之间稍偏外侧。本穴是诊断睾丸疾病的参考穴，可依此诊断睾丸疾病。

（6）肛门在直肠下段与尿道之间。本穴是诊断肛门部疾患的参考穴，可用于治疗痔疮及肛裂。

18. 耳舟与人的上肢有怎样的征兆关系？

耳舟是人体上肢的信息区，分布有指、腕、风溪、肘、肩、锁骨6个穴位。上肢的5个部位穴都与人体同名部位相对应，可辅助治疗相应部位的疾病。

（1）锁骨在耳舟下端与轮屏切迹同水平位置。本穴是诊断肩背疼痛的参考穴。

（2）指在耳轮下缘之耳舟顶部。约平耳轮结节上缘。本穴是诊断指部疾患的参考穴。

（3）肩关节将锁骨与肘两穴之间的耳舟分为四等分，此穴在锁骨上方第一个等分区域内。本穴是诊断肩关节疾患的参考穴。

（4）肘在锁骨上方第三个等分区域内，约平对耳轮下脚下缘。本穴在诊断时若与内分泌、甲状腺等穴同时出现阳性反应，多为甲状腺功能亢进。

（5）腕在锁骨上方第四个区域内，约平耳轮结节中部。本穴是诊断腕部疾患、过敏性疾患的参考穴。

19. 为什么说耳轮上脚部位相当于人的下肢？

耳轮上脚部分相当于人体的下肢，分布有趾、跟、踝、膝、髋6个穴位。

（1）趾位于对耳轮上脚末端偏外侧，与指相对。本穴是诊断趾疾的参考穴。

（2）跟位于对耳轮上脚末端偏内侧。本穴是诊断足跟部疾患的参考穴。

（3）踝关节在趾、跟两穴的下方，同此两穴呈三角形。本穴是诊断踝关节疾患的参考穴。

（4）髋关节在骶椎与趾两穴连线中点。本穴是诊断髋关节疾患的参考穴。

（5）膝关节在髋关节与趾两穴连线中点。本穴是诊断膝关节疾患的参考穴。

（6）膝在对耳轮上脚的起始部偏外侧，骶椎穴外上方。本穴是诊断膝关节部疾患的参考穴。

需要说明的是，耳穴可以配"神门穴"，再加配"上、下肢对应疗法"相关的对应点（痛觉敏感点），找到痛觉敏感点按压，效果更好。

20. 耳轮下脚部位如何诊断出臀部疾病？

对耳轮下脚分布有"臀"、"坐骨神经"和"交感"3穴位。

（1）臀。耳轮下脚的起始部。可以依据本穴诊断臀、骶部疾患，这一类病患种类较多，臀穴在中医的治疗中发挥了关键的作用。

（2）交感。在对耳轮下脚的末端与耳轮交界处。本穴是诊断内脏疼痛之参考穴。交感穴还可配耳穴"内生殖器"和"内分泌穴"治疗更年期综合征。

（3）坐骨神经。对耳轮下脚的三分之二处，即在臀与交感两穴的中间，本穴是诊断坐骨神经痛的参考穴。坐骨神经痛是指坐骨神经病变，沿坐骨神经通路即腰、臀部、大腿后、小腿后外侧和足外侧发生的疼痛症状群。在治疗的时候，关键的是要找准病理反应点。

21. 如何通过耳轮来诊断脊柱和躯干是否健康？

耳轮处分布有颈椎、胸椎、腰椎、骶椎、颈、胸、腹、甲状腺、乳腺9大穴。对耳轮部分相当于人体的脊柱和躯干。

（1）颈椎位于对耳轮下端的隆起处。本穴是诊断颈椎病变的参考穴。

（2）胸椎位于对耳轮正面隆起部，相当于胃穴外下方至外上方这一段。由下而上依次相当于胸1至胸12。本穴是诊断胸椎病变参考穴。

（3）腰椎相当于胃至肾上方之间的对耳轮正面隆起部。本穴是诊断腰椎病变及腰痛的参考穴。

（4）骶椎：在对耳轮上下脚起始部至腰椎上界的对耳轮隆起部。本穴是诊断骶椎病变、腰痛的参考穴。

（5）颈在颈椎与胸椎之间，偏耳甲侧。本穴是诊断颈部疾患的参考穴。

（6）胸椎与腰椎穴之间偏耳甲侧。本穴是诊断胸部疾患的参考穴。

（7）腹在腰椎与骶椎之间偏耳甲侧，约与对耳轮下脚下缘相平。本穴是诊断腹腔疾患的参考穴。

（8）甲状腺在颈椎穴之外上方，与颈穴平。本穴是诊断甲状腺疾患的参考穴。

（9）乳腺在对耳轮隆起两侧，胸椎穴上方，与胸椎穴呈等边三角形。本穴是诊断乳腺疾患的参考穴。

第二节

耳郭的病变与人体健康

耳朵露在外面的部分是耳郭。耳郭的大小因人而异，形状也有所不同，一旦相差太甚，则属于畸形，这可能与各种疾病有关。耳郭发生的病变有的是耳朵本身的问题，也有的与全身疾病有关。我们可以通过耳郭的变化诊断出疾病的发生。

1. 什么病因可导致耳郭色黄？

耳郭色黄，是指两耳色黄或晦黄者，耳部黄色过盛，色泽比较鲜明，说明患有黄疸病，且常伴见舌苔黄腻，耳、目、肌肤俱见黄染。黄疸又称黄胆，俗称黄病，是一种由于血清中胆红素升高致使皮肤、黏膜和巩膜发黄的症状和体征。黄疸可由湿热、疫毒、寒湿入侵、酒食不节、积聚不愈、蛔虫、砂石阻滞肝胆及药物伤肝等因素引起的。如果色泽滞为郁热，色黄且痛，为黄耳伤寒。黄耳伤寒是指脓耳因斜毒炽盛，走窜扩散，入出营血，扰乱神明或引动肝风。以脓耳病中出现剧烈耳痛、头痛、呕吐、发热、头昏、项僵，甚至危及生命等为主要表现的厥病类疾病。

由上所述，耳郭色黄大多是由黄疸病和黄耳伤寒所致，所以，中医诊断的时候往往会通过观察耳郭的颜色来判断病分析病情，这为中医治疗提供了很好的依据。从另一个意义上说，了解相关的中医常识，我们也可以依此进行自查自治，可有效预防疾病的发生。

2. 耳郭红润通常是由哪些疾病所致？

正常耳郭色泽微黄而红润，这是先天肾精充足的表现，为健康之象。耳郭颜色变深，呈鲜红或暗红色，中医称为热症，如各种急性热病。如果伴有红肿疼痛，则为肝胆热盛，或火毒上攻，可见于耳郭炎症、疖肿、湿疹或中耳炎等。其色红赤，病因可能为心肺积热、肝胆湿热、外感热毒。色微红，则是阴虚火动在起作用。

耳朵红肿，往往是中耳炎或疖肿、冻疮的病症表现。耳垂经常潮红，多见于血质体质者。由于受寒，耳垂会变为紫红色，肿胀发展为溃疡，易生痂皮，这往往是糖尿病患者的病症表现。

另外，当脏腑或躯体发生病变时，在耳郭的相应部位也会出现各种变色的阳性反应。其规律是：急性炎症性疾病的阳性反应成点状、片状红晕、充血、红色丘疹等。

3. 耳郭色白有哪些疾病先兆？

耳郭不同的颜色，显示了不同的疾病的症状。耳郭色白，可能是患有寒证；全耳发白，是饱受风寒或者患有严重贫血病；耳薄而白，是肾气衰败或是久病垂危；耳厚而白，多为气虚而且有痰。

除了耳郭全部色白的反应外，有的人耳朵有片状不规则的白色隆起，有的边缘还红晕，这些反应多见于慢性病病人。点白边缘红晕是慢性病急性发作的反应。比如，一个慢性浅表性胃炎的病人，他的胃区会出现片状不规则的白色反应；一个风湿性心脏病的病人，他的心区会出现片状白色边缘红晕；一个腹胀、腹水的病人，他的腹胀区或腹水区会出现白色反应等。

4. 耳郭望诊的方法是什么？

耳郭望诊一般先做总体观察，再做分区的耳穴望诊。可用拇指和示指牵拉耳郭，对准光线，两目平视耳郭，由上而下，由前而后分部位观察。发现耳穴局部有病变反应征象时，用无名指将耳背顶起，使该处皮肤先绷紧再放松，反复几次，同时观察病变反应的色泽和形状变化，并与另一侧耳郭相应部位对照，以区别真伪。如耳郭局部有结节、隆起时，应结合耳穴按诊试探其大小、硬度、可移动度及有无压痛，观察其边缘是否整齐。

耳郭望诊时需要注意的是：（1）望诊前不要擦洗耳郭；（2）光线不充足处辅以手电透光，即用手电筒从耳郭背面照射；（3）望三角窝、耳甲艇部位时，用手指或探棒扩开耳轮脚、对耳轮下脚；望耳甲腔时用拇、示指捏住耳垂部向下拉，使之充分暴露，以便观察。

5. 耳郭色青是由哪些疾病所致？

青色在可见光谱中介于绿色和蓝色之间，究竟是指"蓝色"或"绿色"，在文字描述上常无法确切表达肉眼所见的效果。古文有"青，取之于蓝，而胜于蓝"的说法。如果一种颜色让你分不清是蓝色还是绿色，那就是青色了。青色主肝，主寒、风、痛、惊、瘀血，为气血不通、静脉阻滞而成或是皮肤毛细血管收缩所致，提示有肝胆病，或脾胃病，或受惊吓，或月经不调等。

耳郭色青，是指两耳局部或全部呈现青色。耳郭呈现青黑色时，乃是身体剧痛的表现，为肾水不足所致，也为房事过多的表现。耳郭呈现青紫色时，多为惊痛、热邪或风寒入腹致痛。邪为六淫之一，人体遭受热邪之后可出现热象、伤阴、动风、动血并引起发热、口渴喜冷饮、大便干、小便黄、烦躁、苔黄、舌质红、脉数。热甚时可出现抽搐、痉挛一类风动或出血等症。

6. 耳垂呈咖啡色跟哪些疾病有关？

耳垂肉薄呈咖啡色，常见于肾脏病和糖尿病。

肾脏病还有血压升高、尿异常、浮肿等症状。糖尿病的主要症状为多尿、多食、多饮、消瘦。我们可以根据这些疾病的症状再结合耳垂的颜色来判断是否患上此类疾病。

7. 导致耳郭色黑的原因有哪些？

人体脏腑之间，内环境与外环境之间均保持着动态平衡。内外界多种致病因素如果破坏了人体的平衡，导致脏腑气血功能失调，病及于肾，则引起肾脏疾病的产生。发病的先决条件，在于人体正气显弱，邪正交锋导致了肾衰。

耳郭色黑，是指两耳耳轮乃至全耳均见色黑。依中医的理论，黑色，肾与膀胱之色，主肾虚、寒证、痛证、瘀血等，主要为寒邪凝聚、气血瘀阻或肾脏阴阳虚衰所致。耳的色泽变化标示着肾气的盛衰状况。如耳郭红活明亮为肾气充盛之貌，耳郭色黑则是肾阴不足的征兆。其中，黑色的细微变化，均是病症的不同反应，如干黑焦枯提示肾水亏之极，纯黑色，为肾气将绝，浅黑，为肾病虚症。

8. 如何理解耳郭与禀赋之间的关系？

耳朵生在脸部两旁，是面相中重要部位之一，耳朵是人的五官中唯一从少到老形状不变的部位。

据中医的理论，耳主冬，冬主肾，耳与肾相通则开窍于肾，所谓"肾气实，则清而聪，肾气虚，则昏而浊。"所以耳相佳的人，肾气足，精力旺盛，自小体质较强。反之，耳相有缺陷者，主肾功能欠佳，而肾亏者，往往会患耳鸣或重听，这是极显著的例证。据《灵枢·本脏》篇记载，耳高者肾高，如果背膂痛，不可以仰卧；耳后陷者肾下，易腰尻痛，不可以仰卧，为狐疝；耳坚者肾坚，不病腰背痛；耳薄不坚者肾脆，则善病消瘅，易伤，耳好前居牙车者，肾端正，和利难伤。

目前已知，两侧肾脏尚未完全发育好的婴儿，则其耳郭上缘的位置低于眼睛水平以下。这说明，耳形与禀赋确实有一定的联系。

9. 耳厚且大的人有怎样的特征？

耳的形态是一个人迹象的表征。从耳朵的大小及它所在的位置上，可以知道一个人的性格和行动力。耳朵控制大脑，与心胸相通，是心的主管，肾的表侯。耳朵决定一个人的声誉与性行。

中医理论认为，耳厚且大的人形体旺盛。耳朵大的男性，一向表现为积极主动，显示出充沛的活动力和精力。按照中国人的传统观念，耳垂大代表有"福相"。耳朵厚而且坚，耳朵长又高耸，都是长寿的相貌。耳朵又厚又圆的，衣食丰足，能成为达官贵人。两耳高耸过眉，则才智聪明过人，富贵而长寿。中医讲耳大是肾强，耳大的人，聪明又有福，身体也好。厚耳有垂珠，此类人意志力强，容易与人相处，如果加倍努力，财源会滚滚而来。如果女性的耳珠大而突出，夫运甚佳。虽是一些传统的观念，但我们在中医学中可以找到若干相通的因素。

10. 耳薄且小意味着怎样的健康状况？

《灵枢·口问篇》说："耳者宗脉之所聚也"。耳为全身经络分布最密的地方，十二经脉、三百六十五络的别气都走于耳，此外还有许多经脉注于耳。耳朵上有260个穴位，前面200个穴位，耳背60个穴位，所以耳和全身的关系非常密切。在中医上，往往可以通过耳的变化来获取人生命的信息。从耳的形态上诊断，是其中一种重要的方法。

正常人耳肉厚而润泽，是先天肾精充足的表现。耳郭瘦小而菲薄，耳垂薄小而无法下垂，且比一般的人要小，中医上称为"耳薄且小"。耳薄且小是形体虚弱的一种表现。耳薄而小是形亏，属肾气亏。耳瘦削者是正气虚，多属肾精或肾阴不足。耳轮萎缩，是肾气竭绝，多属死症。

中医传统理论中，也有类似的说法，为我们提供了例证。耳薄没有根，中年亡命人；耳薄如箭羽，缺少吃和穿；耳孔（命门）空小寿不长。在相学上，耳薄者又称为"穷相"，此类人性格冲动，缺乏协调性，而且挥霍无度，一生欠财运。

11. 如何看待"招风耳"？

耳郭较正常耳外展者，称为"招风耳"。招风耳为常见的先天性耳郭畸形，一般认为是由于胚胎期对耳轮形成不全或耳甲软骨发育不当形成的，这两部分畸形可能单独存在，也可能同时发生。招风耳双侧性较多见，但两侧畸形程度有差异，通常在其父母兄妹中也能发现同样畸形。

部分人认为招风耳是成功、幸福和富裕的象征，更有甚者，认为招风耳是孩子聪明的标志。因此，招风耳在我国虽然常见，但要求治疗的人却很少。然而，在西方国家中，情况就完全不同了，长着招风耳的孩子不会被认为有福，也不被认为聪明。相反的，常常会成为同伴取笑的对象，"驴耳"、"兔耳"等不断袭来的外号，使患儿的心理和精神受到压力。

患有招风耳的人一定要与医生、家人密切配合，根据各自的具体特点制订治疗方案，才会取得满意的效果。

12. 哪些病因会导致耳郭肿痛？

中医理论认为，按耳病肿痛症，有因肝胆风火而致者，有忿怒抑郁而致者，有肾阳虚而阴气上攻者，有肾水衰而火邪上攻者。

因肝胆风火而致者，由肝胆挟外受之风热，聚而不散，病人两耳红肿非常痛。无论天寒天热，总是口苦咽干的人就属于这种情况。

因忿怒抑郁而致者，由忿怒伤肝，抑郁之气结而不散，病人两耳红肿，两胁胀痛。

因肾阳虚而致者，由肾阳日衰，不能镇纳僭上之阴气，病人两耳虽肿，皮色还是正常，这种痛状轻微，唇舌色淡，人没有精神。

因肾水虚而邪火上攻者，病人两耳肿痛、腰胀、口多渴、心多烦、阳物易挺。

另有一种病因是，内伤日久，

元阳久虚，而五脏六腑的元气将耗尽，满身纯阴，先天一点真火子，暴浮于上，欲从两耳脱出，有的两耳红肿非常痛，有的耳心痒得很难受，有的还伴有身痒难耐。病人唇舌或青，或黑，或黄，或白，或芒刺满口，或舌苔燥极，总不思茶水，口也不渴，渴也只喜欢喝滚热的水，大小便正常，有的人甚至指甲青黑，气喘促，或伴有腹痛。这种病情不能拖延，否则会断送性命。

13. 耳郭出现什么症状是阑尾炎的信号？

阑尾炎是一种常见病。临床上常有右下腹部疼痛、体温升高、呕吐和中性粒细胞增多等表现。阑尾炎是阑尾的炎症，最常见的腹部外科疾病。急性阑尾炎的典型临床表现是逐渐发生的上腹部或脐周围隐痛，数小时后腹痛转移至右下腹部。急性阑尾炎如果不早期治疗，可以发展为阑尾坏疽及穿孔，并发急性或弥漫性腹膜炎。阑尾炎的预后取决于是否及时地诊断和治疗。早期诊治，病人多可短期内康复，死亡率极低（0.1%～0.2%）；如果延误诊断和治疗可引起严重的并发症，甚至造成死亡。

在阑尾炎的预防上应做到：增强体质，讲究卫生；注意不要受凉和饮食不节；及时治疗便秘及肠道寄生虫。

中医耳诊认为，当出现"耳轮甲错"时，即耳轮的皮肤干燥粗糙，且呈鳞甲状，则为阑尾炎的信号，应该引起警戒。

14. 人体患病时，耳郭会有哪些反应？

当人体患病时，耳郭的相应部位就会出现各种阳性反应，据临床所见，归纳起来有以下五种：

（1）变色。耳穴部位呈点状或片状红晕、暗红、暗灰、苍白或中央苍白边缘红晕等，多见于消化系统疾病。如胃炎、胃及十二指肠溃疡、肝炎、肠炎等和肺炎、肾炎、关节炎、高血压及一些妇科疾病。

（2）变形。耳穴部位常见的变形有结节状隆起、点状凹陷、圆圈形凹陷、条索状隆起或凹陷、线状交叉等。多见于肝硬化、肝肿大、胆结石、结核病、肿瘤、心脏病、胃下垂等。

（3）丘疹。病变耳穴有水泡样丘疹（似鸡皮疙瘩），红色或白色丘疹，多见于妇科疾病、肠道疾病、肾炎、心肌炎、慢性气管炎等。

（4）血管充盈。耳穴部血管过于充盈或扩张，可呈顺血管走向充盈、局部充盈或成圆圈状、条段状等形态。多见于冠心病、心肌梗塞、高血压、支气管扩张、哮喘等。

（5）脱屑。病变耳穴产生脱屑，多为糠皮样皮屑，不易擦去，常见于肺区。多见于皮肤病、更年期综合征、便秘等。

15. 耳郭出现脱屑反应是由哪些疾病导致的？

脱屑反应，指耳穴部位出现脱屑改变，多为白色糠皮状或鳞屑样，不易擦去。脱屑反应约占阳性反应物出现率的10%，见于各种皮肤病、更年期综合征、便秘等，一般出现在耳穴肺区及疾病的相应耳穴部位。

脱屑的病理阳性反应多见于各种皮肤病症和过敏性体质患者，如荨麻疹、神经性皮炎、皮肤瘙痒症、湿疹、鱼鳞状皮炎、牛皮癣、鹅掌风、内分泌功能紊乱、更年期综合征、短期闭经等。如果三角窝"内生殖器区"呈脂溢性脱屑，多见于子宫内膜炎、宫颈炎、阴道炎、带下、附件炎、盆腔炎、功能性子宫出血等。如果"大、小肠区"呈脂溢性脱屑者，多见于慢性肠炎、过敏性肠炎、结肠炎等消化吸收功能障碍和便秘病症。

全耳郭均见脱屑的，常见于银屑病、脂溢性皮炎等疾患；食管、贲门处出现脱屑的，多发生于吸收代谢功能低下、消化不良等疾患；其相应部位出现鳞片状脱屑的，多见于鱼鳞病。

16. 耳郭皮肤上出现哪些症状属于丘疹反应？

丘疹系指耳穴部位出现高于皮肤的丘疹样改变。以形态分，分为点状丘疹和水泡样丘疹；以颜色分，分为红色丘疹、白色丘疹或白色丘疹边缘红晕，也有少数暗灰色丘疹等。耳郭的丘疹样改变常见于呼吸系（急慢性支气管炎、肺炎）、泌尿系（慢性肾炎、尿道炎、膀胱炎）、消化系（肠炎、痢疾、胃炎、阑尾炎）以及有关的妇科病症。丘疹呈米粒状排列改变的，多见于心律不齐、房室传导阻滞等疾患；当丘疹呈扁平、密集状改变时，多发生结节样痒疹等疾患；呈白点状或聚集样改变的，常见于胆囊结石、支气管炎、腹泻等疾患；当呈褐色改变，常见于神经性皮炎的疾患；丘疹充血、发红者，多见慢性疾患。

17. 耳郭灰色反应多见于哪些疾病患者？

耳郭的灰色反应，常见者有浅灰、暗灰、灰色、如蝇屎色等多种灰色，灰色反应多见于肿瘤病和一些陈旧性疾病，如肿瘤病患者，则在相应部位和肿瘤特异区Ⅱ，呈现灰色似蝇屎状反应，按压时可出现褪色。肿瘤患者耳部的阳性特征主要表现为耳的有关部位的增厚隆起，以及相应部位及皮肤颜色的异常。

18. 哪些患者会出现耳郭深褐色反应？

慢性病变，在病痊愈后，在相应的穴位上，色素加深改变，似色素沉着反应，这在中医上称为"深褐色反应"。如乳腺癌手术治疗后，在乳腺区可见深褐色反应。神经性皮炎患者，在患病的相关耳穴上，也可见色素沉着，纹理加深，皮肤干燥而粗糙，这是较明显的症状。

神经性皮炎是一种常见的皮肤神经功能障碍性皮肤病。其特点是颈、肘、膝及骶尾部出现红斑、丘疹，融合成片，表面粗糙，纹理加深，对称分布，剧烈瘙痒，成年人多见。

中医有一种治病的方法称为耳穴疗法，即通过对耳郭上相应位置的治疗，达到祛病保健的目的。耳穴压豆疗法是耳穴疗法的一个分支，是目前应用最广泛的一种耳穴刺激方法，中医在用这种方法治疗神经性皮炎病患的时候，就可以观察到耳部有无色素沉着的变化，来达到治病的目的。

19. 哪些病症会导致耳郭"肺区"或"气管区"异常？

肺是呼吸系统的一部分，功能是进行气体交换，良好的肺功能是维持生命的保障。肺部常见的疾病有：气胸、肺大泡、肺气肿、肺癌等。

耳郭"肺区"呈粟粒状白色，伴有点状凹陷。在复发期为白色小点，边缘红晕，有光泽，多见于肺结核病患。肺结核是由结核杆菌引起的肺部慢性周四肉芽肿性传染病。一般说来常见的症状包括：咳嗽、咳痰发热（多为午后低热）、咯血（自少量至大咯血）、胸痛乏力食欲不振、盗汗，病程长的可有消瘦，病变广泛而严重的可有呼吸困难，女性患者可有月经不调。

如"肺区"呈片状红晕，边缘不清，有光泽，则为急性肺炎；如肺区呈点状或片状白色，边缘不清晰，多见于肺气肿病患；如肺区出现脱屑现象，且不易擦除，则为神经性皮炎等病患；"肺气管区"呈海星状血管怒张，有光泽，是支气管扩张病患；如肺区、气管区出现丘疹，颜色为红色时，则为急性支气管炎病患，如颜色为白色，则为慢性支气管炎病患。

20. 大小肠疾病患者耳郭部位有哪些变化？

当大肠区、小肠区出现了糠皮样的脱落及脂溢渗出现象，临床上常见于大肠疾病。

随着生活水平的提高及环境的改变，患有肠道疾病的人越来越多。大肠疾病典型症状有腹泻、便血、腹痛、排便障碍、食欲不振、发热、黏液血便、营养障碍、里急后重等。大肠类疾病有轻有重，但不同程度的都给患者带来了巨大的身心痛苦。如便秘，在时间上可以是暂时的，也可以是长久的。

大肠类疾病的预防，在饮食方面是非常关键的，尤其是夏秋季节，肠道疾病的发病率明显增加，除了用药外，合理的饮食也是治疗肠道疾病的重要环节。

21. 肾脏病变会引起耳郭什么反应？

如肾区出现点状白色丘疹或呈混浊样白色反应点，在临床上多见于肾脏病，且以肾虚者较多。

肾虚指肾脏精气阴阳不足。肾虚主要分为肾阴虚和肾阳虚。中医所指的肾虚的种类有很多，其中最常见的是肾阴虚、肾阳虚。肾虚的症状：肾阳虚的症状为腰酸、四肢发冷、畏寒，甚至还有水肿，也就是表现为"寒"的症状，性功能不好也会导致肾阳虚；肾阴虚的症状为"热"，主要有腰酸、燥热、盗汗、虚汗、头晕、耳鸣等。

在传统医学上，"肾虚"是一个宽泛的概念，他包括泌尿系统、生殖系统、内分泌代谢系统、神经精神系统及消化、血液、呼吸等诸多系统的相关疾病。

22. 什么疾病会导致耳郭膀胱区异常？

如膀胱区出现片状红晕，或者出现点状白色反应物，但边缘有红晕，常见于膀胱湿热型病患。

膀胱位于小腹中央，小儿的膀胱高出骨盆上方，贴腹前壁，成人的在骨盆内，前贴耻骨联合，而女性则与阴道、子宫邻接。膀胱具有贮尿和排尿功能。膀胱湿热症多由感受湿热之邪，或脾胃内伤，湿热内蕴，下注膀胱而成。本症为里证，属实热。临床表现有：尿频、尿急、尿短赤、涩痛、淋漓不畅、小腹胀闷，或兼有发热、腰痛，或尿血如注，或尿有砂石，或尿浊如膏。舌红苔黄腻，脉滑数。本症及时治疗可以痊愈，如迁延时日则可致湿热留恋反复发作，长期不愈，以致气阴日衰。也有湿热深结小便点滴不通而成癃闭重症。

23. 耳郭颈椎区出现什么反应可诊断为颈椎病？

当耳郭颈椎区出现结节、丘疹等阳性反应物，可诊断为颈椎病患。

颈椎病是由于颈椎间盘退行性变、颈椎骨质增生所引起的一系列临床症状的综合征。颈椎病可分为颈型、神经根型、脊髓型、椎动脉型、交感神经型和其他型，颈椎病临床常表现为颈、肩臂、肩胛上背及胸前区疼痛、臂手麻木、肌肉萎缩，甚至四肢瘫痪，以及神经压迫导致的失眠、头痛、头晕等。可发生于任何年龄，以40岁以上的中老年人为多。颈椎病具有发病率高，治疗时间长，治疗后极易复发等特点。

中西医在颈椎病的治疗上都取得了可喜的成就，但颈椎病的预防是相当关键的。在日常生活中，我们要从每一个生活的细节处入手，注意对身体的健康维护。如最好不要在颈部过于劳累的状态下工作、看书、上网等，因为颈部的过度劳累对颈椎的损伤是巨大的，同时要有充足的睡眠、足够的休息，这样可以消除颈部疲劳。

24. 腰椎疾病会引起耳郭哪些反应？

腰椎是人体躯干活动的枢纽，人所有身体活动都在增加腰椎的负担，随着年龄的增长，过度的活动和超负荷的承载，加重了腰椎的负担，使腰椎加快出现老化，并在外力的作用下，继发病理性改变，以致椎间盘纤维环破裂，椎间盘内的髓核突出，引起腰腿痛和神经功能障碍。

当耳郭腰椎区出现结节、丘疹等阳性反应物，多见于腰椎退行性病变。腰椎退行性病变是人随着年龄增长出现的现象，主要原因是缺少钙和镁。但并不是说就是骨质增生。治疗上首先需要补充钙和镁，也可以静脉输液治疗。

25. 为什么能从耳垂皱纹中发现心脏病？

有的人年老后，在耳垂处从耳朵口向外下方有一条斜形皱纹，可别小看这小小的皱纹，实际上这意

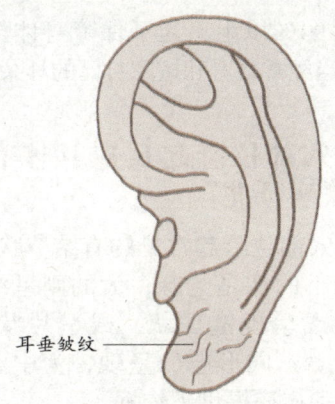
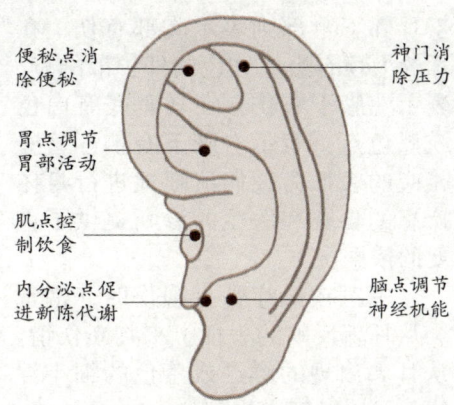

味着可能有动脉硬化、心脏缺血情况的发生。

耳垂处小小的皱纹同动脉异常是有关联的。耳垂上出现皱纹是已经得病时动脉中正在展开的过程的局部表现。耳垂是耳朵上由脂肪与结缔组织构成，没有软骨，是耳朵上唯一肉多的部位。当动脉出现硬化时，耳朵同其他一切组织一样，得到的血较少，而耳垂是耳朵上对这种缺血现象感觉最敏感的部分，因而当耳朵出现了耳垂皱纹时，要及时检查心脏。

26. 什么是耳穴？

耳穴指分布在耳郭上的腧穴。耳郭从全息现象来看是一个倒置的胎儿，所以耳穴的分布与胎儿的结构相似。当人体内脏或躯体有病时，往往会在耳郭的相应穴区出现局部反应，如压痛、结节、变色、导电性能等。

27. 耳穴可以治疗哪些疼痛症？

无论是东西方医学，均认为刺激耳穴可有下列的保健和治疗功效：

（1）减轻各种疼痛症：包括头痛、创伤，手术后神经性疼痛（如坐骨神经痛），骨折或脱臼后引起之痛症。

（2）治疗发炎性疾病：如关节扭伤发炎和面部神经炎等。

（3）过敏或软骨相关的病患：包括类风湿性关节炎。

（4）脑神经内分泌失调：包括高血压、头晕及心律失常等。

（5）其他长期病患：包括手腕痛、四肢麻木及腰酸背痛。

在耳穴治疗方面，中医和针灸物理治疗师会使用针灸针，直接刺激耳穴，以达到上述功效。此外，物理治疗师也会根据情况，采用激光刺激耳穴，来帮助消炎止痛，促进患处复原。

28. 耳郭出现异常斑点有哪些疾病预兆？

耳郭上出现鲜红或紫色的丝状红筋或斑点，并且用手挤压仍不消散，这在中医上称为"诊伤痛耳症"。如出现在右耳则表示右侧躯体有伤；显于左耳则左半身有伤；显于耳郭上半部则表示背部有伤；显于耳郭下半部则表示胸部有伤；在耳的上顶有黑或红色向外扩散的点，表示左腋下有伤；在耳垂底有白色或黑色点，表示右腋下有伤。这些相应的表征为我们清晰地进行身体疾患的自查和医生的诊断提供了重要的依据。

中医在诊疗跌打损伤时，常常会从耳郭反映的表征上来判断伤情。从耳郭出现的鲜红或紫色的细小浮络，可以了解内伤部位。

29. 耳针疗法可以发现人体的哪些疾病？

人们的耳壳与人体各位部存在着一种生理性的内在联系，当人体患病时，耳郭上相应部位就会出现敏感点。刺激这些敏感点，能达到治疗相应疾病的效果。这种方法，在我国医学中叫做"耳针疗法"。

不同的疾病在耳郭上有不同的表现，典型的有：神经衰弱患者的"耳尖"穴（耳朵尖区）处可看见一个圆环形水纹（似一盆水面上的水纹），并在耳垂部可能摸到一个硬节；高血压、动脉硬化患者，耳孔会长毛，耳轮变宽、变厚、变硬；胃溃疡、十二指肠球部溃疡患者，"胃"、"十二指肠"两穴处可见萎缩；乳腺癌患者，"乳腺"穴上可看到一圆形的丘疹；冠心病患者，耳垂上可看到一条横向深折；消化不良患者，"膜"穴处有明显压痛。各种疾病，在耳壳的相应穴位上都有异常反应。有些病人还没有感觉到的病症，或者在疾病初发阶段，用按摩耳朵的方法，还可以较早发现疾病。若用耳朵探测检查，其准确性可达90%以上。为了保障身体健康，应当经常察看和按摩自己的耳朵。

30. 耳穴部位隆起反应具体有哪些疾病征兆？

耳穴部位隆起常见的有结节状，其形态小的像是芝麻，大的则呈绿豆状，或呈现链珠状，或呈片状、条片状。不同形态的呈现，为中医解读各种疾病提供了依据。

如呈结节状圆形隆起者，则是各种头痛症的表征。我国医学历代医家认为，头部经络为诸阳经交汇之处，凡五脏精华之血，六腑清阳之气，都上会于此。如果六邪外侵，七情内伤，升降失调，郁于清窍，清阳不运，皆能致头痛。

如呈链珠状者，则常见于肥大性脊柱炎，肥大性脊柱炎也称退行性脊柱炎、脊椎骨性关节炎、增生性脊椎炎等，这类疾病多发生于中年以后。一般情况下，发病很缓慢，初期疼痛感较轻，如果稍加劳累则疼痛加重。病情较重者，俯仰活动受限，给患者带来一定的不便和痛苦。

如呈条索状，则是关节疼痛，关节疼痛主要是由关节炎或关节病引起的。关节疼痛牵涉范围非常广泛，因此关节疼痛的鉴别诊断至关重要。在中医理论上，诊断此类疾病的时候，耳针是相当关键的。

如呈片状，常见于腹痛。

31. 哪些病症会引起耳穴部位凹陷反应？

耳穴凹陷反应较常见的由点状、

片状和线状三种状态。

如呈点状，则常见于耳鸣疾患。耳鸣是指自觉耳内鸣响，常常是耳聋的先兆，因听觉机能紊乱而引起。其症状表现是不一样的，由耳部病变引起的常与耳聋或眩晕同时存在。由其他因素引起的，则可不伴有耳聋或眩晕。耳穴呈点状的还见于散光症。

如呈片状，则多久见于胃、十二指肠溃疡疾病。医学上认为，胃溃疡的形成是胃酸作用的结果。而十二指肠溃疡形成的主要因素是因迷走神经张力过高，以致胃酸分泌过多。两者是性质不同的疾病。

如呈线状，则多见于冠心病。冠心病的症状表现是胸腔中央发生一种压榨性的疼痛，并可迁延至胃，它还伴有一些其他症状，如眩晕、气促、出汗、寒战、恶心及昏厥等，严重患者可能因为心力衰竭而死亡。另外，耳穴呈线状者，还可见于耳鸣、耳聋、缺齿等症。

32. 哪些病症会引起耳穴血管扩张？

血管扩张可呈现为条段状或扇叶状，不同形态的呈现，是不同疾病的外部表征。

呈条段状者，常见于支气管扩张和各种关节痛等病症。支气管扩张症是因支气管及其周围肺组织的慢性炎症损坏管壁而导致支气管腔扩张和变形的一种慢性化脓性疾病。已患支气管扩张者，应多锻炼身体，努力增强体质，坚持体位排痰及戒烟，减少尘埃吸入，预防感冒等防止支气管扩张的发展。

呈扇叶状者，则多见于腰腿疼症。腰腿疼是以腰部和腿部疼痛为主要症状的伤科病症，主要包括现代医学的腰椎间盘突出症、腰椎管狭窄症等。隋代巢元方《诸病源候论》指出该病与肾虚、风邪入侵有密切关系。

33. 什么疾病会导致耳穴血管中断？

血管的主干充盈扩张，而其中间则呈条段状中断，这被称为血管中断。血管中断常见的疾病是心肌梗死。

在医学上，心肌梗死又称心肌梗塞，是指在冠状动脉病变的基础上，发生冠状动脉血供急剧减少或中断，引起相应的心肌严重而持久的急性缺血性坏死，临床表现呈突发性、剧烈而持久的胸骨后疼痛，特征性心电图动态衍变及血清酶的增高，可发生心律失常、心力衰竭、休克等合并症，常可危及生命。

心肌梗死的基本病因是冠状动脉粥样硬化，较少见于冠状动脉痉挛，少数由栓塞、炎症、畸形等造成管腔狭窄闭塞，使心肌腹腔严重而持久缺血达1小时以上，即可发生心肌梗死。心肌梗死发生常有的诱因包括过度劳累、情绪激动、大出血、休克、脱水、外科手术或严重心律失常等。

34. 耳郭心区的变化能诊断出哪些病症？

《素问·金匮真言论》说："南方赤色，入通于心，开窍于耳。"《素问·缪刺论》指出："手少阴之经络于耳中。"在《医贯》卷五又有"心为耳窍之客"。可见耳与心的关系非常密切。

心的生理功能失调，可导致耳窍发生病变，出现耳聋、耳鸣、眩晕等症状。在耳郭望诊中，如果心区出现红晕，颜色为暗红或暗黑色，多常见于冠心病、心肌梗死、心绞痛等病患，这类疾患给人带来的痛苦是巨大的，甚至还会在一定程度上威胁人的生命；如果心区出现皱褶样的圆圈，且中心还有光泽或有点片状的白色物质，则是心律不齐、失眠、风湿性心脏病的表现。

35. 哪些病症导致耳穴血管扭曲？

耳部血管出现海星状的扭曲现象，很有可能患有溃疡病。溃疡深达皮下和黏膜的局部缺损、溃烂，其表面常覆盖有脓液、坏死组织或痂皮，愈后遗有瘢痕，可由感染、外伤、结节或肿瘤的破溃等所致，其大小、形态、深浅、发展过程等也不一致。常合并慢性感染，可能经久不愈。如胃溃疡、十二指肠溃疡、小腿慢性溃疡等。

如果耳穴血管出现环球状、弧状扭曲，可能患有风湿性心脏病。风湿性心脏病简称风心病，是指由于风湿热活动，累及心脏瓣膜而造成的心脏病变。患病初期常常无明显症状，后期则表现为心慌气短、乏力、咳嗽、肢体水肿、咳粉红色泡沫痰，直至心力衰竭而死亡。

如果耳穴血管出现蝌蚪状、鼓槌状扭曲，很有可能患有冠心病。

如前所述，冠心病的症状表现是胸腔中央发生一种压榨性的疼痛，并可迁延至胃，它还伴有一些其他症状，如眩晕、气促、出汗、寒颤、恶心及昏厥等，严重患者可能因为心力衰竭而死亡。另外，耳穴呈线状者，还可见于耳鸣、耳聋、缺齿等症。

如果出现梅花状扭曲，可能患有肿瘤。

36. 为什么耳垂皱褶可以作为诊断冠心病的依据？

耳垂皱褶也叫"冠心沟"，耳穴的这一形态特征，可作为在中医上诊断冠心病的依据。

从临床研究看，这是由于全身小动脉包括心脏冠状动脉硬化、微循环障碍所致。众所周知，耳垂是耳朵上唯一多肉部位，主要由结缔组织构成。它处于身体末端部位，对缺血缺氧相当敏感。当人体发生动脉硬化时，耳垂和心肌同样发生微循环障碍，导致局部皮下结缔组织中胶原纤维断裂，耳垂皮肤便出现皱褶。心血管造影检查发现，耳垂皱褶的深浅与冠状动脉的损害程度密切相关。另外，根据中医耳针研究，耳垂上有体表和内脏相关的图像，耳垂皱褶正好是心脏在耳郭上的相关部位。

因此，中老年人不妨对着镜子自查一下，如果存在上述耳穴体征的话，应当及时去医院，通过心脏听诊、测血压、做心电图、验血脂等检查，可以尽早发现冠心病，从而进行及时有效的治疗。

37. 耳穴血管呈网状会有哪些疾病征兆？

在中医中，耳穴血管呈网状改变的，称为血管网状改变。血管的这种形态变化常见于各种急性炎症性疾患，如咽喉炎、扁桃体炎、乳腺炎等疾患。

现代医学认为，咽喉为人体重要的免疫器官，许多感染性疾病和免疫性疾病都与咽喉有密切关系。咽喉炎有急、慢性之分，属于上呼吸道感染的一部分。根据中医理论，咽为胃之关，喉为肺之门，外感之邪入肺易伤喉，饮食不当入胃易损于咽，咽喉为邪毒好浸久留之地。咽喉炎的预防和治疗，要从生活习惯、饮食习惯、环境因素等方面注意。

扁桃体炎是扁桃体的炎症。临床上分为急性和慢性两种，主要症状是咽痛、发热及咽部不适感等。此病可引起耳、鼻以及心、肾、关节等局部或全身的并发症，故应予重视。

乳腺炎是指乳腺的急性化脓性感染，是引起产后发热的原因之一，最常见于哺乳妇女，尤其是初产妇。哺乳期的任何时间均可发生，而哺乳的开始最为常见。该症轻者不能给婴儿正常喂奶，重者则要手术治疗。

38. 如何诊断耳郭肝区、胆区的疾病？

肝胆之脉络于耳，肝胆之气上通于耳，耳的正常生理功能有赖于肝胆之气通达及肝血的奉养。《素问·藏气法时论》说："肝病者，虚则目无所见，耳无所闻"《丹溪心法·耳聋篇》也说："耳聋皆属于热，少阳厥阴热多。"少阳厥阴者，分别指肝与胆。可见耳与肝、胆的关系。

健康人的耳郭血管隐而不见，而心肌梗死、冠心病、高血压、支气管扩张、急性支气管炎患者，耳郭上都可见到多处丘疹，且肝区和胆区的色素较沉积，表面是粗糙的；患有慢性肝炎时"肝脾区"呈片状增厚，伴有点片状暗红色，大小不等；肝大则是在肝区块状增厚，边缘清晰；"肝脾区"呈块状隆起，不光滑，伴有小结节，边缘不清，色暗，肝硬化的信号；"胰胆区"呈点白，边缘暗红，有光泽，多见于胆结石；"肝区"结节状隆起，色暗质硬，不光滑，则表明患有肝癌。

39. 耳穴脾胃区会发生哪些疾病？

胃区呈现不规则的白色隆起，可能为慢性浅表性胃炎；胃区呈现点状或片状红润，界限不清，多为急性胃炎，如果界限清楚则多见于胃溃疡活动期；胃区片状白色隆起中有点、片状红润，多为慢性胃炎急性发作。

胃炎是指任何病因引起的胃黏膜炎症。按临床发病缓急，一般可分为急性胃炎和慢性胃炎。急性胃炎发病急骤，轻者仅有食欲不振、腹痛、恶心、呕吐；严重者可出现呕血、黑便、脱水、电解质及酸碱平衡紊乱，有细菌感染者常伴有全身中毒症状。

当脾区呈片状白色，且边缘有红润，则是脾大的信号。脾大即脾脏的肿大，引起脾大的原因有：感染性脾大，各种急慢性感染如伤寒；

郁血性脾肿大；增生性脾大多见于某些血液病，如白血病、溶血性贫血、恶性淋巴瘤等。

40. 急性腰扭伤在耳部会出现哪些症状？

急性腰扭伤是腰部肌肉、筋膜、韧带等软组织因外力作用突然受到过度牵拉而引起的急性撕裂伤，常发生于搬抬重物、腰部肌肉强力收缩时。急性腰扭伤可使腰骶部肌肉的附着点、骨膜、筋膜和韧带等组织撕裂。

在治疗上，有多种方法，如拔罐、药物治疗等。如果郊野旅行又逢腰部扭伤，情急间找不到医生，在此情况下，应让病人卧下休息。

中医耳诊中，在腰椎穴区，如出现片状且呈红色，或有紫红色的斑块，则为急性腰扭伤。需要说明的是，红色表示新伤，紫红色表示旧伤。

41. 肝穴区有哪些症状可诊断为病毒性肝炎？

当肝穴区有结节样赘生物，或有较细的、青紫色的毛细血管，则临床表现为病毒性肝炎。

病毒性肝炎是由多种肝炎病毒引起的，以肝脏炎症和坏死病变为主的一组传染病。主要通过粪便、血液或体液而传播。临床上以疲劳、食欲减退、肝肿大、肝功能异常为主要表现，部分病例出现黄疸。按病源分类，目前已确定的病毒性肝炎有5型，其中甲型和戊型主要表现为急性肝炎，乙、丙、丁型主要表现为慢性肝炎，并可发展为肝硬化和肝细胞癌。

42. 耳部出现哪些反应可诊断为流行性感冒？

在耳穴的相关部位可见点状或小片状红晕，或小血管充盈等阳性反应，临床诊断为流行性感冒。

流行性感冒是流感病毒引起的急性呼吸道感染，也是一种传染性强、传播速度快的疾病。其主要通过空气中的飞沫、人与人之间的接触或与被污染物品的接触传播。一般秋冬季节是其高发期，所引起的并发症和死亡现象非常严重。典型的临床症状是：起病急骤，畏寒、发热，体温在24小时内升达39～40℃甚至更高；伴头痛，全身酸痛、乏力，食欲减退；呼吸道症状较轻，咽干喉痛，干咳，可有腹泻；颜面潮红，眼结膜外眦充血，咽部充血，软腭上有滤泡。

流行性感冒除药物治疗外，饮食调理也是非常重要的。感冒期间要禁吃咸食、甜腻食物，如各类糖果、饮料、肥肉等，还要禁食辛辣食物和烧烤煎炸的食物。

43. 耳穴部位出现哪些症状可诊断为痔疮？

在痔点、肛门穴区出现点片状白色，且边缘有红晕，或在直肠穴区出现同样现象，且有少数呈点片状的暗灰色，则在临床诊断上，可能为痔疮病患。

医学所指痔疮包括内痔、外痔、混合痔，是肛门直肠底部及肛门黏膜的静脉丛发生曲张而形成的一个或多个柔软的静脉团的一种慢性疾病。痔疮的主要特点是出血和疼痛，通常当排便时持续用力，造成此处静脉内压力反复升高，静脉就会肿大。妇女在妊娠期，由于盆腔静脉受压迫，妨碍血液循环常会发生痔疮，许多肥胖的人也会罹患痔疮。如果患有痔疮，肛门内肿大扭曲的静脉壁就会变得很薄，因此排便时极易破裂出血。

痔疮的形成因素有解剖学原因、遗传关系、职业关系、局部刺激和饮食不节、肛门静脉压力增加、肛门部感染等。据临床观察及统计普查结果分析，不同职业痔疮的患病率有显著差异，临床上机关干部、汽车司机、售货员、教师的患病率明显较高。

44. 腹泻患者耳穴部位会有什么症状？

在大肠、小肠穴区有点片状充血并且红润有光泽，则为急性腹泻病患；如在同样位置，有点片状黯红色或丘疹，则为慢性腹泻病患。

腹泻是一种常见症状，是指排便次数明显超过平日习惯的频率，粪质稀薄，水分增加，每日排便量超过200g，或含未消化食物或脓血、黏液。腹泻常伴有排便急迫感、肛门不适、失禁等症状。腹泻分急性和慢性两类：急性腹泻发病急剧，病程在2～3周之内；慢性腹泻指病程在两个月以上或间歇期在2～4周内的复发性腹泻。

腹泻不是一种独立的疾病，而是很多疾病的一个共同表现，它同时可伴有呕吐、发热、腹痛、腹胀、黏液便、血便等症状。腹泻伴有发热、腹痛、呕吐等常提示急性感染；伴大便带血、贫血、消瘦等则需警惕肠癌；伴腹胀、食欲差等常需警惕肝癌；伴水样便则需警惕霍乱弧菌感染。除此之外，腹泻还可直接引起脱水、营养不良等，具体表现为皮肤干燥、眼球下陷、舌干燥、皮肤皱褶。

45. 在耳穴部位如何诊断出便秘？

在大肠、小肠穴区出现点片状白色或丘疹，或出现脱屑，则为便秘病患。

从现代医学的角度来说，便秘是多种疾病的一种症状，而不是一种病。便秘是排便次数明显减少，每2～3天或更长时间一次，无规律，粪质干硬，常伴有排便困难感的病理现象。

便秘在程度上有轻有重，在时间上可以是暂时的，也可以是长久的。由于引起便秘的原因很多，也很复杂，因此，一旦发生比较严重的，持续时间较长的便秘，患者应及时到医院检查，查找引起便秘的原因，以免延误原发病的诊治，并及时、正确、有效地解决便秘的痛苦，切勿滥用泻药。

46. 胰胆穴区哪些变化是胆囊息肉样病变的症状？

当胰胆穴区赘生物比较大时，其息肉也大，反之，息肉则小，这是胆囊息肉样病变。

胆囊息肉样病变，泛指胆囊壁向腔内呈息肉状生长的所有非结石性病变总称，发病年龄 30～50 岁者居多。大多数胆囊息肉的症状与慢性胆囊炎相似，主要表现为右上腹轻度不适，伴有结石时可出现胆绞痛，但也有相当数量的患者并无症状，只是在做健康体检时才发现。该病特点为发病率逐渐增高、隐蔽攻击性强、癌变率高。胆囊息肉的致命杀伤力就在于突发癌变，而在癌变中或癌变后，许多胆囊息肉患者没有不适的感觉，不知不觉地发展，不知不觉地癌变，这也是胆囊息肉最可怕的一点。

在我国，随着 B 超技术的广泛普及，胆囊息肉病变检出率越来越高，其临床、病理特点和手术时机选择得到广泛的应用。

47. 脑血栓患者有哪些耳部症状？

脑血栓是在脑动脉粥样硬化和斑块基础上，在血流缓慢、血压偏低的条件下，血液的有形成分附着在动脉的内膜形成血栓。多发生于 50 岁以后，男性略多于女性。脑血栓轻微者表现为一侧肢体活动不灵活、感觉迟钝、失误，严重者可出现昏迷、大小便失禁甚至死亡。但由于发生的部位不一样，脑血栓的症状也不一样。常于睡眠中或晨起发病，患者活动无力或不能活动，说话含混不清或失语，喝水发呛。多数病人意识消除或轻度障碍。

中医耳诊中，可依据耳相应部位的变化来诊断脑血栓这一病患。如患者的耳垂部显示有耳垂皱褶，或皮质下穴区的肤色颜色为暗灰色，并且没有光泽，则可诊断为脑血栓。

48. 各关节穴区与类风湿性关节炎的关系是怎样的？

在中医耳诊中，各关节穴区，包括颈椎、胸椎、腰骶椎、髋、膝、踝、跟、趾、指、腕、肘、肩、锁骨等，当出现了高低不平的结节，整个耳部较硬时，临床诊断为类风湿性关节炎。

类风湿性关节炎是一种以关节滑膜炎为特征的慢性全身性自身免疫性疾病。滑膜炎持久反复发作，可导致关节内软骨和骨的破坏，关节功能障碍，甚至残废。以慢性、对称性、多滑膜关节炎和关节外病变为主要临床表现。

该病好发于手、腕、足等小关节，反复发作，呈对称分布。早期有关节红肿热痛和功能障碍，晚期关节可出现不同程度的僵硬畸形，并伴有骨和骨骼肌的萎缩，极易致残。从病理改变的角度来看，类风湿性关节炎是一种主要累及关节滑膜（以后可波及关节软骨、骨组织、关节韧带和肌腱），其次为浆膜、心、肺及眼等结缔组织的广泛性炎症性疾病。类风湿性关节炎的全身性表现除关节病变外，还有发热、疲乏无力、心包炎、皮下结节、胸膜炎、动脉炎、周围神经病变等。

49. 通过哪些穴区的变化可诊断女性更年期综合征？

女性更年期综合征是女性卵巢功能逐渐衰退至完全消失的过渡时期，由于生理和心理改变而出现的一系列临床症状，常见有烘热汗出、烦躁易怒、心悸失眠或忧郁健忘等。

本病的发生是妇女在绝经前后，由于肾气逐渐衰竭、冲任亏虚、精血不足、天癸渐绝，月经将断而至绝经所出现的生理变化，但有些女性由于体质或精神因素以及其他因素的影响，一时不能适应这些生理变化，使阴阳失去平衡，脏腑气血功能失调而出现的一系列脏腑功能紊乱的征候。

耳穴中，女性更年期综合征在腹穴区、内分泌穴区、肾、内生殖穴区等都会出现一系列的变化，已成为中医用耳诊诊断这一病症的依据。

50. 神经衰弱可反应于耳部哪些穴区？

神经衰弱属于心理疾病的一种，症状表现为精神容易兴奋和脑力容易疲乏、常有情绪烦恼和心理生理的神经性障碍。神经衰弱患者有显著的衰弱或持久的疲劳症状，如经常感到精力不足、委靡不振、不能用脑、记忆力减退、脑力迟钝、学习工作中注意力不能集中、工作效率显著减退，即使是充分休息也不能消除疲劳感。对全身进行检查，又无躯体疾病如肝炎、脑器质性病变等。

目前大多数学者认为精神因素是造成神经衰弱的主因。凡是能引起持续的紧张心情和长期的内心矛盾，使神经活动过程强烈而持久的处于紧张状态，超过神经系统张力的耐受限度，即可发生神经衰弱。

在中医耳诊中，神经衰弱症可在心穴区（有圆形皱褶出现）、枕或垂前穴区（成点片状）、肾穴区（出现点片状白色改变）有明显的反应。

51. 头部不同部位的疼痛在耳部穴区有怎样的症状？

耳诊中，在额穴区、颞穴区、枕穴区，可见片状红晕，并有隆起改变，在临床诊断上为全头痛。头痛的部位不同在耳部各穴区的反应也不同。

耳诊中，在枕穴区有隆起改变，或可见点状或片状红点或红晕，则在临床诊断上为头顶痛。头顶痛不同于全头痛。

耳诊中，在额穴区，呈点片状红晕，则为前头痛，如果病程较长、且反复发作者，在额穴区会出现圆形隆起，心穴区有皱褶。

耳诊中，颞穴区有点片状红晕或有隆起，或心穴区有皱褶，都为偏头痛的表现。

后头痛在耳诊中，主要反应在枕穴区，其形态、颜色特征和偏头痛类似。

52. 面神经炎患者在面颊区的症状有哪些？

面神经炎又叫面瘫、面神经麻痹，就是面部肌肉瘫痪。它是由支配面部肌肉的面神经中风而引起的，主要表现为面部肌肉运动受到障碍。面瘫的临床表现主要为双侧一重一轻型面肌瘫痪，表现为不能蹙额与皱眉，眼不能闭合或闭合不全、畏光、流泪等现象。口角歪向较健侧，鼓腮时从重病侧漏气，漱口时从重病侧漏水，流口水，进食时食物停留于重病侧牙颊之间。

面神经炎可见于任何年龄，无性别差异。多为单侧，双侧者甚少。发病与季节无关，通常急性起病，一侧面部表情肌突然瘫痪，可于数小时内达到高峰。

在耳诊中，面神经炎在耳穴的表现依病程的差异而不同。在面颊区，或可见点状或小片状红晕或边缘有红晕或出现皱褶，或毛细血管扩张等。

53. 耳部穴区哪些变化是肋间神经炎的信号？

肋间神经炎是指由于损伤诱发肋间神经的慢性炎症，在肋软骨处会有痛性肿块及压痛。又称蒂策氏病。该症多见于20~40岁，多为一处病变。病因可能与病毒感染或外伤有关。病程可持续几小时或几天，但可复发，常在数月内自愈，个别可持续数年。

耳诊中，在胸、胸椎穴区有点片状红晕，或有毛细血管充盈，在临床诊断上为肋间神经炎，这为疾病的诊断和治疗提供了依据。治疗常用热敷、止痛药物、局部注射醋酸泼尼松龙等，有时可口服吗啡胍。也可用药物理疗针灸推拿等，推拿对由胸椎损伤或蜕变引起的肋间神经痛疗效很好。

54. 肾穴区哪些症状可诊断为肾病综合征？

肾病综合征是以大量蛋白尿（24小时尿蛋白超过3.5克）、血清白蛋白<30g/L、高脂血症及水肿为特点的临床综合征，前两项最为典型。该症分原发性和继发性两种，继发性肾综可由免疫性疾病（如系统性红斑狼疮等）、糖尿病以及继发感染（如细菌、乙肝病毒等）、循环系统疾病、药物中毒等引起。

肾病综合征的预防和保健是非常关键的。要保证有充分的休息；在饮食上保证足够热量；加强对皮肤的护理，保持皮肤清洁、干燥，避免擦伤和受压，定时翻身；进行一系列的健康教育，要求患者及其家属要密切配合医生的治疗。

耳诊中，在肾穴区出现片状淡红晕，临床诊断即为肾病综合征，如果病程较长，在肾穴区的点片状则会增厚。

55. 遗尿症可反应于耳部哪些穴区？

在中医耳诊中，在肾区、膀胱或肝穴区出现阳性反应，在临床诊断上，则为遗尿症。

遗尿症俗称尿床，通常指小儿在熟睡时不自主地排尿，有少数患者遗尿症状持续到成年期。小儿遗尿的主要原因是大脑排尿中枢发育不充分。中医认为小儿遗尿多为先天"肾气不足、下元虚冷"所致，治疗以补肾益气为主。另外，由于各种疾病引起的脾肺虚损、气虚下陷，也可以出现小儿遗尿症。少数小儿因肝经郁热而引起遗尿。

大多数遗尿儿童白日排尿无异常，检查也无明显病变。对遗尿患儿，家长不要责骂，而应关心和体贴，告诉孩子随着发育可以自愈，建立信心。在晚饭以后限制饮水量，睡前充分排空膀胱尿，在经常尿床的时间前叫醒儿童起床排尿。一般不需药物治疗。

56. 不孕症在耳穴部位会表现出什么症状？

中医耳诊中，在盆腔穴三角窝区域或内生殖穴区出现相应的异常现象，如三角窝出现红点、红斑，颜色为灰白色或暗灰色，或有脱屑出现，内生殖穴区往往会有一系列的颜色变黄，或为红色，或为暗红色，或为淡紫色，或为白色等，上述均可视为不孕症的信号。

不孕症是指婚后同居，有正常性生活，未避孕达1年以上而未能怀孕的现象。引起不孕的原因很多，像女方排卵障碍或不排卵、输卵管不通、功能不良、炎症、结核或子宫内膜异位症、免疫因素、男方少精或弱精症等，都可以导致不孕。

不孕不育虽然不是致命性的疾病，但它不仅对患者的身体健康造成严重的影响，而且会带来一系列的社会问题，如夫妻感情破裂、家庭不和、离婚等。对大多数不育夫妇来说，不孕症是其生活中最有压力的事件之一，极易出现情绪不稳定和精神压力。

57. 如何根据不同穴区的异常诊断闭经？

在中医耳诊中，在内生殖器穴区、内分泌穴区如出现某些异常，前者可见点状的白色丘疹，或后者可见黯红色的丘疹，临床上，均可诊断为闭经。

年过16岁，第二性征已经发育而尚未来经者，或者年龄超过14岁第二性征没有发育者称原发闭经，月经已来潮又停止6个月或3个周期者称继发闭经。中医将闭经称为经闭，多由先天不足、体弱多病、多产房劳、肾气不足、精亏血少；大病、久病、产后失血或脾虚生化不足、冲任血少；情态失调、精神过度紧张、受刺激、气血淤滞不行；肥胖之人，多痰多湿、痰湿阻滞冲任等引起。如果发现闭经，应该及时去医院查明病因，对症治疗，一般都会得到满意效果。闭经时间越久，子宫就会收缩得越厉害，治疗效果也就越差。

58. 穴区的哪些症状可以诊断为前列腺增生？

中医耳诊认为，诊断前列腺增生，可依据相应穴位出现的异常情况作诊断，如在艇角穴区出现颜色的改变，或黑色，或黯红色，或浅蓝色，或淡黄色；或在该穴位出现一系列的形态变化，有点片状增厚、隆起改变，或有结节，或出现环形皱褶。此外，尿道穴区和内分泌穴区也是诊断该病的重要穴位，当两个穴区有点片状增厚时，或在内分泌穴区有颜色的改变时，临床上，均可诊断为前列腺增生疾病。

前列腺增生为一种常见的男性疾病，且近年来，随着人们生活水平的提高，发病的概率呈上升趋势。前列腺增生疾病在临床上的表现为尿频、排尿困难、血尿。该病会引发很多并发症，如尿路感染，易发生膀胱颈后尿道及膀胱炎症；因排尿困难，腹压长期增加，故易引起痔疮和脱肛等并发症。

59. 痛经时耳部穴位会出现哪些反应？

痛经是指妇女在经期及其前后，出现小腹或腰部疼痛，甚至痛及腰骶。每随月经周期而发，严重者可伴恶心呕吐、冷汗淋漓、手足厥冷，甚至昏厥，给工作及生活带来影响。

引起痛经的因素很多，常见的有：由于子宫颈管狭窄而引起痛经，子宫位置异常而引起痛经，一定的精神因素、遗传因素。中医认为，由于肾气亏虚、气血不足，加上各方面的压力，令肝气郁结，以致气血运行不顺而造成痛经。

中医耳诊中，在内生殖穴区或内分泌穴区如出现点状或小片状的红晕，或在盆腔穴区三角窝部位，毛细血管扩张，在临床诊断上均为痛经。

痛经患者应注意平时的调理和保健。平时饮食应多样化，不可偏食，应经常食用些具有理气活血作用的蔬菜水果，经前期及经期少吃生冷和辛辣等刺激性强的食物。

60. 遗精患者在穴区有怎样的反应？

中医耳诊认为，如在内生殖器穴区、艇角穴区颜色红润，或呈白色、干燥、有脱屑现象，则视为遗精。

遗精是一种生理现象，是指不因性交而精液自行泄出。中医将精液自遗现象称遗精或失精。有梦而遗者名为"梦遗"，无梦而遗，甚至清醒时精液自行滑出者为"滑精"。遗精基本上可以说是一种正常的生理现象，正常成年男性约有90%发生过遗精。遗精不像月经，是没有规律可言的，以前有遗精现在消失了，也是很正常的事情。尤其是男性进入中年，几乎就不再发生了。

由于遗精是男性性发育的正常生理现象，对身体和心理的健康都无害，也不会给身体造成任何不良影响，男性精子的数量和质量由睾丸和先天的基因决定。遗精不会影响生育能力。

61. 耳部哪些反应是由肩关节周围炎引起的？

中医耳诊认为，在肩穴区会出现形态和颜色的异常现象，如有点状或片状红晕，或是呈点状白色，且边缘处有红晕，或是呈暗红色，在形态上，或血管怒张，呈海星状，或呈小结节，或呈条索状，则为肩关节周围炎。

肩关节周围炎，简称肩周炎，是以肩关节疼痛和活动不便为主要症状的常见病症。本病的好发年龄在50岁左右，女性发病率略高于男性，多见于体力劳动者。如得不到有效的治疗，则可能严重影响肩关节的功能活动，妨碍日常生活。本病早期肩关节呈阵发性疼痛，常因天气变化及劳累而诱发，以后逐渐发展为持续性疼痛，并逐渐加重，昼轻夜重，夜不能寐，不能向患侧侧卧，肩关节向各个方向的主动和被动活动均受限。

中医认为肩周炎的形成有内、外两个因素。内因是年老体弱、肝肾不足、气血亏虚。外因是风寒湿邪、外伤及慢性劳损。

第三节
耳聋耳鸣的问题

耳聋，是由于听觉器官病变造成的听力减退。耳鸣，是指没有外界声音刺激，而在耳内或头部主观上有声音感觉的现象，耳鸣严重者可引起耳聋。耳聋耳鸣可由耳部疾病引起，也可由其他部位疾病引起。

1. 耳聋按程度可分为哪几类?

耳聋是听觉传导路器质性或功能性病变导致不同程度听力损害的总称，程度较轻的耳聋有时也称重听，明显影响正常社交能力的听力减退称为聋，因双耳听力障碍不能以语言进行正常社交者称为聋哑或聋人。

在医学上，耳聋按不同的分类标准，可分为不同的类型。按其程度轻重不同可分为：

（1）轻微听力损失。无交流困难，但听力仪器测定听力比正常差。

（2）轻度听力损失。一般距离内听不清小声讲话。

（3）中度听力损失。听一般的讲话已感到困难。

（4）中重度听力损失。听大声亦感困难。

（5）重度听力损失。仅能听到耳边的大声喊叫。

（6）极度听力损失。几乎听不到任何声音，连耳边的大声呼喊亦不能听清。

2. 哪些疾病可导致耳聋?

可导致耳聋的外耳疾病有耵聍栓塞、外耳道闭锁、外耳道炎症肿瘤导致的外耳道狭窄等。

可导致耳聋的内耳疾病有各种急、慢性中耳炎、中耳肿瘤、鼓膜外伤、听骨骨折或脱位、耳硬化等。

可导致耳聋的内耳、听神经及神经系统疾病，包括各种急、慢性传染性疾病的耳并发症，像流行性脊髓膜炎、流行性乙型脑炎、麻疹、猩红热、风疹等。这些疾病除了可导致氧性中耳炎而使听力减退外，还会侵犯内耳及其传入径路，造成

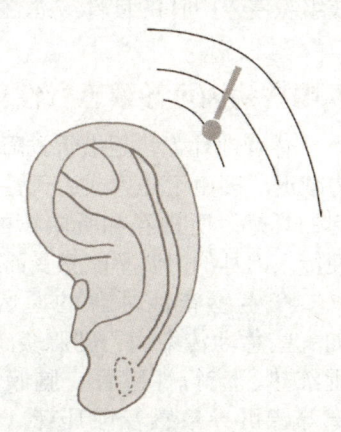

感音神经性耳聋。另外，药物或化学物质中毒、迷路炎、膜迷路积水、颞骨骨折、听觉外伤、听神经瘤、颅脑外伤、脑血管意外或痉挛也是引起感音神经性耳聋的主要因素，老年性耳聋属于此类。

3. 传音性耳聋是由哪些疾病引起的？

由于外耳或中耳疾病，使到达内耳的声能减弱，从而引起听觉减退者称为传音性耳聋，又名传导性耳聋。这些病包括：

（1）先天性疾病

如外耳道闭锁，但鼓膜、听骨、蜗窗、前庭窗和鼓室的发育正常。

（2）后天性疾病

如外耳道异物、耵聍栓塞、炎性肿胀、肿瘤阻塞、外伤性疤痕闭锁、鼓膜炎、外伤性鼓膜穿孔等；各种中耳炎引起的鼓室积液、鼓膜穿孔、增厚、钙化、粘连内陷、鼓室黏膜充血肿胀、肉芽、息肉、听骨链断离、溶解或粘连固定、胆脂瘤、胆固醇性肉芽肿、鼓室硬化症、耳硬化症、中耳癌，以及由周围器官或组织侵入中耳的良性或恶性肿瘤。

4. 哪些病因可导致感音性耳聋？

感音性耳聋，是指听觉障碍或听力减退。多由于先天或后天性原因引起的耳蜗、听神经和听中枢的病变，使传入内耳的声波不能感受而致。

产生感音性耳聋的原因很多，如一些急性传染病：腮腺炎、麻疹、猩红热、流行性感冒、脑膜炎、伤寒等皆可导致感音性耳聋。腮腺炎引起的耳聋，发作突然，严重时伴发恶心、呕吐和眩晕，有时有耳鸣或耳闷塞感；麻疹一般导致较重的后果，是双侧对称的耳聋，高频听力损失严重；脑膜炎所致的耳聋较严重，多为全聋，且不易恢复。此外，还有听神经瘤、美尼尔氏病等也会引起感音性耳聋。

5. 哪些原因会导致突发性耳聋？

突发性耳聋是一种突然发生的原因不明的感觉神经性耳聋，又称暴聋。其临床表现为：耳聋，听力消失的速度快，也有晨起时突感耳聋。突发性耳聋目前认为主要有两种原因：

（1）病毒感染

病毒对内耳血管中的红细胞和听神经有较强的亲和力，当病毒侵入内耳后与红细胞、血小板发生亲和，凝集成团阻塞内耳血管，导致突聋的发生。另外，病毒和听神经亲和，可使听神经充血、水肿，也是引起突聋的原因。

（2）内耳微循环障碍

当人情绪激动或着急之后，人的肾上腺素分泌会增加，使内耳小动脉血管发生痉挛，小血管内血流缓慢，造成血液中的红细胞与血小板相互粘着，发生血行障碍，内耳供氧不足导致突聋的发生。一些老年人，特别是合并动脉硬化者，内耳血运极易发生障碍而引起突聋。

6. 神经衰弱性耳鸣会发展为耳聋吗？

神经衰弱性耳鸣患者往往有失

眠、多梦、头昏、脑涨等症状。病人可以听到外界并不存在而由自己耳内发出的响声，或强或弱，或远或近，或有或无，或起或停，在夜深人静的时候，其莫名其妙的响声会显得更加明显。有时搅得人烦躁不安，影响日常的生活和工作。

许多人认为，神经衰弱的耳鸣发展下去便是耳聋，这种担心是多余的。从发病的原因我们可以知道，神经衰弱患者出现的耳鸣只是一种症状，其听觉器官并没有发生器质性病理改变，所以，不会发生耳聋。一般说来，病人只要保持乐观的情绪，积极配合医生治疗，随着神经衰弱的减轻或痊愈，耳鸣就会自然消失。

7. 哪些耳部疾患能引起耳鸣？

耳部疾病是引发耳鸣的重要病因，属耳源性，如外耳、中耳、内耳、螺旋神经节和蜗神经的损害均可引起耳鸣：

（1）中耳病变

中耳炎、咽鼓管阻塞、耳硬化症等均为耳鸣的常见病因。中耳鼓室周围的病变，如颈静脉球体瘤、颈静脉或动脉解剖异常、动静脉瘘等可引起搏动性耳鸣。

（2）内耳耳蜗病变

早期梅尼埃病损害耳蜗顶周螺旋器时出现低频耳鸣。耳毒性药物、噪音和老年性耳蜗损害，均可出现高频耳鸣，伴有感觉神经性聋。

（3）螺旋神经节和蜗神经的病变

听神经瘤80%以上出现患侧渐进性加剧的高频耳鸣，并有10%作为首发症状。多为单侧发病，且伴发患侧渐进性耳聋、瞬间头昏、眩晕或不稳感。

8. 哪些全身性疾病会引起耳鸣？

全身疾病如心血管、内分泌代谢、神经精神等疾病，与听觉器官无关也会引发耳鸣。这类耳鸣一般为双侧性，不伴耳聋，可随着这些疾病的痊愈而消失。

（1）心血管疾病

是最为常见的耳鸣原因之一，其中约有10%为高血压。耳鸣常呈搏动性，与脉搏、心跳同步。动脉粥样硬化，管腔缩小、狭窄亦可出现搏动性耳鸣。贫血者因心脏输出量增加引起搏动性耳鸣。

（2）内分泌代谢疾病

甲状腺功能亢进症或甲状腺功能减退症均可引起搏动性耳鸣。糖尿病、自身免疫性疾病、维生素缺乏症、碘或锌缺乏、肾病等引起耳鸣的发生率较高。

（3）神经精神疾病

脑膜炎、脑震荡、脑干肿瘤和血管病变皆可引起耳鸣，称为中枢性耳鸣。精神状态与耳鸣的产生有一定关系，精神紧张可引起血液循环改变，促发耳鸣。

9. 颈部疾患也会导致耳鸣吗？

除了耳部疾患、血管疾病等会引起耳鸣之外，一些颈部的疾患也会出现耳鸣现象，如颈部肿瘤（常见的由甲状腺癌和淋巴瘤）和其他的一些颈部疾患。

颈部疾患引发的耳鸣与颈动脉有着直接的关系。颈动脉有左右两侧，沿食管、气管和喉的外侧上行，到了甲状软骨分为颈内动脉和颈外动脉，在患者转动脖子时会发现一块明显的肌肉，从耳旁到胸骨处，这块肌肉就是胸锁乳突肌。在这块肌肉的内侧，可以明显摸到颈动脉的搏动，颈动脉受到压迫，便会引发耳鸣。耳鸣的特点为持续性、低音调，随体位变化，耳鸣的程度会有所不同。

10. 哪些药物中毒会导致耳内损伤或耳鸣？

所谓药物中毒性耳聋（简称药物性耳聋），就是因使用某种药物或接触某些化学制剂而引起的耳聋。其症状以耳鸣为主，小部分患者甚至完全丧失听力。

大剂量奎宁、奎尼丁、氯喹等药物，可引起剧烈耳鸣，但停药后会好转，多不影响听力。庆大霉素、链霉素、卡那霉素等药物，对听神经及前庭神经均有损害，可出现耳鸣，若不及时停药，可迅速发展成耳聋，并难以恢复。

由于耳毒性药物引起的耳鸣是直接损害内耳的感觉神经细胞，而人体的神经细胞一旦死亡就很难再生，所以，对于药物中毒性耳聋，要做到早期防范、及时发现和早期诊断。

11. 什么情况下会产生"幻听"现象？

幻听是一种歪曲或奇特的听觉，并没有相应的外部声刺激作用于听觉器官。病人有时会听到有人在喊救命，但这种声音在现实的外部声场中并未存在。

引起幻听的原因有心理因素，如过度精神紧张；身体某部疾病，如听觉中枢障碍或精神病；药物作用，如吸食或注射过量麻醉剂，吸食大麻及错食致幻物质，药物过敏等。

现代临床研究认为，幻听是大脑听觉中枢对信号错误加工的结果。我们面对的并非无声的世界，正常人的听觉将内外部的声音信号正确地向听觉中枢传输，幻听者由于听觉中枢出现障碍，将声音信号歪曲或夸张，甚至按主观意图加以改造，因此是种听觉变态。

12. 为什么单侧耳鸣要警惕听神经瘤？

一侧耳鸣、耳内有嗡嗡声，听觉不灵敏，伴有头晕、行走不稳。这些症状也可能是一种耳科疾病——听神经瘤的临床表现。

听神经瘤系原发于听神经鞘膜上的良性肿瘤。当肿瘤在 2 厘米以内时通常仅有耳科学症状，如耳鸣、听力下降、眩晕等。超过 2 厘米时，肿瘤开始推压脑干、小脑及其他颅神经，患者逐渐出现耳神经学症状。但由于中枢神经系统的代偿，神经学症状常常很轻微，并不易引起注意。肿瘤生长超过 3 厘米后，脑干、小脑明显受压变形，患者出现明显的头痛、呕吐、走路不稳，脑疝可随时发生，导致病人死亡。

第四节

耳道分泌物的信息

耳道分泌物一般指耵聍，即俗说的耳屎。正常的耳屎不但不是病，还有保护耳朵的作用。一旦耳屎过多，耳屎湿油性或耳道流出其他液体，就属于病理现象了。我们可以从耳道的这些分泌物所提供的信息判断疾病的情况。

1. 怎样通过耳道溢液进行望诊？

当外耳、中耳或耳朵附近的组织发生不同病变时，耳道的溶液可出现不同的颜色变化。医生可借助这些分泌物的颜色来诊断疾病。

绿色脓液：即耳道内流出又脏又臭的绿色脓液。常见于因绿脓杆菌感染所致的慢性化脓性中耳炎，或因中耳乳突手术和中耳炎的颅内并发症合并绿脓杆菌感染。

黄色脓液：外耳道皮肤感染引起的疖肿，在脓肿成熟自行破溃或做切开排脓手术后，耳道内可流出黄色脓液。慢性化脓性中耳炎患者，因感冒或污水进入耳道，诱发中耳腔重复感染，也可流出黄色脓液。一般经采用抗生素滴耳剂后，黄色脓液可以逐渐减少或消失。

棕褐色液：某些人耳道内耵聍分泌特别多，呈稀泥浆状湿性物，俗称"油耳屎"，有时耵聍可呈棕褐色液从耳道流出。对此人们不必惊慌，必要时可去医院医治，切勿擅自用火柴梗、发夹、毛线针等挖耳，以免耳内感染。

黑色液：患有急性坏死性中耳炎或耳内恶性肿瘤的人，耳道内可有坏死物混合脓液形成的黑色液流出。当施行癌肿切除术或抗癌治疗后，黑色液即会减少或消失。

红色液：当患有耳道乳头状瘤或恶性癌肿时，耳道内可流出少量无痛性红色液体。此时，应及时去医院检查，必要时可做病理组织切片检查，做到早期诊断，早期治疗。

无色液：当头颅外伤、中耳手术时损伤了脑膜，耳道即刻有无色液流出，这实质上是脑液外漏。对此要提高警惕，并积极予以治疗，防止脑膜炎、脑脓肿等并发症。

白色液：较少见。如患有胆脂瘤性中耳炎时，耳道内可见白色胆脂瘤皮屑，并具有特殊臭味。

因此，一旦出现耳道溢液，不管它是什么颜色，都应尽早诊治，以免贻误病情。

2. 耳屎有什么作用？

从物理性状看，耳屎通常呈淡黄色蜡样干片状物质，味苦，不溶于水、酒精或乙醚。从化学分析来看，耳屎含有油、硬脂、脂肪酸、蛋白质和黄色素，还有 0.1% 的水以及少许白垩和钾、钠等元素。

耳屎因富含油脂，它可以滋润耳道皮肤上的细毛，这些细毛能阻挡由外界吹进来的尘埃颗粒。耳屎和细毛还能防止昆虫等微生物对耳朵的侵害。偶然闯进来的小虫等碰上密茸茸的细毛，被挡住去路；耳屎味苦，当小虫尝到耳屎的苦味后，便会"知难而退"。此外，富含油脂的耳屎能使耳道保持一定的温度和湿度，尤其对耳道深处的鼓膜可使其不致干涸，从而使鼓膜经常处于最佳运动状态。

富含脂肪酸的耳屎，在耳道皮肤表面形成一层酸膜，使外耳道处于酸性环境，具有轻度的杀菌作用。经证明，耳屎里的化学成分能抑制好几种细菌的生长、繁殖。

耳屎和细毛，不仅能吸附进入耳道的灰尘和微生物，保持耳道的清洁，而且还能使耳道空腔稍稍变窄，对传入的声波起到滤波和缓冲作用，使鼓膜不致被强声所震伤。

由此可见，正常的耳屎不是废物，对保护听觉器官还是有一定功劳的。

3. 为什么不要经常掏耳屎？

外耳道皮肤中有许多汗腺及皮脂腺，它们不断地分泌液体至外耳道中，这些液体量很少，但黏性很大，能将灰尘及皮肤的脱鞘粘在一起，经过一段时间的积聚即形成耳屎。耳屎积聚过多时，会引起耳痒及堵塞感。所以，经常挖耳道，会使耳道内变得比较干燥，皮肤则容易发炎及产生瘙痒感。耳朵一痒就会想去挖它，结果就是愈挖愈干燥，愈干燥就愈痒，愈痒就愈挖，如此恶性循环。

很多人缺乏医疗知识，感觉耳内痒时，就随便用火柴棒等硬物搔痒，这样容易导致外耳道外伤，引发外耳道内疾患。所以我们最好不要经常掏耳朵，平时耳内痒时可以用棉棍轻轻在外耳道转动，然后耳朵朝下，耵聍则可自行出来，尽量做到不用指甲、铁签等硬物掏耳。另外不要形成经常挖耳的习惯，一般一周一次为宜。

4. 为什么耳垢增多要警惕糖尿病？

耳朵经常痒痒，耳垢明显增多，如果有糖尿病家族史的人出现这些情况，要警惕是否被糖尿病缠上了。

糖尿病患者由于耵聍腺及皮脂腺分泌旺盛而容易形成较多的耳垢，从临床看，形成的数量常与病情的严重程度成正比。在糖尿病的早期，通常是糖耐量减低阶段，这时，只是"准糖尿病病人"，不用服药，通过饮食、运动可以将血糖控制在正常水平。而耳垢增多的阶段，比糖耐量减低还要早一些，是"隐性糖尿病病人"，控制血糖达标更容易一些。有试验表明，健康人的耳垢中不含葡萄糖或含量甚微，而糖尿病患者的耳垢中葡萄糖的含量多在 0.1 微克。

因此，有家族史、肥胖、肚子大腿细的人，在出现耳朵的不适后要考虑到是否糖尿病导致的，应及早去医院做检测。

5. 耳内瘙痒是怎么回事？

耳道内正常时不痛不痒，少许耵聍分泌物随人体活动自然脱落出来。但有时其内部也会出现异常征象，如有的人经常会感到耳内瘙痒。

耳内瘙痒可能是感染上了外耳道霉菌病，应及早去医院求医，而不要用火柴棒、牙签等搔痒，以防造成外耳道外伤，并发外耳道炎及外耳道疖等症。霉菌是无孔不入的，由于人的体温对霉菌适宜，加之外耳道的潮湿和阴暗，这就给喜潮怕光的霉菌以繁殖发展提供良好的场所。若个人不太讲究卫生，喜欢用手到处乱摸，或者是用有脚癣者的擦脚毛巾及抠了脚丫的手再去擦、挖耳道，便会把霉菌带入外耳道使其受霉菌感染。这在医学上称为"外耳道霉菌病。"

6. 与湿性耳垢相关的疾病有哪些？

耳垢系指外耳道耵聍腺分泌出的液体干结后的物质。耳垢通常有两种，一种又湿又厚，另一种又干又薄。湿性耳垢即人们所说的"油耳"，"油耳"又名湿型耵聍、湿耳朵、软耵聍、油状耵聍等。据科学研究发现，耳垢湿性与某些疾病有一定的关系。

一般来说，湿性耳垢的人，其体内血脂水平要高于干性耳垢的人，所以他们动脉粥样硬化发生率比后者高些。另外，湿性耳垢的妇女患乳腺癌的危险性要比干性耳垢者高一倍。

7. 哪些疾病可导致耳道流脓？

耳道流脓可见于外耳道疖肿或慢性中耳炎。外耳道疖肿，常为掏耳或外耳道炎未愈而引起；也可因洗澡或游泳，耳道内进水后使表皮软化，细菌乘虚而入引起感染；慢性病病员有肾炎、糖尿病、慢性便秘者也易罹患此病。此病早期时，应使用抗菌素控制感染，还可作耳部热敷或理疗，如疖肿成熟，则应切开排脓。

慢性中耳炎系耳科最常见的疾病，多因急性化脓性中耳炎治疗不及时、不彻底或鼻咽部及邻近器官炎症反复发作所致。其特点是，长期或间接性流脓、鼓膜穿孔或耳聋。由于中耳炎为一种持续不断的化脓性感染或慢性刺激的疾病，常引起中耳腔内所含氧气和二氧化碳比例失调，血液循环和营养发生障碍，致使中耳腔上皮细胞逐渐演变成多层鳞状型或分泌型上皮，组织细胞在增生分化过程中易发生癌变。

预防外耳道疾病，平时就要养成良好的生活卫生习惯，如禁止掏挖耳朵，外耳道要保持干燥洁净等。

8. 耳道发堵的原因是什么？

耳道发堵，即耳朵有憋闷和堵塞的感觉。这一症状与某些疾病有着一定的关系。如，当人感冒的时候，如果病菌侵犯了耳的相关部位，则耳道就会被堵塞；中耳炎病症也会造成耳道的堵塞。此外，耵聍积聚时刻堵塞耳道，听力会受到影响。一旦耳道内进水，耵聍会发生膨胀，紧紧压迫耳道产生耳痛。

另外，乘坐飞机的过程中，飞机在起飞时大气压力迅速降低，会让耳

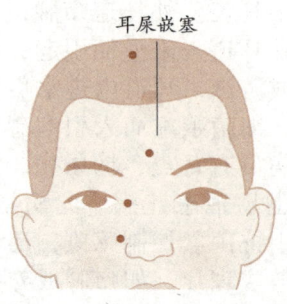

朵出现堵塞样感觉，少数人还可能会产生短暂的听力障碍及耳道疼痛。

9. "耳漏"是怎么回事？

正常情况下，外耳道内除了一些上皮脱落和少许干性耵聍外，多数人外耳道总是干净的。如果发现外耳道内不断有异常液体积聚或流出，医学上称为耳漏，意思是外耳道内有液体流出。耳漏可来自外耳道、中耳以及中耳周围组织不同的部位。

耳漏是慢性化脓性中耳炎最常见的症状，耳漏性质由水样到黏稠恶臭皆有。有的病人是持续性耳漏，有的则偶尔耳漏。重听也是重要症状，一般若骨传导正常（指内耳听觉功能良好），仅20 30分贝的传导性听力障碍，病人多能适应社会生活。然而长期的慢性中耳炎，在反复流脓后，细菌的毒素或耳药物中的耳毒性物质都可能经由耳圆窗膜渗入内耳，而渐渐损害内耳听觉功能，形成混合型听力障碍。此时病人会渐渐感觉听力不足。中耳黏膜与听小骨受损害后，听力也会减退。

10. 耳屎跟咳嗽有关吗？

耳道被耳屎栓塞了，到医院用专用器械将积存在耳道内的耳屎进行了冲洗治疗后，不仅感到耳朵听得更清晰了，而且频发的咳嗽也好了。耳屎跟咳嗽有关吗？

正常情况下，外耳道表面附有一层薄耵聍，可自行脱落排出。但有人耵聍分泌过多，或外耳道皮肤有慢性炎症、外耳道狭窄、畸形等，就不易排出，耵聍与进入外耳道内的灰尘等物混合成团块，阻塞外耳道，称为耵聍栓塞。

耵聍栓塞的症状有耳闷、耳鸣等。如损伤外耳道上皮或进水后，可使症状加重，有的可引起疼痛，甚至可因耵聍膨胀，引起听力突然减退。如用不卫生的耳勺或其他物品挖耳道，可发生炎症甚至糜烂流脓。如果耵聍压迫鼓膜，刺激了耳支迷走神经，传递到神经中枢，就会发生反射性咳嗽。

11. 为什么耳屎阻塞能导致小儿痴呆？

耳屎有保护外耳道皮肤、黏膜及黏附灰尘、小虫等异物的作用。但小儿耳屎分泌过多，要引起注意，可能会导致小儿痴呆。当外耳道被大量耳屎阻塞住，小儿正常的听力水平会下降，同时会影响到孩子其他系统的发育，其协调平衡的能力也会受到了一定的影响，久而久之，会导致小儿痴呆症，所以家长应该引起足够的重视。但要注意，给婴儿挖耳屎很危险，轻则把外耳道皮肤刮破，重则造成骨膜穿孔。必要的话，最好去医院，请医生用专用器械将耳屎去除。

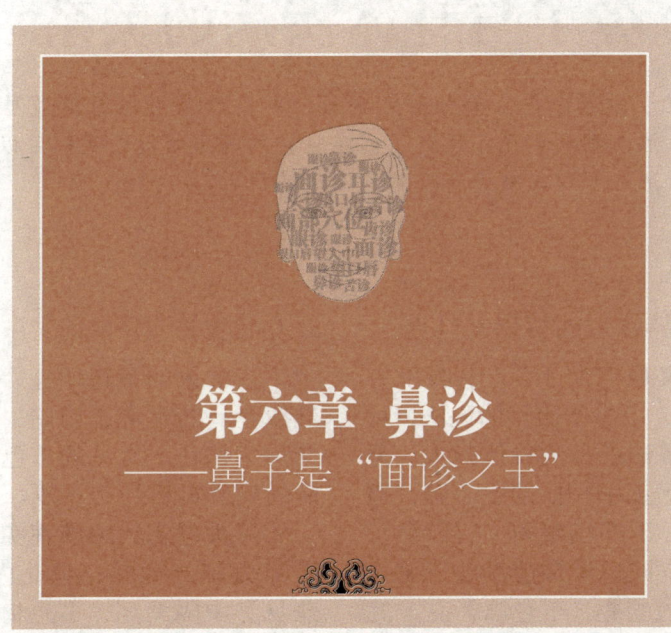

第六章 鼻诊
——鼻子是"面诊之王"

第一节
鼻子与身体疾病的关系

鼻部位于面部中央，集五脏之精气，并且作为胚胎时期最早成型的器官，鼻子从形态到颜色无不反映了内在脏腑的健康状况，我们可以通过观察鼻的色泽、形态变化等来诊断疾病，确定其预后。

1. 中医望鼻诊病的依据是什么？

鼻子又叫"面王"，中医里有"上诊于鼻，下验于腹"的说法，可见在面部望诊中鼻的价值颇大。鼻子位于面部正中，根部主心肺，周围候六腑，下部应生殖。所以鼻子及四周的皮肤色泽最能反映五脏六腑的疾病。《灵枢·五色篇》说："庭者，首面也，阙上者，咽喉也；阙中者，肺也；下极者，心也；直下者，肝也；肝左者胆也，下者，脾也；方上者，胃也；中央者，大肠也；狭大肠者，肾也，当肾者，脐也；面王以上者，小肠也；面王以下者，膀胱、子处也"。由此可见鼻与脏腑之间的密切关系。

鼻诊是中医望诊中的重要组成部分，它是通过观察鼻的色泽、形态变化以及呼吸时的动态改变来诊断疾病的，有分病性、别病位、测病势、断预后的临床意义。随着中医望诊的不断发展，鼻诊在其中也发挥着越来越重要的作用。

2. 鼻色变化与疾病的关系有哪些？

正常人的鼻色明亮、红润，为健康色。若见鼻色晦暗、赤红、青紫均为病色。常见的鼻色变化与疾病的关系如下：

鼻头色赤：为肺脾实热，鼻头微赤为脾经虚热；鼻孔内缘赤红，兼见鼻中隔溃疡，多患梅毒。鼻孔外缘红，是肠内有病的表现，多数肠内有寄生虫。此外，妇女鼻翼部见于赤色者，多为妇科疾病，如月经不调、闭经。

鼻部色黄：表示里有湿热，如面目俱黄，是黄疸，见于急性黄疸性肝炎。

鼻部色白：多见气血两虚，为贫血表现；若鼻尖色白而有白色粟粒小突起，常有经期延后，经色淡而量少。

鼻头色青：是疼痛的征象，往往是腹部剧痛；若鼻尖色青而又有红色粟粒样小突起，是肝胆火旺或下焦湿热，或内分泌不调。妇女为经血暗红而量多，小腹呈持续性坠痛；色青黄者，多见于淋症患者。

鼻部色黑：是水气为患，多见胃病；男子鼻翼部出现黑色，下连人中，多见腹痛及阴茎、睾丸抽痛；妇女鼻翼色黑，见月经不调或痛经。若鼻黑如烟熏者，表示病情危重。

鼻尖色蓝：鼻尖部呈紫蓝色者，为患心脏病的征象。

3. 为什么说鼻部色诊在疾病诊断中非常重要？

色诊属中医望诊的范畴，是通过观察颜面五官气色变化了解病情的诊断方法。它是中医的独特诊法，为历代中医学家所重视，在中医望诊中的地位可见一斑。

鼻部是人体面部重要的器官之一，也是全息现象最完整、最明显的代表部位之一，鼻部色诊即根据鼻部不同部位的色泽变化，来诊断病症的发生。鼻部色诊在疾病的诊察中是非常重要的。我国的传统医学也有相关的论述，《灵枢·脏腑病形篇》说："十二经脉，三百六十五络，其气血皆上于面而走空窍"。这就是通过观察面部颜色的变化，来达到诊断病症的目的。

鼻部的颜色变化通常为红色、黄色、白色、青色、黑色、蓝色以及棕色等，根据中医鼻诊的理论，不同的色调即是不同疾病的反应。

4. 山根色诊的原理是什么？

山根，又称下极，位于鼻根部，两目内眦之间。根据《内经》"中以候中"的原理，山根部位正好候心。山根位于两目内眦之间，由于手少阴心经脉"还目系"，手太阳小

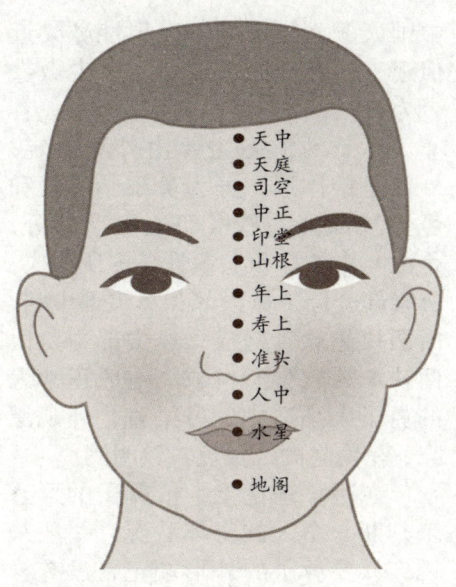

肠经脉到达目内眦，心又与小肠经脉相表里，其经气均能上达目内眦间。因此，山根的色泽变化最能反应心气的存亡，通过临床观察发现，很多的心脏病人山根部均显现白色，心阳虚时尤甚。在心血瘀阻时轻则现青色，重则紫暗。

需要说明的是：山根色诊的方法尤其对四岁以下的孩子有较明显的效果。因为幼儿的肌肤与成人不同，比较薄弱，身体内部的疾病较容易显示于外。如：小儿山根青灰表示心阳不足；山根色青可能会发生惊风；发暗又可能出现厥气等。总之，山根色诊对心脏及小儿临床观察极有价值，应加以研究及发展。

5. 健康的鼻形应该是怎样的？

鼻子位于面部中央，向前隆起呈长三角形椎体状，对构成容貌起重要作用。在形态上，个体差异较大，因种族不同也会有很大的差异。

中国人颜面较纤巧。以男性鼻梁近似笔直，女性微呈凹弧，鼻尖微翘者为美。

鼻子的形态主要由外鼻决定，外鼻呈锥体形，分为鼻根、鼻梁和鼻尖三部分。鼻根部位鼻形部分，是由两块鼻骨和上颌骨鼻突所构成；鼻梁部分位于鼻根部和鼻尖部中间，由两块鼻软骨构成；鼻尖部主要由两块鼻翼软骨所构成。一般正常人的鼻子大小适中，鼻梁直，外观漂亮，呈隐隐的红黄色，较明润。

在医学理论上，依鼻子的形态来判断一个人的身体状况，一般来说，只要鼻子的外形端正，没有异常颜色，没有明显的畸形，都是正常的、健康的表现。

6. 根据鼻形能诊断哪些疾病？

前面已经讲到鼻的各部与内脏相应，当内脏发生疾病后，其相应的部位就会有所反应，如色泽变化等。而鼻的形态发生改变，也能反映出内脏的病理变化。

（1）鼻尖小而薄者，这种人呼吸器官和生殖系统容易患病。

（2）看鼻孔的下缘，鼻孔大的人气管不好，是支气管过细的表现。

（3）鼻子大而硬者，可能有动脉硬化，或胆固醇太高，心脏脂肪积累太多。

（4）鼻子发生肿块，表示胰腺和肾脏有毛病。

（5）鼻尖红肿，心脏可能肿大。

（6）鼻部出现碎小疙瘩，形如黍屑，色赤肿痛，破后出白色粉汁，为肺经血热壅滞。

（7）鼻梁垮塌如鞍鼻，伴有湿糜、溃烂为梅毒。

（8）鼻根部出现静脉怒张，显示有肠内瘀血。

（9）鼻子歪斜，与脚有一定关系，如鼻尖歪向哪一侧，则哪一侧的脚有疼痛。另外，鼻子歪斜还可见于面神经麻痹。

（10）鼻梁根高者，脚踝有病，多数内踝压痛，但左右相反。

7. 什么原因可导致外鼻肿胀？

外鼻肿胀是鼻在形态上的变化之一，是某种疾病的反应。

依据中医理论，外鼻肿胀是邪气实正气衰的表现。邪正盛衰，是指在疾病过程中，致病邪气与机体正气之间的盛衰变化，决定着病肌的虚或实，从中可以看出疾病的发展变化。在疾病的发生、发展及其转归的过程中，邪正的消长盛衰不是不变的，在一般情况下，正盛邪退，疾病则趋向于痊愈或好转；邪盛正衰，疾病则趋向于恶化，甚则可以导致死亡。

另外，外鼻肿胀也可能是由于外伤而引起的鼻部形态特征。

8. 鼻疔指的是什么病症？

依据中医理论，如内热过多，风热客于肺经，长时间积蕴，则会导致疔症。在临床诊断中，鼻疔会导致鼻窍出现异常。

鼻疔是指鼻前孔附近皮肤红肿、糜烂、结痂、灼痒，有经久不愈、反复发作的特点，为鼻科较常见之病，相当于西医的鼻前庭炎。以小儿为多见。鼻疔发病与肺、脾关系比较密切，多因外感风热之邪，或鼻疾脓涕浸渍鼻前孔肌肤，外邪引动肺热而发，或因小儿乳食不调，久病虫疾，致使脾胃不健，运化失职，湿浊内停，湿热上犯而致。小儿脏腑娇嫩，易因脾虚湿滞而致病。湿热循经上蒸，壅结鼻窍，腐蚀肌肤，则鼻窍肌肤糜烂潮红，湿浊灼腐肌肤，久积黄浊厚痂，故流溢脂水，结黄浊厚颜；因湿性黏滞不易速去，湿热伏留不散，故病情缠绵，反复发作。

鼻疳总的治疗方法是清肺清脾，可以内服中药渣再煎水热敷局部。另外，病人要注意，不可因痒或结痂而用手指挖鼻，有结痂者要待其自脱，以免加重病情延长病程。饮食上忌食辛辣炙煿及腥荤发物等，对小儿尤应注意调节饮食。

9. 鼻内肌膜出现不适是由什么疾病引起的？

依中医理论，鼻内肌膜出现肿胀主要是由肺脾气虚、寒湿之气在鼻窍滞留而形成的。这是某些鼻部疾患的反应。

医学上，这种症状见于萎缩性鼻炎。鼻炎是一种发展缓慢，以鼻黏膜、骨膜及鼻甲萎缩，嗅觉消失，鼻腔内有结痂形成特征的鼻病。本病可分为原发性和继发性两种，原发性病因不明，可能与遗传因素、营养不良、代谢紊乱、内分泌失调等有关；继发性多由局部因素或多次鼻腔手术所引起。

鼻痔也可导致鼻内肌膜肿胀。按中医的说法，发生于鼻腔内的赘

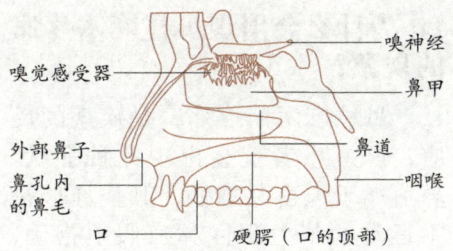

生物称鼻痔，现代医学称为"鼻息肉"。鼻息肉是一种常见鼻病，多发于20～30岁的年轻人。因为其形状像海息肉，故称为鼻息肉，其外观很像肿瘤，但不是真正的肿瘤，而是鼻腔和鼻窦黏膜极度肥厚水肿形成的。

10. 鼻子内外生有小颗粒是怎么了？

在鼻子的内外生出很小的颗粒，有麻或痒之感，中医认为，这是肺经风热的表现。由肺经风热引发的鼻部疾患主要表现为鼻渊。

鼻渊，是指鼻流浊涕，如泉下渗，量多不止为主要特征的鼻病。常伴头痛、鼻塞、嗅觉减退、鼻窦区疼痛，久则虚眩不已。现代医学认为本病是鼻窦黏膜的化脓性炎症，最多见的为发生于感冒、急性鼻炎之后。此外过敏性体质及全身性疾病如贫血、流感等亦可导致本病的发生，邻近病灶感染，如扁桃体肥大、腺样体肥大，某些磨牙根部感染及鼻部外伤，异物穿入鼻窦，游泳时跳水姿势不当（如立式跳水），污水进入窦内等直接伤及鼻窦，均可引起感染。还有如鼻中隔弯曲，中鼻甲肥大、鼻息肉、肿瘤等鼻腔疾病，妨碍鼻窦通气引流亦可引发本病。

11. 为什么会出现鼻柱麻木疼痛的现象？

鼻柱麻木而疼痛，是疾病的反应，鼻疽患者就会出现此种症状。鼻疽属于人畜共患病，其病原体是不运动的革兰阴性鼻疽假单胞菌，主要引起马驴骡等牲畜得病。人对鼻疽十分易感，主要是接触感染动物致病的。病的体征是在鼻腔、喉头、气管黏膜或皮肤形成特异的鼻疽结节、溃疡或瘢痕，在肺脏、淋巴结或其他实质性器官产生鼻疽结节。可通过病原学及血清学方法进行诊断。

另外，疠风也会导致鼻部麻木而疼痛。疠风，俗名"大麻风"。因感触暴厉风毒，邪滞肌肤，久而发作。初起先觉患部麻木不仁，次发红斑，继则肿溃无脓，久而漫延全身肌肤而出现眉落、目损、鼻崩、唇反、足底穿等严重征候。

12. 鼻子出现什么症状是梅毒的表现？

中医鼻诊中，如鼻窍糜烂，鼻黏膜上出现暗红色的斑疹和杨梅痘，随着病情的不断发展，而导致鼻准萎缩，鼻梁垮塌，则为梅毒的信号。

梅毒是由苍白螺旋体，即梅毒螺旋体引起的一种慢性性传播疾病。可以侵犯皮肤黏膜及其他多种组织器官，可有多种多样的临床表现，病程中有时呈无症状的潜伏状态，病原体可以通过胎盘传染给胎儿而发生胎传梅毒。梅毒的危害是巨大的，梅毒螺旋体结构变异、产生抗药性，进一步增加了治愈的难度。同时，螺旋体变异后，毒性增强，对身体器官的损伤程度加重，而且变异后病情发展迅速，对身体的致残率增加，会危及患者的生命。

13. 鼻疮的症状有哪些？

鼻疮指鼻孔内刺疼，色红，甚则鼻毛脱落，干燥易结痂，多由肺热引起。《医宗金鉴》卷六五认为："由肺经雍热，上攻鼻窍，聚而不散，致成此疮。"治宜清热解毒，可服黄连解毒汤加紫花地丁等。反复发作者，可用六味地黄汤加减，也可外涂黄连膏、美容膏。

该病有急性和慢性两种。急性者自觉鼻孔灼热疼痛，鼻孔皮肤红肿，尤以外侧为著，可覆有干痂，触摸会很痛。慢性者鼻孔干痒热痛，局部皮肤粗糙开裂，鼻毛脱落或有干痂，会反复发作。

本病在预防护理上是十分关键的，平时要养成较好的生活卫生习惯，禁止挖鼻，成人禁拔鼻毛；多涕儿童及鼻炎患者要注意经常擦净鼻涕，使鼻腔保持通畅及干净；积极治疗一切鼻腔病；禁止用肥皂水洗患处。

14. 鼻子的大小与什么有关？

鼻子的大小与呼吸功能的强弱有关。

鼻子长得大而挺的人，由于呼吸器官发达，生理构造和机能状况也非常良好，因此能够大量而顺畅的呼吸空气。鼻子看起来相对较小的人，则可能会有呼吸道虚弱的倾向。

鼻腔具有调节进入体内空气温

度的作用。从体外进入人体的冷空气，通过鼻腔的时间仅仅0.5秒。而鼻腔必须在这极短的时间内将空气调节成接近人体温度的30摄氏度和湿度90%以适应体内环境，这相当于空气调节器的功能。空气的温度愈低，使之接近身体温度所需的时间也就相对延长，因此也有人说，这就是为何北方人的鼻子较高挺，而南方人的鼻子较扁平的缘故。

15. 鼻头长痘是什么原因引起的？

从皮肤角度来看，容易长痘痘的肌肤，其角质抵抗力也比较弱，一旦接触到刺激物质影响，都会促使肌肤的新陈代谢脚步加快，角质便容易堆积，阻塞毛孔。当毛孔阻塞后，还未成熟的角质细胞因新陈代谢的加快而被推到肌肤表面，造成干燥、粗糙的肌肤纹理表面，又接触到外在刺激等影响后，造成恶性循环的痘菌生成。

从身体内部角度来看，鼻头长痘的原因可能是由于胃火大，消化系统异常等。

16. 哪些原因会导致鼻头很红？

鼻子具有帮助进入体内的冷空气加温的作用。当天气变冷的时候，鼻头会容易变得红红的，这就是因为鼻腔内的血液全都集中到了鼻头，以便迅速将吸入的冷空气加温的缘故。

吃辛辣的食物或是挖鼻孔过度时，也会刺激鼻子发红，不过这些都只是暂时的现象。

有的人无论在什么情况下鼻头总是红红的，我们称之为"酒糟鼻"。

酒糟鼻又名玫瑰痤疮，是一种发生于面部中央部分以红斑和毛细血管扩张为主的慢性疾病。

此外，在饮酒过量而造成肝脏负荷过重的人身上，也可经常看到鼻头发红的状况，这是因为体内为了分解酒精而将血液滞留于肝脏所产生的微血管扩张导致的。

17. 鼻子发红是毛囊虫在作怪吗？

毛囊虫是人体皮肤感染的一种最普遍的寄生虫病，医学上称为"蠕形螨"。由于毛囊虫感染侵犯人体脸部皮肤，不仅发生红鼻子（俗称酒糟鼻），严重者还可毁人面容，因此不可忽视。

毛囊虫是一种针尖大小的节肢动物，成虫长为0.1~0.4毫米。因为虫子较长，外形呈纺锤状，很像蠕虫，故名"蠕形螨"。毛囊虫主要是接触传染的，在新生儿身上一般查不到毛囊虫，可通过喂乳、亲吻等由大人传染给婴幼儿。一旦发病，主要表现是皮肤潮红、粗糙，出现红斑丘疹或脓疮丘疹等。毛囊虫大多数寄生在面部皮脂腺丰富的部位，如鼻尖、鼻唇沟、额部及颈部。由于鼻部皮脂腺特别丰富，故容易形成红鼻子。也可发生在口周围，称口周围炎；发生在眼睑部，即是眼睑炎；有时可累及两颊，甚至整个面部的皮肤。

18. 哪些原因会引起鼻甲肥大？

鼻甲肥大是指鼻甲长期受到炎症的刺激引起鼻甲黏膜水肿，导致鼻腔阻塞。鼻甲肥大一般由慢性单

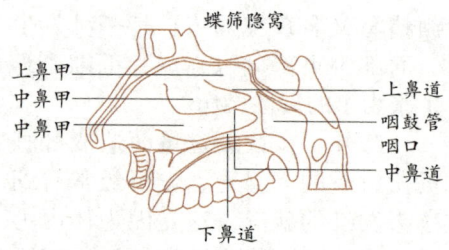

纯性鼻炎发展而来，黏膜上皮纤毛脱落，变为复层立方上皮，黏膜下层由水肿继而发生纤维组织增生而使黏膜肥厚，久之，可呈桑葚状或息肉样变，骨膜及骨组织增生，鼻甲骨骨质也可呈肥大改变。

除此之外，慢性鼻窦炎、咽喉扁桃体炎、慢性扁桃体炎等也会出现鼻甲肥大。由于患者平时不讲究卫生，生活环境空气污浊，导致有毒物质衍生，鼻甲肥大也会出现。

鼻甲肥大的治疗方法有手术、微波以及射频消融术，该症手术操作简单、无需住院。在日常生活中，要注意保暖，尽量减少感冒，因为长期的感冒会导致慢性鼻炎，而鼻甲肥大往往都是由于慢性鼻炎引发的。

第二节

从呼吸看健康

正常呼吸是比较均匀、规则、无声、不费力的，一般是在无意识中进行，但有时也可随意识改变深度和频率。如果呼吸变得费力、不规律或有异味，都是疾病的现象。我们可以根据呼吸的情况来了解身体的健康状况。

1. 健康的呼吸是怎样的？

人的呼吸过程包括三个互相联系的环节：外呼吸，包括肺通气和肺换气，气体在血液中的运输；内呼吸，指组织细胞与血液间的气体交换。呼吸系统是由鼻腔和喉咙中的通气管、两个肺，以及一条连接喉咙与肺部的长长的气管组成。

正常呼吸是比较均匀、规则、无声、不费力的，一般是在无意识中进行，但有时也可随意识改变深度和频率。正常呼吸的频率是16～20次/分，呼吸与脉搏之比为1∶4。男性、儿童以腹式呼吸为主，女性以胸式呼吸为主。

呼吸具有一些生理变化：婴幼儿呼吸频率较成年人快，但老年人稍慢；同年龄女性快于男性；其他活动如情绪激动、环境温度升高时，均可使呼吸增快；休息和睡眠时呼吸较慢。

2. 呼吸时鼻孔张缩异常是哪些疾病的先兆？

呼吸时，鼻孔张缩异常，并且在吸气时，鼻孔会开大，这是疾病在鼻部的反应。

大叶性肺炎患者往往会出现呼吸时鼻孔张缩异常的现象。该病主要是由肺炎链球菌引起，病变累及一个肺段以上组织，以肺泡内弥漫性纤维素渗出为主的急性炎症。

支气管哮喘是一种可以导致呼吸时鼻孔异常的常见病，是由多种细胞参与的慢性气道炎症。在易感者中此种炎症可引起反复发作的喘息、气促、胸闷和咳嗽等症状，多在夜间或凌晨发生。

还有一类哮喘是心脏疾病所引起的，称心源性哮喘。心源性哮喘也会使患者在呼吸时出现鼻孔张缩异常的症状。这类病人通常是由冠心病、风湿性心脏病、心肌病或高血压病等发生引起的哮喘。这种哮喘常在夜间发作，多在睡熟后1～2小时突然发生呼吸困难。病人会因为气憋而突然惊醒，被迫坐起来喘气、咳嗽。

3. 潮式呼吸是怎么回事？

潮式呼吸又称陈—施氏呼吸，是

一种周期性的呼吸异常。

潮式呼吸的特点是开始呼吸浅慢，以后逐渐加快加深，达高潮后，又逐渐变浅变慢，而后呼吸恢复正常数秒（约5~30秒）后，再次出现上述状态的呼吸，如此周而复始，其呼吸运动呈潮水涨落般的状态，故称潮式呼吸。

潮式呼吸发生机理：当呼吸中枢兴奋性减弱时，呼吸减弱至停，造成缺氧及血中二氧化碳潴留，通过颈动脉体和主动脉弓的化学感受器反射性地刺激呼吸中枢，引起呼吸由弱到强，随着呼吸的进行，二氧化碳排出，使二氧化碳分压降低，呼吸再次减弱至停止，从而形成周期性呼吸。这种呼吸常见于脑溢血、颅内压增高病人。

4. 间停呼吸常见于哪些病人？

间停呼吸，又称毕奥氏呼吸。其表现为呼吸和呼吸暂停现象交替出现。常常是有规律的呼吸几次后，突然暂停呼吸，周期长短不同，随后又开始呼吸，如此反复交替出现。间停呼吸同潮式呼吸一样，为呼吸中枢兴奋性显著降低的表现，但比潮式呼吸更为严重，多在呼吸停止前出现。

间停呼吸在临床上多发生于中枢神经系统疾病，多因颅内病变而导致的各种疾病，如脑炎、脑膜炎、颅内高压及某些中毒现象。颅内发生的病变占据了颅腔内固定的容量，而对颅内组织产生挤压，或对血管、硬脑膜也产生一定的影响，从而导致疾病的发生。随着病变的不断发展，该症也会不同程度地加重。所以，近年来，医学上对颅内病变进行了更多的关注，研究也取得了一定的成果。

5. 为什么会出现"点头呼吸"？

头随同呼吸上下移动，即点头呼吸，在医学上，和前述的间歇呼吸一样，也是一种特殊的呼吸形式。因为病人吸气深长时，头向后仰，呼气短促，头又向前恢复原位，在这整个过程中，病人随呼吸而出现有节奏的后仰和前俯，上下移动，如点头状，所以在医学上被称为"点头呼吸"。

点头呼吸多表示病人处于极度衰竭状态，生命垂危，是濒死的一种先兆。如急性小儿肺炎，是儿科中较严重的一种病，会危及幼儿的生命，患者大多有咳或喘，且程度较重，常引起呼吸困难。如果病人呼吸频率不协调，太慢或快慢不等，且胸廓呼吸动度明显变小，此时往往会出现点头状呼吸，两侧鼻翼一张一张的，口唇发紫，这是病情危重的表现。

6. 根据呼出的异常气味可诊断出哪些疾病？

健康的人与患病的人呼出的气体是不一样的，所以，在临床实践中，医生往往会根据人体呼出的气体特点来诊断相应的疾病。

如呼出的气体为腥臭味，类似于我们平常所说的"口臭"。牙龈炎、牙周炎、龋齿等都可能导致口臭的发生。此外，一些鼻腔疾病（如鼻炎、鼻窦炎、鼻腔肿瘤）和呼吸道疾病（如支气管扩张、肺脓肿）等也会引起口中发出腥臭的气体。

如呼出的气体为鼠臭味,即肝臭味,这是患有肝功能衰竭的病人的症状表现。

如呼出的气体为尿臊味,临床诊断多为尿毒症。

如呼出的气体为大蒜味,则可能为磷中毒;如为酸馊味,多为幼儿因各种原因引起的消化不良;如为甜味,可能为糖尿病的信号。

第三节

嗅觉的秘密

嗅觉是人的特殊感受器官,由嗅神经支配。当嗅觉传导路病变时可以出现嗅觉障碍,主要症状有嗅觉的减退或丧失、幻嗅、嗅觉过敏和嗅觉倒错。嗅觉常因鼻黏膜或其他疾病而受影响,所以我们可以根据嗅觉发出的信号来诊断疾病。

1. 什么原因导致嗅觉障碍?

嗅觉是具有气味的微粒(嗅素)随吸入气流进入鼻腔,接触嗅区黏膜,溶于嗅腺的分泌物中,刺激嗅细胞产生神经冲动,经嗅神经、嗅球、嗅束传至皮层中枢所产生的感觉功能。当因为某种原因导致无法形成正常嗅觉功能时即称为嗅觉障碍。产生嗅觉障碍的原因有:

(1)机械性嗅觉下降:包括各种原因引起的鼻塞,如鼻炎、鼻窦炎、鼻息肉、鼻窦肿瘤等,鼻塞使气味不能到达引起嗅觉的鼻腔相应部位,多为一侧,也可以为双侧。

(2)神经性嗅觉下降:药物、毒物、有害气体损伤嗅区黏膜、嗅神经和老年性的嗅觉退变。

(3)癔病性嗅觉下降多为一贯性出现。

(4)幻嗅多是一种精神性疾病的表现。

(5)嗅觉过敏,即轻微的气味闻起来却十分强烈,可由嗅神经炎或者由神经官能症引起。

(6)恶臭,即闻到臭味,可以出现在鼻窦炎,鼻腔异物或者神经病变的病人中。

2. 嗅觉倒错常见于哪些疾病患者?

嗅觉在人体生理功能中起着重要的作用。人的嗅觉能辨别数万种气味,通过对不同气味的辨别,人们加深对事物性质的认识,更好地为人类自身服务。嗅觉异常,常常是某些疾病的表现。嗅觉倒错是嗅觉异常的一种表现。

嗅觉倒错是把一种明显的气味误认为是另一种气味,如将臭气错认为是香气,或无臭气认为有臭气。嗅觉倒错与嗅觉减退不同,前者是一种定量改变,后者则是定性改变。

嗅觉倒错常见于头部外伤者、脊髓结核、精神病、癔病、神经衰弱等病人,以及服用某些药物,如氨基比林等,常会出现嗅觉倒错。另外,一些原来嗅觉丧失的患者,进入恢复期也会出现嗅觉倒错。

3. 嗅觉减退应警惕哪些疾病？

嗅觉减退是帕金森病的常见症状，在高达70%～90%的帕金森病患者中存在。更重要的是，嗅觉减退往往在帕金森常见症状，如震颤、动作迟缓等运动症状出现前3～7年即已表现出来，是目前最被重视、最具应用前景的帕金森早期预警信号。现在有多种嗅觉检测方法可以检测出嗅觉减退或丧失，方法简便易行，可以很好地用于帕金森病的早期筛查。当然，嗅觉减退在其他疾病症状中也存在，接受检测者先要排除鼻炎等常见疾患，还要评估其他也可能出现嗅觉减退的疾病（如老年痴呆症、精神分裂症）的可能。

因此，中老年人如果新近出现了嗅觉减退，并且经过嗅觉检测证实，但无法以其他原因来解释，则需要考虑是早期帕金森病的可能，建议去正规医院神经科专科做进一步检查。

4. 嗅觉过敏常见于哪些患者？

嗅觉过敏是指对嗅气味刺激敏感性增加，是嗅觉障碍的一种临床表现。往往多见于一些神经过敏体质和颅内压增高的病人。

医学上一般将容易发生过敏反应和过敏性疾病的体质，称之为"过敏体质"。具有过敏体质的人神经系统的感觉机能异常敏锐，患者常会有呼吸系统类的疾病，出现气喘、咳嗽症状；眼睛瘙痒或红肿；消化系统类疾病，则可能产生腹痛、恶心、呕吐、腹泻等症状。

一些颅内压增高患者也会出现嗅觉过敏的现象。颅内压增高是临床常见的许多疾病共有的一种症候群。头痛、呕吐、视乳头水肿视颅内压增高的三主症，还会有头晕、耳鸣、烦躁不安、嗜睡、癫痫发作，生命体征较明显。

5. 为什么会出现"幻嗅"的现象？

幻嗅是又一种嗅觉障碍，和幻听一样，其实是一种幻觉，没有外界环境的刺激就产生的一种虚幻。幻嗅多见的是一些使患者不愉快的难闻气味，如腐烂食品、烧焦物品、化学药品的气味。

产生幻嗅往往是患有精神分裂症、颞叶癫痫和抑郁症的人群。这类患病人群大多有严重的心理障碍，患者的认识、情感、意志动作行为等心理活动均可出现持久明显的异常。临床还发现，幻嗅是一种脑肿瘤的前期信号，但也不一定就是脑肿瘤，目前实证还较少。

除上述疾病与幻嗅有着一定的关系外，一些正常人，在特殊的环境和自身状态异常下，也会出现幻嗅，如极度的疲劳、恐惧、寒冷、饥饿，因精神状态不佳而出现失眠，以及某种药物的作用。

6. 引起失嗅的疾病有哪些？

人的嗅觉能辨别数万种化学气味。而嗅觉异常，不但会给生活带来很多不便和困惑，而且它还常常是某些疾病侵入体内的信号。当嗅觉通路的任何一点发生故障，就会出现嗅觉减退或丧失，就像一根电话线，无论哪一端出现故障，另一端都得不到信号。

嗅觉丧失时要找出病因,需要对鼻内和颅内疾患进行全面分析和评估。气流在到达鼻腔的过程中受阻,使气体不能接近嗅区,会导致失嗅,常见于感冒和急性鼻炎。如神经末梢被破坏,其感知气味的功能就会受到影响,常见于颅骨骨折、脑膜炎、脑肿瘤等疾病。病毒的感染也会导致失嗅,如头外伤、颅内手术感染、肿瘤均可发生嗅觉丧失。其中,头外伤是年轻人嗅觉丧失的主要原因;病毒性感染则在老年人中比较常见。另外还有先天性的嗅觉丧失,可见于男性性腺功能减退或发育不足的患者。

第四节

鼻内分泌物的信息

鼻内分泌物一般是指鼻屎、鼻涕。正常情况下，人的鼻腔黏膜时时都在分泌黏液，即鼻涕，它有湿润鼻腔膜、湿润吸进的空气的作用。这些分泌物凝固就成为鼻屎。我们可以根据这些黏液的黏稠度、透明度，以及颜色的变化来诊断疾病。

1. 为什么会有鼻屎？

鼻屎是由鼻腔分泌物凝固形成。人的鼻腔功能之一就是分泌大量的黏液，以湿润吸入的干燥的空气。这些黏液是由分布在鼻腔黏膜上的黏液腺分泌的，正常人二十四小时要分泌500～1000毫升的黏液。感冒时，由于黏膜充血，所以黏液腺分泌也相应增多。鼻孔入口的位置有一些毛囊，平时分泌的这些黏液腺用以润滑及保护鼻子内部，当分泌物干燥时，就变成了我们所说的鼻屎了，此时若吸入不干净的空气（如灰尘等），则鼻屎颜色会呈现深色，例如煤矿工人的鼻屎通常都是黑色的。

2. 为什么鼻涕带血要预防鼻癌？

鼻癌是鼻部的严重疾病，由于鼻咽位置隐蔽，不易检查，同时其早期症状缺乏规律性的特征，多因容易被人们忽视，延误诊断和治疗。

一般来说，鼻咽癌患者在临床上的症状首先表现为出血，主要是吸鼻后韧中带血，或鼻出带血鼻涕。开始常为少量血丝，容易被忽视，及至出血量较大时，往往病变已入中、晚期。所以，这也警示我们，如果鼻涕带血，一定要格外的留意，它往往是鼻癌发生的前兆。

鼻癌还有一明显症状为头痛，早期头痛现象是单侧性的，且呈间歇性，晚期则出现持续性剧烈头痛，容易误认为神经性偏头痛。颈部淋巴结肿大也是鼻癌引发的症状之一，表现为一侧或双侧颈部出现肿块，质较硬，活动度差，常易误认为淋巴结核或淋巴结炎。

3. 什么病症可引发黄脓性鼻涕？

黄脓性鼻涕主要是由感冒、慢性鼻炎、副鼻窦炎引起。

感冒是因外邪侵袭人体所引起的以头痛、鼻塞、鼻涕、喷嚏、恶风寒、发热、脉浮等为主要临床表现的病症。感冒全年均可发病，但

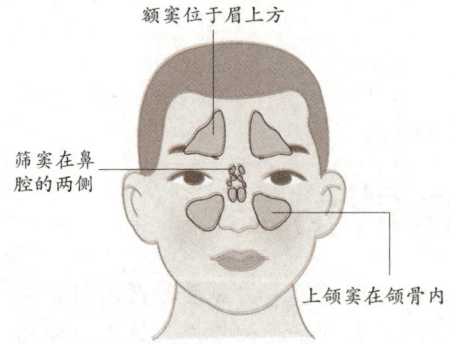

以冬、春季节为多。

患慢性鼻炎的人也会流黄脓性的鼻涕。如其中的慢性单纯性鼻炎多涕常为黏液性或黏脓性，偶成脓性。脓性者多于继发性感染后出现，而慢性干燥性鼻炎鼻涕稠厚，多成黏液性或黏脓性。由于鼻涕后流，刺激咽喉致有咳嗽、多痰。

另外，流黄脓性鼻涕的患者还可能为副鼻窦炎患者。副鼻窦黏膜是受到细菌感染产生浓汁流入鼻腔内而引起的。本病相当于中医学"鼻渊"等范畴，其病是外感风寒、肺经风热、胆腑郁热、脾经湿热、肺脾气虚等所致。

4. 流黄绿色鼻涕是怎么回事？

流黄绿色鼻涕是萎缩性鼻炎患者的主要症状之一。

萎缩性鼻炎又称臭鼻症，是一种发展缓慢的鼻腔萎缩性炎症，其特征为鼻腔黏膜、骨膜和骨质发生萎缩。严重而伴有典型恶臭者，称臭鼻症。该症多始于青春期，女性较男性多见。本病可分原发性和继发性两种，原发性病因不明，可能与遗传因素、营养不良、代谢紊乱、内分泌失调等有关；继发性多由局部因素或多次鼻腔手术所引起。除流黄绿色鼻涕外，其临床表现还有鼻及鼻咽部干燥感、鼻塞、鼻出血、鼻内脓痂多、嗅觉障碍、呼气恶臭、头痛、头昏等。

萎缩性鼻炎在护理方面应做到：改善生活、工作环境，经常接触粉尘及化学气体的工作人员应戴口罩；忌烟酒及辛辣食物；冬天烤火，火炉上放上水壶，不加壶盖，让蒸汽尽量蒸发以湿润空气等。

5. 哪些疾病患者出现白黏液鼻涕？

白黏液鼻涕常见于慢性鼻炎，本病主要表现是鼻塞和鼻流涕增多。鼻塞多为两侧间歇性或左右交替，有时为持续性，平卧时加重，侧卧时下侧较重。鼻塞严重时，可伴有鼻音、嗅觉减退、头昏头胀、咽部干痛。

慢性鼻炎是鼻腔黏膜和黏膜下层的慢性炎症。表现为鼻黏膜的慢性充血肿胀，称慢性单纯性鼻炎。若发展为鼻黏膜和鼻甲骨的增生肥厚，称慢性肥厚性鼻炎。导致其发病的原因有：急性鼻炎反复发作或治疗不彻底，这是慢性鼻炎的主要致病原因；临近病灶，如慢性化脓性鼻窦炎、慢性扁桃体炎及腺样体肥大等长期刺激和影响的结果；鼻腔用药不当或用药时间过长；长期接触粉尘、水泥、烟草、煤炭、面粉、化学气体以及温度变化较大的从业人员，较易患慢性鼻炎。

6. 清水样鼻涕是哪些疾病的先兆？

清水样鼻涕，鼻涕稀薄透明如

清水，这种症状多见于风寒感冒或急性鼻炎早期和过敏性鼻炎发作期的病人。

风寒感冒，其起因通常是劳累，没休息好，再加上吹风或受凉所致。风寒感冒通常秋冬发生比较多，其症状为：后脑疼痛，脖子的正常活动受阻；怕寒怕风；鼻涕是清涕，白色或稍微带点黄。如果鼻塞不流涕，喝点热开水，开始流清涕，这也属于风寒感冒。

急性鼻炎是鼻黏膜的急性炎症，其临床症状表现为初期有鼻内干燥、烧灼和痒感，继有打喷嚏、流大量清鼻涕、鼻塞、嗅觉减退等。

过敏性鼻炎又称应变性鼻炎，是鼻腔黏膜的变应性疾病，可引起多种并发症。喷嚏、鼻痒、流涕和鼻塞是其最常见的四大症状。

另外，头颅外伤或鼻部手术后也可出现这种清水鼻涕。如清水鼻涕为均匀速度滴出时，要想到有脑脊液鼻漏的可能性，应及时请神经外科医生诊治。

7. 哪些疾病会引起鼻子出血？

鼻甲及鼻窦在鼻腔外侧，其中血管极其丰富，另外，大量血管汇聚在鼻腔的后方，医学上称为鼻咽血管丛。由于鼻腔黏膜表面没有皮肤覆盖，血管大都较表浅，因此，容易受损而出血。

鼻出血是多种疾病的常见症状，又称鼻衄。出血在鼻腔的任何部位都可发生，但常见于鼻中隔前下区。导致鼻出血的原因较复杂，其中局部原因有外伤、气压性损伤、鼻中隔偏曲、炎症、肿瘤，其他的一些鼻腔异物、鼻腔水蛭，可引起反复大量出血。高原地区的低温度较低，干燥性皮炎较为常见，这也是地区性鼻出血的重要原因。全身性鼻出血主要有血液疾病、急性传染病、心血管疾病、维生素缺乏、化学药品及药物中毒、内分泌失调等。

8. 怎样依据鼻涕类型的不同诊断感冒？

当身体内产生的热量过多时，从鼻子流出的鼻涕就会变得浓稠；相反，身体过冷的时候鼻涕则会变得稀薄如水，这些都是感冒的征候。

中医学的传统理论将感冒的原因分为两种：一种是病菌从鼻腔或咽喉的黏膜侵入所引起的感冒，会造成发烧、黏膜红肿热痛而产生热，并随着体温的升高，使得鼻水变得越来越浓稠。这是由于体内的水分随着热的散发而慢慢减少，以及鼻水中含有大量与细菌对抗后的白血球遗骸所造成的缘故。

另一种则是病菌由皮肤进入所引起的感冒，也就是所谓的"风寒"，容易使身体感到阵阵寒意，而出现稀稀的鼻水和打喷嚏的症状。

因此，单从鼻涕的状态，就能判断感冒的病因，适时针对不同的病症给予适当的照顾，加上充足的睡眠，有助于感冒的恢复。

9. 为什么有的人容易流鼻血？

有些人稍微挖鼻孔或鼻子瘙痒时就流鼻血，这是肠胃不好的征兆。

肠胃衰弱的人，由于无法吸收

充足的营养,使得肌肉和血管组织变得脆弱,只要稍微碰撞就很容易破裂,同时也常伴随有牙龈容易出血、皮下淤青、月经不容易结束等状况。

体内的热容易集中在头部的人,也比较容易流鼻血。当肝脏处于紧张状态时,除了流鼻血之外,还会伴有眼睛充血、不易入睡、感觉不舒服等症状。

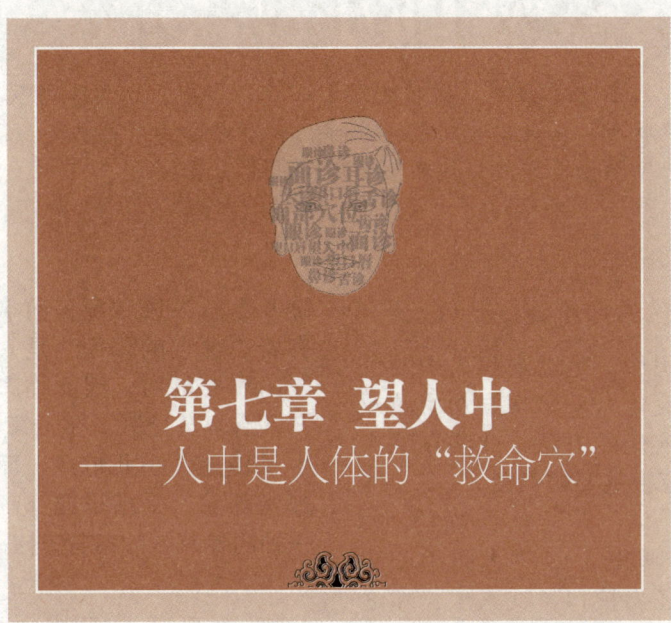

第七章 望人中
——人中是人体的"救命穴"

第一节
望人中的依据与方法

人中，只占据了面部总面积的很小一块，但中医认为人中反映了肾气、命门的盛衰状况，因此对生机的盛衰存亡有着重要的预测意义，特别是用观察人中来诊察男女生殖及泌尿系统疾病，非常有效。

1. 人中望诊的理论依据是什么？

人中望诊，是以观察人中的色泽、形态变化，来诊察男女生殖及泌尿系统疾病的方法，此法在临床上应用具有很重要的意义。

人中一词，首见于《内经》，如《灵枢·经脉篇》曰："大肠手阳明之脉……还出挟口，交人中，左之右，右之左，上挟鼻孔"。人中位于鼻与唇之间上中凹沟部，在望诊中主候膀胱、子处。如《灵枢·五色篇》曰："面王（鼻）以下者，膀胱、子处也"。即提示人中主候男女泌尿系统及生殖系统状况，而事实上人中有着更深远的作用，是人体生命功能的重要处所，因此临床上用人中穴常有复苏之效。主治癫、狂、痫、中风昏迷、小儿惊风、面诊、腰背肿痛等症。手指掐或针刺该穴位是一种简单有效的急救方法。

2. 为什么说人中部位是经络交错的要地？

经络，中医指人体内气血运行通路的主干和分支。它们纵横交贯，遍布全身，将人体内外、脏腑、肢节连成一个有机的整体。经络学是我国医学基础理论的核心之一，源于远古，服务当今。在两千多年的医学长河中，一直为保障中华民族的健康发挥着重要的作用。

人中部位是经络交错，经气贯注的要地，如手阳明大肠经"交人中"，足阳明胃经也行人中部位。如"还出挟口，环唇"，足厥阴肝经"环唇内"，冲任二脉循行也与人中相近，而督脉经气则直贯人中。因此人中为人体经气会聚之地，脏腑

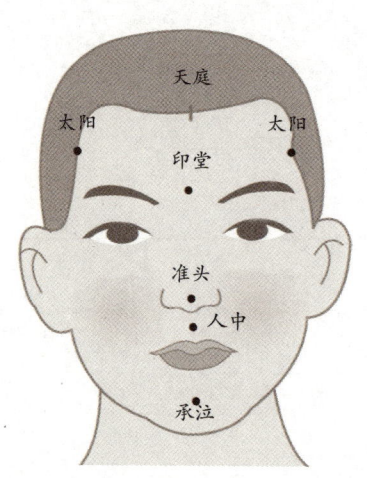

经络的疾病可以反映于人中。督脉为阳经之海，其气与肾通，故人中尤可反映阳气的存亡和肾气的盛衰。概括之，人中是反映肾、命门阳气的重要部位。

3. 测量人中沟长度的方法和标准是什么？

人中是身体上的一处小穴位，也称水沟，在人中沟的上 1/3 与中 1/3 交界处，位于鼻与唇之间的中凹沟部，而在鼻子正下方，上嘴唇正上方的小沟则称为人中沟。

在介绍测量人中沟长度的方法和标准之前，我们先要知道两个名词。首先是鼻下点，鼻下点即在正中矢状面上，鼻中隔与上唇皮肤所构成的角的最深点。其次是上唇，上唇是衔接在唇基前缘盖在上颚前面的一个双层薄片，外壁骨化，表面具一些次生的沟。上唇是口前腔的前壁，可以前后活动并稍微左右活动。

按通常的测量方法和标准，人中的长度是从鼻下点至上唇缘中点的连线。在测量的实际结果中，如果人中长度小于 12 毫米，则视为人中偏短，如果人中长度在 12～19 厘米之间，则视为人中中等，如果人中大于 19 厘米，则视为人中长度偏长。

4. 如何观察人中沟道的深浅？

观察人中沟道的深浅首先是受检者的位置与姿势要正确。正确的检查方式应为受检者与检查者相对而坐，坐姿端正，身体保持平稳。在医学上，检查者往往会用聚焦灯光的侧面照射受检者的人中沟，在这个操作中，要让光线与受检者的上唇平面呈 30 度到 50 度角，这样能使测量的结果更准确，也更具有说服力。要仔细观察人中沟的两侧边缘是否有隆起状以及这种隆起是否清晰、明显。如果沟缘隆起状不是很明显，而呈现的是人中沟道浅平或者是上唇漫平，则在沟道内便不能显示由聚焦灯光照射的阴影，这种现象被称为人中沟浅平；如果沟缘的隆起较清晰、较明显，且两条沟缘之间有明显的凹陷出现，在沟道内会见到清晰的由聚焦灯光照射的阴影，这种现象被称为人中沟深；如果观察到的现象介于上述两种情况之间，则称为人中沟中等深浅。

第二节

人中形态的望诊

健康人的人中整齐端直，略呈上窄下宽的梯形，沟道深浅适中，沟缘清晰均匀、对称。人中的形态发生变化，表明身体发生了病变。常见的异常人中形态有：人中短浅、人中狭长、人中凹陷、人中隆起、人中歪斜、人中起疹等。

1. 人中的健康形态应该是怎样的？

人中的位置上边是鼻子，鼻子能够呼吸天气，下边是嘴，嘴可以吃地上产的五谷杂粮，能够通地气。人位于天地之间，所以叫"人中"。人中的形态因人而异，它是构成上唇形态的重要因素之一。依据中医理论，人中反映了人体的肾气、命门的盛衰状况，因此对生机的盛衰存亡有着重要的预测意义。

正常的人中，第一个特点是上窄下宽，呈端直的正梯形，有些人的人中呈梨形；第二个特点是人中的沟道很深，一眼就看得出来；第三个特点是人中的沟缘非常明晰；第四个特点是这个沟的沟缘非常直，没有什么弯曲；第五个特点是人中的颜色和周围的颜色基本上是一致的，而且它的光亮程度和周围的颜色也基本上一致。凡是具备以上这些特点的，就是一个比较标准的人中。

2. 人中短浅或沟道扁平是哪些疾病的征兆？

正常人的人中，沟道深浅适中，人中的过短过长都是人中异常的表现。

临床检测发现，人中短浅型，即人中特短、沟道扁平、沟缘仍显或隐约可见，如果是女性，一般提示女子的子宫小（常为幼稚型子宫），发育差，多无内膜增生，子宫颈短。女性还可有月经初潮迟，经量少。

如是男性，人中短浅，则在临床上表示男子的睾丸先天发育不良或阴茎短小。此型人性欲较低，多有不育症。男子阳痿遗精，精子成活率往往低于50%，精子计数也偏少。

如上所述，女性子宫小，男性阴茎短小，都是生殖器官发育不良的表现，直接对性生活产生了一定的影响，严重者可产生不育症。

3. 人中狭长对男性和女性分别意味着什么?

中医讲究望诊,我们每个人可从人中的颜色、状况来了解自己的身体情况。如人中狭长,则是男女生殖系统出现疾患的表现。

人中狭长是指沟道狭窄细小,沟缘显著,或中段尤细,上下稍宽。男性人中狭长,则往往表现为包皮过长。包皮是指阴茎皮肤在阴茎头处褶成双层的皮肤。无论是包皮过长或者包茎,因包皮将龟头覆盖,通常情况下龟头及冠状沟处在阴暗潮湿的环境,一是容易滋生细菌,造成龟头炎,再者容易聚集分泌物及沉积物,形成包皮垢。

女性人中狭长,则表示为宫颈狭长,宫颈细窄,往往会出现痛经。痛经是指月经前后或月经期出现的下腹痛、坠胀、腰酸等不适。

4. 倒梨形人中多见于女性什么状况?

通过观察人中的形态的异常变化来诊断疾病是人中诊病的重要内容。人中呈倒梨形是人中形态出现异常的一种表现。

倒梨形人中,上端宽,下端窄,似梨子倒立,具此形者提示子宫前位或前屈。妇女子宫在盆腔内的位置可分为前位子宫、中位子宫和后位子宫。前位子宫指的是子宫颈是向下指向阴道后穹窿,它在体内的位置较低,所以性生活后,精液容易在那里集中,子宫颈易被精液浸泡,有利于精子穿过宫颈口与卵子相遇而受孕。所以前位子宫受孕的机会多。

人中呈倒梨形的女性,往往会有经行胀痛的症状,即女性每于行经前或正值经期、经后,会出现胀痛现象,还会伴有乳房胀痛,痛感剧烈甚至不能触衣者,称"经行乳房胀痛",给女性带来巨大的身心痛苦。

5. 人中呈八字形是什么原因?

人中呈八字形是女性子宫后倾症状在人中的表现。

子宫在盆腔内的位置可呈前位、中位和后位,并有倾和屈之分。正常情况下,子宫的位置是前倾前屈的。所谓"子宫后倾",即子宫的纵轴不变,整个子宫向后方倾倒,容易使子宫颈呈上翘状态,致使子宫颈不易浸泡在精液池中而影响受孕,但并非所有的后位子宫都会引起不孕。轻度的后位子宫一般无症状,严重者就会引起盆腔淤血、月经过多、经血排出困难以及白带过多、小腹疼痛、腰酸背痛、肛门坠胀等症状,有些妇女甚至有性交痛或性交不适。

子宫后倾并不是非常严重的病症,但确实会造成下腹部的不适和疼痛感,总觉得腹部肿胀有下坠的感觉,适当的体育锻炼可以让子宫归回原来的位置,消除因子宫后倾造成的不适感。

6. 凹陷形人中可以诊断出什么病症?

人中呈凹陷形往往是女性骨盆异常或骨盆狭窄的诊断依据。

女性骨盆是产道的重要组成部分，是胎儿经阴道娩出的必经之路，其大小、形状直接影响到分娩。骨盆狭窄是指骨盆径线过短或形态异常，可以为一个径线过短或多个径线同时过短，也可以为一个平面狭窄或多个平面同时狭窄，从而影响产程顺利进展。狭窄骨盆可能会让产妇出现严重梗阻性难产，如果不及时处理，可能会危及产妇的生命。

骨盆狭窄对胎儿及新生儿也会产生一定的影响。骨盆狭窄产妇出现脐带脱垂的概率要高于正常产妇，而脐带脱垂是导致胎儿窘迫乃至死亡的重要原因。另外产道狭窄，无形中增加了手术助产的机会，这样易发生新生儿产伤或感染。

如上所述，骨盆狭窄会给产妇及新生儿带来巨大的负面影响。在中医望诊中，医生往往会通过凹陷形人中来判断骨盆狭窄形产妇，提前准备相应的手术方案，降低临床风险。

7. 人中向一侧歪斜预示着什么？

人中向左倾斜，说明子宫体偏左，反之，则说明子宫体偏右。

一般情况下，子宫的位置是前倾前屈的，有的女性也可能出现子宫稍微左偏或右偏，这属于正常生理现象，如果没有其他疾病，一般不影响生育。但严重的盆腔炎、盆腔结缔组织炎症及盆腔粘连等也可能会引起子宫左偏。若是病理性引起的子宫左偏，随着炎症的轻重变化会出现不同程度的腰痛等，严重者还可能引起不孕。

子宫是女人独有的脏器，平时一定要注意对子宫的保护。要积极避孕、不要纵欲乱性；减少高脂食物；注意观察月经、白带是否正常，月经和白带是子宫出问题的"晴雨表"，女性要及时注意其变化。

8. 为什么有的人人中会有双沟？

如人中有双沟，则可成为女性体内有双子宫的诊断依据。

双子宫是一种先天子宫发育畸形的状况。女性生殖器官在胚胎发育形成过程中，如果受到某些内在或外在因素的干扰，均可导致发育异常。双子宫，两侧副中肾管完全未融合，各自发育形成两个子宫和两个宫颈，阴道也完全分开，左右侧子宫各有单一的输卵管和卵巢。患者无任何自觉症状，一般是在人工流产、产前检查甚至分娩时偶然发现。

双子宫容易导致女性不孕、早产、流产、宫外孕。所以，双子宫病人在决定怀孕前，可以先通过检查判断左右两个子宫哪个是"好"子宫，哪个是"坏"子宫，然后再通过B超对卵巢的排卵情况进行监测，这样就可以避免胎儿着床在发育不良的子宫里，影响胎儿的正常生长了。

9. 人中平浅是哪些患者的外在表现？

人中平浅是人中异常的又一表现。

如人中浅而窄，可能为后天形成的子宫萎缩，子宫的活动性较差，从而会影响正常的月经，出现如经期紊乱、月经量较少、闭经等症状。

如人中浅而宽，则可能子宫先天性发育不良，生殖机能较正常人低下。凡属子宫发育不良者，饮食上的合理搭配是非常关键的，可适当增加肉食类饮食，以补充所需营养。在发育期切莫盲目节食减肥，特别是发育期一些瘦弱的、身体先天素质较差的女子更是如此。因为脂肪类食物和女性的雌激素水平有着极其密切的关系，当雌激素不能维持人体正常需要时，女性性器官的发育必然会受到一定的影响。

10. 人中弛长多见于哪些患者？

人中弛长在中医人中诊察中可作为诊断子宫下垂的依据。

子宫下垂也叫子宫脱垂，子宫内壁不能良好收缩复原，下垂到阴道中，严重的可能伸到体外。子宫下垂一般的症状至少会有下坠感（下腹有东西要掉出来的感觉），平时就会腰酸背痛，严重时还会拖累膀胱及直肠，还会有频尿、小便解不干净或大便不顺之感。

引起子宫下垂的原因有：巨婴、难产等生产造成的伤害；过度肥胖、久咳、便秘，或盆腔内有肿瘤压迫，使腹腔内的压力太高；年龄及器官衰老加上女性雌激素的降低，使骨盆腔底部肌群失去张力，子宫韧带也逐渐退化萎缩；经过各类盆腔手术之后也可能造成子宫脱垂的后遗症；此外，先天性盆腔肌群软弱松弛也可以引起子宫脱垂。

11. 哪些患者会出现人中隆起的现象？

人中出现隆起状，往往是某些妇科病的信号。如宫颈糜烂，就是其中的一种典型病症。

宫颈糜烂是妇女最常见的一种疾病。多由急、慢性宫颈炎转变而来，宫颈糜烂在已婚、体虚的妇女中更为多见。宫颈糜烂病因大多是由于性生活或分娩时损伤宫颈，使细菌侵入而得病。也有因为体质虚弱，经期细菌感染而造成。

此外，人中呈隆起状还是子宫肌瘤和子宫息肉的信号。

子宫肌瘤又称子宫平滑肌瘤，是女性生殖器最常见的一种良性肿瘤，多无症状，少数表现为阴道出血。子宫肌瘤可以生长在子宫体、子宫颈，或者两个部位都有。

子宫息肉主要症状为月经量增多或不规则子宫出血；宫颈口处看到或触及息肉，子宫体略增大。作宫腔镜检查或分段诊刮，将取出的组织或摘除的息肉送病理检查，可以明确诊断。

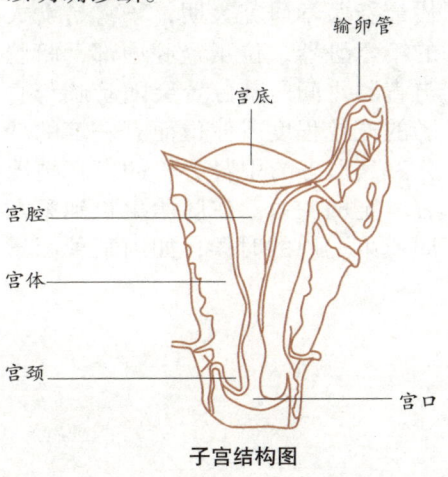

子宫结构图

12. 人中起疹子是什么疾病的征兆?

人中起疹子,女性多有附件炎,男性多有前列腺炎。

子宫左右的输卵管和卵巢统称为子宫附件,这部分引起的炎症称为附件炎,分卵巢炎和输卵管炎。急性期症状为恶寒、发烧、下腹部疼痛、恶心、呕吐等,另外,脓性分泌物增加。慢性期表现为下腹部钝痛、腰痛,月经期加重。此外,也可能出现分泌物增多或经期外出血。

前列腺炎是一种男性常见病。各种不同原因,如性生活不正常、性生活过频、性交逼迫中断或过多的手淫等,都可使前列腺不正常充血,这是前列腺炎的重要致病因素。

13. 为何人中的改变能反映男女泌尿生殖系的状况?

人中与子宫在人体发育学上有着密切的联系。子宫,是人和动物雌性生殖器官的一部分,是人和动物胎儿或幼体发育生长的场所。现代最新医学研究表明,子宫是女人的第六脏器,位于盆腔中部,膀胱与直肠之间。其位置会随膀胱与直肠的充盈程度或体位而有一定的变化。其形态与中肾旁管的发育情况有一定的关系。在胚胎生长到第六周或第七周的时候,如因某种因素的存在影响了其正常生长,则相应的中肾旁管的形成也会受到一定的影响,从而产生形态上的某种变异。所以,人中可以反映男女泌尿和生殖系统的状况是毋庸置疑的。

14. 人中有瘀斑是哪些疾病的表征?

人中有青紫色的瘀斑,可能是子宫内膜结核、附睾结核、精索静脉曲张等疾患的信号。

子宫内膜结核是女性生殖器结核的一种,绝大多数子宫内膜结核为继发感染,子宫内膜结核发病初期,由于内膜坏死脱落,可出现经期延长和经量增多的现象,随着子宫内膜遭到破坏程度的不同,月经量逐渐减少,甚至闭经。

附睾结核是由结核杆菌所致的疾病。患者一般多有肺结核、肾结核等病史,结核杆菌随血流或淋巴液侵犯附睾。本病多发于20～40岁的青壮年。临床以附睾上有缓慢增大,无痛的肿块,有些会波及睾丸。后期肿块与阴囊粘连,甚至形成脓肿或肿胀疼痛,溃破后可形成窦道。

精索静脉曲张是由于血流瘀滞而使阴囊内精索蔓状静脉丛发生迂曲扩张,常见于青年男子。部分病人睾丸的生精功能受到损害,引起不育。

第三节

人中色泽的望诊

正常情况下，人中的颜色应该与面部的颜色一致，面部色泽明润，黄中透红，是人体脾肾健旺，后天充盛的标志。如果人中出现不同的颜色改变，往往是病症的反映。因此，我们可以依据人中色泽变化了解相应疾病的征兆。

1. 人中的健康色泽应该是怎样的？

色诊是中医通过辨色来诊察病情的方法。由于"色为气血之所荣，面为气血之所凑，气血变幻，色即应之，色之最著，莫显于面"，色泽的变化往往是病症的反映。

人中色诊，即以人中色泽的变化作为诊断病症的依据，在临床中有着十分重要的作用。正常情况下，人中的颜色应该与面部的颜色一致，面部色泽明润，黄中透红，是人体脾肾健旺，后天充盛的标志。相应的，如人中宽直、色泽明润、沟道红活，表明肾气盛、阳气充足，说明男女生殖系统和泌尿系统运转正常，如女性子宫、卵巢及外生殖器发育良好；男性睾丸、外生殖器发育正常。

如果人中出现不同的颜色改变，就有可能罹患疾病。

2. 人中颜色淡白多见于什么疾病？

人中颜色淡白，可能有慢性溃疡性结肠炎。

慢性溃疡性结肠炎是一种结、直肠黏膜的弥漫性炎症，其临床特点为原因不明、时好时坏的血性腹泻。本病发病机理虽未完全明了，但一般认为与免疫、精神状况、过敏、遗传及非特异性感染等因素有关。

患者要注意劳逸结合，不可太过劳累。暴发型、急性发作和严重慢性型患者，应卧床休息，注意衣着，保持冷暖相适，适当进行体育锻炼以增强体质。一般应进食柔软、易消化、富有营养和足够热量的食物，宜少量多餐，补充多种维生素。勿食生、冷、油腻及多纤维素的食物，注意食品卫生，避免肠道感染诱发或加重本病。忌烟酒、辛辣食品、牛奶和乳制品，平时要保持心

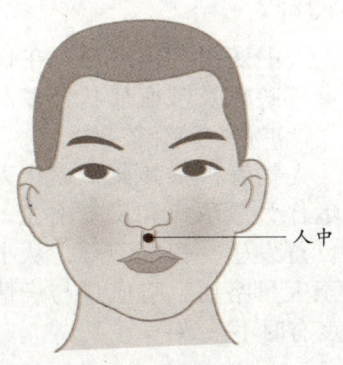
人中

情舒畅，避免精神刺激，解除各种精神压力。

3. 人中颜色变白预示着什么？

在人中诊病中，人中颜色变白，临床上多见于一些病危难治的患者。

对病危难治的患者临床护理是十分关键的。为防止褥疮发生，要常翻身，床单保持平整、干燥、无皱褶、无渣滓；协助长期卧床者经常更换体位，促使呼吸道分泌物咳出，以防止病情出现更大的恶化；为防止肌肉萎缩，应协助患者进行简单的四肢被动活动；有尿潴留者可按摩下腹部或使病人听流水声以助排尿，必要时可导尿；对危重病人多采取重症监护，对体温、脉搏、呼吸、血压等生命体征进行动态观察。

4. 人中颜色淡白多见于什么疾病？

人中颜色淡白，可能有慢性溃疡性结肠炎。

慢性溃疡性结肠炎是一种结、直肠黏膜的弥漫性炎症，其临床特点为原因不明、时好时坏的血性腹泻。本病发病机理虽未完全明了，但一般认为与免疫、精神神经、过敏、遗传及非特异性感染等因素有关。

患者要注意劳逸结合，不可太过劳累。暴发型、急性发作和严重慢性型患者，应卧床休息，注意衣着，保持冷暖相适，适当进行体育锻炼以增强体质。一般应进食柔软、易消化、富有营养和足够热量的食物，宜少量多餐，补充多种维生素。勿食生、冷、油腻及多纤维素的食物，注意食品卫生，避免肠道感染诱发或加重本病。忌烟酒、辛辣食品、牛奶和乳制品，平时要保持心情舒畅，避免精神刺激，解除各种精神压力。

5. 什么病症会导致人中淡白而干枯？

人中淡白而干枯是女性闭经的信号。

闭经是从未有过月经或月经周期已建立后又停止的现象，是常见症状，可由全身或局部疾病引起，年过18岁尚未来经者称原发闭经，月经已来潮又停止6个月（或3个周期）者称继发闭经。

在经期，一定要注意多方面的护理和调理，以防止继发性闭经的出现。要劳逸结合，保证睡眠。在生活上有规律地安排起居生活，坚持适当体育锻炼和劳动，以改善机体血液循环，维持神经系统的稳定性。饮食上要做到平衡合理，有目的地选择一些禽肉、牛羊肉等，配合蔬菜烹调食用，以起到补肾益精、健脾养血的作用。精神上应避免不良的刺激，减轻各方面压力带来的紧张，学会放松，保持心情舒畅。

6. 哪些病症会导致人中变白且出冷汗？

人中变白且出冷汗，在临床上常见于咳嗽及咳血症状，多发生于支气管扩张、肺结核咳血。

支气管扩张其典型症状为慢性咳嗽伴大量浓痰和反复咯血。咯血可反复发生，程度不等，从小量痰血至大量咯血，咯血量与病情严重程度有时不一致。

肺结核一般说来常见的症状包括：咳嗽、咳痰、发热（多为午后低热）、咯血（自少量至大咯血）、胸痛、乏力、食欲不振、盗汗，病程长的可有消瘦，病变广泛而严重的可有呼吸困难，女性患者可有月经不调。

出现咳嗽、咯血的患者，要避免劳累及情绪波动，保持心情舒畅。饮食宜富有营养，可进食高蛋白、高热量、高维生素食物。注意口腔卫生、晨起、睡前、饭后用复方硼砂液或洗必泰液漱口。若排痰不畅者，应采取各种引流办法。患者的浓痰不可随地乱吐，应集中消毒处理。

7. 人中上段鼻迹处呈白色可判断为什么病症？

人中上段鼻迹处呈白色，为气虚崩漏的标志。

崩漏在传统医学中有相关的著述。一般是指经血量多或淋漓不尽。崩漏是妇科常见病，也是疑难症状。

中医认为，患此病者多因素体虚弱，或忧思不解，或饮食劳倦，以致损伤脾气，气虚下陷，统摄无权，冲任失约。症见经行下血量多或淋漓不断、色淡质稀、神疲气短、不思饮食等。治宜补气固摄，方用举元煎或补中益气汤。血多加阿胶、艾叶炭、乌贼骨；若血流不止，两目昏暗或眩晕跌仆，脉细弱者，用固本止崩汤。

8. 人中微见红色预示着什么病症？

人中微见红色，则为痈的信号。

痈是一种急性化脓性疾病，生于皮肉之间，呈一片稍隆起的紫红色浸润区，质地坚韧，界限不清，在中央部的表面有多个脓栓，破溃后呈蜂窝状，之后中央部逐渐坏死、溶解、塌陷，象"火山口"，其内含有脓液和大量坏死组织。痈易向四周和深部发展，周围呈浸润性水肿，局部淋巴结有肿大和疼痛。除有局部剧痛外，病人多有明显的全身症状，如畏寒、发热、食欲不佳、白细胞计数增加等。

在预防上，要注意个人卫生，保持皮肤清洁，及时治疗，以防止感染扩散。

9. 孕妇人中偏红且有红疹代表着什么？

人中诊病中，如孕妇人中偏红且有红疹出现，则表示孕妇体内胎毒较重，所生的幼儿多会有疮疖之疾。

胎毒，主要指热毒。婴、幼儿疮疖、疥癣、痘疹等病统称胎毒。病因是孕妇恣食辛热，甘肥厚味，或生活调摄失宜，遗毒于胎，或郁怒悲思等因素使胎儿患有此病症。胎毒是父母抵抗疾病遗传到子女身上的病毒，因为胎儿在母腹中时，都是从胎元肚脐摄取一切，故名胎毒。去胎毒是避免婴儿出生皮肤出疹或出现黄疸严重的做法，孕妇可以吃一些寒凉食物清胎毒，但要注意不能太早，以免过于寒凉造成流产，须满7个月才可以。

10. 实热胃痛患者的人中是什么样的？

人中诊病中，实热胃痛患者的人中下段近唇迹处颜色为淡紫色。

实热胃痛，即十二指肠球部溃

疡，主要是胃酸、胃蛋白酶侵袭球黏膜，前者攻击力超过后者防御力所致。患者多在空腹时疼痛，进餐后缓解，也可于晚间睡前或后半夜出现疼痛。十二指肠球部溃疡的病因主要是胃炎和其他刺激因素，如不良习惯：吃喝生冷、辛辣、过热、粗糙食物、烟、酒等造成。此外，精神情绪也与本病有一定联系，精神紧张、易生气、长期处于恐惧之中的人易患此病。

十二指肠球部溃疡的主要临床表现为腹部疼痛，可为钝痛、灼痛、胀痛或剧痛，也可表现为仅在饥饿时隐痛不适。

11. 人中发黄预示有怎样的身体状况？

人中颜色发黄，表明脾胃虚弱，如呈土黄，则脾胃虚寒，可能有慢性病。

脾胃虚寒为中医名词，同脾胃阳气不足，其症状表现为常因天气变冷、感寒食冷品而引发疼痛，疼痛时伴有胃部寒凉感，得温症状减轻。胃痛隐隐、绵绵不休、冷痛不适，空腹更痛，得食则缓，劳累或食冷或受凉后疼痛发作或加重，泛吐清水、食少、神疲乏力、手足不温、大便溏薄、舌淡苔白、脉虚弱。

脾胃虚寒的主要病因是饮食习惯不良如饮食不节制、经常吃冷饮或冰凉的食物引起的，再加上生活节奏快，精神压力大，更易导致胃病。所以防治脾胃虚寒需养成良好的饮食习惯。脾胃虚寒病人可多吃胡椒猪肚汤，生姜水。胡椒和生姜是健胃、暖胃的调味品，可以调理好脾胃虚寒的病症，恢复健康脾胃。当然，出现胃痛需警惕胃的器质性病变，最好去医院做胃镜检查。

12. 什么疾病患者的人中呈青色？

人中呈青色，多见于寒性痛经者。

寒性痛经是痛经中常见的一种。患有寒性痛经的患者往往是寒性体质，中医理论认为，人体是平衡的有机整体，体弱的根本原因是阴阳失衡。寒性体质是身体内部阴气过剩，导致阴阳失调。此症表现为精神虚弱且容易疲劳，脸色苍白、唇色淡、怕冷、怕吹风、手脚冰冷，喜欢喝热饮、吃热食，常腹泻，常小便且颜色淡，月经常迟来，血块多且常会有痛经症状。

中医讲究治本，所以寒性痛经患者可以参考下面的一些日常调理方法：要注意保护自己的腿和脚，最好在每晚睡觉前用热水泡脚；平时出门不要让腿部受冻，要经常活动腰部和腿部，运动可以加速血液循环。在饮食方面，不能吃寒性的东西，吃点红肉如牛羊肉补铁，不要让肠胃受凉。

13. 人中时青时黑是怎么回事？

人中时青时黑是肝和肾发生病变的信号。

肝位于上腹部，横膈之下。肝脏是人体最大的腺体，有很多重要的功能，肝健康则生命昌盛。肝部发生病变，可引发的疾病主要有：因感染引起的病毒性肝炎、肝脓肿、肝结核；肝脏占位性疾病，如各种良恶性肿瘤、肝囊肿、肝包虫病、肝血管瘤、肝内胆管结石等；因代谢障碍引起的肝脏疾病；酒精肝病等。

肾脏是通过排泄代谢废物，调节体液，分泌内分泌激素，以维持体内内环境稳定，使新陈代谢正常进行。肾病往往会有下列相关症状：眼皮和足踝浮肿、血压高、腰腹疼痛、血尿、蛋白尿、尿路感染、小便赤痛、小便不顺、尿量增多（减少）及夜尿等。

14. 人中青黑是哪些疾病的征兆？

人中青黑，常见于睾丸炎、前列腺炎、输卵管结石等疾病而引起的疼痛。

睾丸炎是由多种致病因素引起的睾丸炎性病变。各种炎症感染均可导致睾丸的损害，影响男性的生育能力，部分患者可导致男性继发性不育。

前列腺炎于病发早期并无任何病症，很多患者甚至不会察觉。至于有症状患者常见的病症包括：小便困难，久久不能排出尿液；小便缓慢或不畅顺；小便时感到疼痛；小便带血；鼠蹊部位出现肿胀的淋巴结；下背、盆骨和股部疼痛。

输尿管结石常引起典型的患侧肾绞痛和镜下血尿。疼痛可向大腿内侧、睾丸或阴唇放射，常伴有恶心、呕吐等症状。

人中诊病中，人中色黑，则往往是病危的信号。

15. 人体肾气不足时人中会出现什么症状？

肾气不足，中医又分为：肾气不固和肾不纳气。肾气不固临床表现是：肾虚中重在下元不固、面白神疲、听力减退、腰膝酸软、小便频数而清或尿后余沥不尽或遗尿等。男子滑精早泄，女子带下清稀或胎动不安，舌淡苔白，脉沉弱。肾不纳气临床表现是：肾虚尤见呼多吸少，动则尤甚，为本症特点，兼有肺气不足表现。腰膝酸软，舌淡苔白，脉沉弱。

肾气不足患者平时应多吃一些补肾、养肾的食物，如山药、干贝、鲈鱼、栗子、枸杞等可以增强体质，促进健康，提高生活质量。预防肾虚还要注意休息，劳逸结合，善于通过一些休闲活动来减轻精神压力。

人中诊病中，人中若出现黑褐色或有片状黑斑，则为人体肾气不足的信号。

16. 哪些疾病患者的人中色泽灰暗？

人中色泽灰暗，常见于男女泌尿系统疾病。

男性泌尿生殖系统感染是指男性泌尿生殖系统（尿道、前列腺、附睾、输精管、精囊、睾丸等）受到细菌、病毒或寄生虫感染而引起的疾病。如不及时治疗，会影响精子活力，造成无精症、少精症，精子活力低及畸形率高，导致不孕不育，还会引发生理功能障碍，导致会阴部及腰骶部疼痛等。此外，泌尿生殖感染也会降低身体免疫力，增加患者精神压力，诱发其他疾病。

女性人中色泽灰暗，则常见于各种妇科疾病，如宫颈炎、附件炎、卵巢囊肿、子宫肌瘤等，给女性带

17. 人中呈暗绿色可预示哪些疾病?

人中呈暗绿色，临床上常见于胆囊炎、胆结石及胆绞痛患者。

胆囊炎多见于 35~55 岁的中年人，女性发病较男性为多，尤多见于肥胖且多次妊娠的妇女。胆囊炎分急性和慢性两种，急性胆囊炎的症状主要有右上腹疼、恶心、呕吐和发热等。少数病人还有眼白和皮肤轻度发黄。

胆结石是胆囊结石、胆管结石的总称。胆结石的形成与不良的习惯关系密切：喜静少动、身体肥胖、饮食过量、不吃早餐等，多孕多产的妇女更容易患胆结石。

胆绞痛是由于胆囊或胆管内结石移动，造成胆囊管或胆总管的暂时性梗阻而引起的绞痛。该症表现为上腹持续性痛，阵发性加重，放射到肩部或胸部，伴恶心呕吐，如果同时并发胆道感染，可随之发生寒战、发热、黄疸。

18. 怎样的人中预示肾虚不孕?

肾从中医的角度来讲，涵盖了人体的生殖、泌尿、神经、骨骼等各个组织、器官。肾在调节人体功能，为生命活动提供"元气"、"原动力"方面发挥了巨大的、不可替代的作用。

肾虚不孕为不孕病症之一，主要是由肾虚导致的不孕症。在临床上的主要表现症状有：面部出现黄褐斑，这是因为肾气不足，不能滋润肌肤而出现的，而且经常伴有月经不调；出现黑眼圈，中医理论认为黑色代表肾，黑眼圈就表示肾虚；肾阳不足，不能摄精成孕，常伴有月经色淡，腰酸痛楚、头晕、怕冷、疲惫、乏力等症状。

人中诊病中，如人中的色泽偏暗且枯槁，或者是有明显的色素沉着，则为肾虚不孕的信号。

19. 人中紫红多见于什么病症?

人中呈现紫红色，是瘀热痛经的信号。

痛经是指妇女在经期及其前后，出现小腹或腰部疼痛，甚至痛及腰骶。每随月经周期而发，严重者可伴恶心呕吐、冷汗淋漓、手足厥冷，甚至昏厥，给工作及生活带来影响。目前临床常将其分为原发性和继发性两种，原发性痛经多指生殖器官无明显病变者，故又称功能性痛经，多见于青春期少女、未婚及已婚未育者。此种痛经在正常分娩后疼痛多可缓解或消失。继发性痛经则多因生殖器官有器质性病变所致。

第八章 望口唇

——口唇是人体健康状况的"出纳官"

第一节
口唇与脏腑的关系

口唇与脏腑关系很密切,在古代医书中都有记载,如"唇乃脾窍,乃脾胃之外侯","胃之清气,上出于口"等。现代医学也认为唇有丰富的毛细血管,能灵敏地反映内脏的疾患。

1. 为什么口唇与健康关系密切?

口唇与脾关系密切。脾是重要的淋巴器官,具有造血、滤血、清除衰老血细胞及参与免疫反应等功能,被称为"后天之本"。我国医学有记载:"脾气通于口,脾和则口能知五谷矣","口唇者,脾之官也。"可见口唇与健康的密切关系。

俗话说:"病从口入",口腔是疾病进入人体的门户。由不洁食物引起的各种传染病以及糖尿病、高血压病、肥胖和贫血等,都是与食物经口而入分不开的。

2. 唇诊的理论依据是什么?

唇诊,是以观察唇所分属各部位的色泽,以及唇的形态变化,来判断相应脏腑的生理、病理的变化,以预测疾病的方法。

"唇为脾窍,乃脾胃之外侯",如《素问·金灵真言》曰:"脾开窍于口。"《灵枢·阴阳清浊》曰:"胃之清气,上出于口。"都说明了唇与脾肾的密切关系。其实唇与大肠、肝、督脉等部位的关系也极为密切,如《灵枢·经脉》篇记载:"大肠手阳明之脉……还出挟口,交人中。"还有任脉、冲脉、肾脉等,其循行与口唇相近,说明唇与脏腑关系很密切,所以唇可以反映脏腑的精气状况,观唇能预知疾病。

3. 口唇与脏腑是如何对应分布的?

口唇是十四经的枢纽,脏腑的要冲。我们可以以八卦图来说明脏腑与唇的对应关系。将口微闭,从两口角划一横线,再从鼻中沟经上、下唇中央画一垂直于两口角的竖线,将口唇分成四等份,再划两条过直角中点的斜线,将口唇分成了八等分,每份为一个八卦方位,每个脏或腑分配在一个方位上,然后根据每个方位上的形态、色泽等来判断生理、病理变化。

乾属肺、大肠。坎属肾、膀胱。艮属上焦、膈以上、胸背部、胸腔内脏器、颈项、头颅、五官。震属肝胆区。巽属中焦。离属心、小肠。坤属脾和胃。兑属下焦(包括脐水平以下小腹部、腰骶部、盆腔、泌尿生殖系统)。

第八章 望口唇——口唇是人体健康状况的"出纳官"

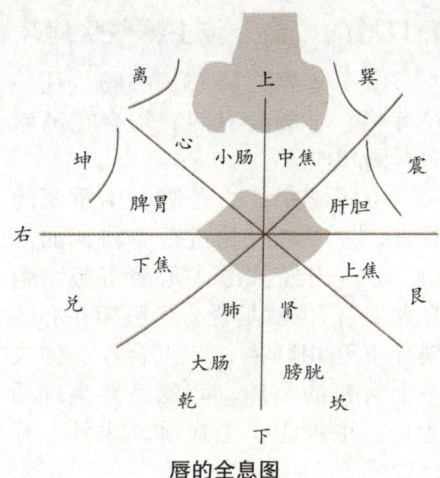

唇的全息图

及维持水液代谢平衡的重要脏器。肾在下开窍于二阴,与大小便的排泄、性机能活动有关,故大便溏稀、小便困难或淋漓不尽、阳痿、早泄等都可以从肾治。

膀胱是储尿和排尿的器官。当膀胱有病时,就会出现小便的异常和排尿困难。膀胱之所以能排尿,主要靠肾的气化作用。

综上所知,肾的生理功能包括现代医学上的生殖、泌尿系统及部分内分泌、中枢神经系统的功能,这些系统的疾患都可能跟肾有关。膀胱的功能主要是储尿和排尿的作用,其病变也主要表现在泌尿功能方面。

4. 口唇的"乾"位主哪些疾病?

由于"乾"属肺、大肠。如果口唇下方起疱疹。则说明患者肺热、发烧。

肺病变会出现以下症状:咳嗽、气喘、呼吸不利;体倦无力、气短懒言、自汗;气滞胸闷、咳喘;水湿停留、尿少、水肿;鼻塞、流涕、嗅觉异常,甚至鼻翼翕动,呼吸困难。

大肠的主要功能是进一步吸收粪便中的水分、电解质和其他物质,形成、贮存和排泄粪便。同时大肠还有一定的分泌功能,如杯状细胞分泌黏液中的黏液蛋白,能保护黏膜和润滑粪便,使粪便易于下行,保护肠壁防止机械损伤,免遭细菌侵蚀。大肠有病则主要表现为大便次数和形状的异常。

5. 口唇的"坎"位主哪些疾病?

由于"坎"属肾、膀胱。急性肾炎的病人此处红紫,慢性肾炎的病人此处黯黑。

肾是主宰人体生长发育、生殖

6. 口唇的"艮"位主哪些疾病?

由于"艮"属上焦、膈以上,胸背部、胸腔内脏器、颈项、头颅、五官。凡是上焦火旺的病人此处易起疱疹、口角溃烂。

上焦,人体部位名,三焦之一。三焦的上部,从咽喉至胸膈部分。《灵枢·决气》:"上焦开发,宣五谷味,熏肤,充身,泽毛,若雾露之溉,是谓气。"这是形容上焦心肺敷布气血,犹如雾露弥漫之状,有灌溉并濡养全身脏腑组织的作用。

膈为一向上隆凸的薄肌,位于胸、腹腔之间,封闭胸廓下口。膈穹窿右高左低,最高点分别位于有左第5肋间隙,膈上面覆以隔胸膜筋膜、壁胸膜或心包壁层,隔着胸膜与肺底相邻,中央部与心包愈合。膈下面右半与右半肝右内叶,隔下面左半与肝左外叶、胃和脾相邻。

膈为主要的呼吸肌。

7. 口唇的"震"位主哪些疾病？

由于"震"属肝胆区。凡是肝胆有温热、瘀热、肝胆火旺者，均有疱疹或肿胀、痛、痒等症状。

中医认为肝与胆互为表里，称胆为肝府，故二者常并提。肝是身体内以代谢功能为主的一个器官，并在身体里面扮演着去氧化，储存肝糖，分泌蛋白质的合成等。肝脏也制造消化系统中的胆汁。肝脏还能促使一些有毒物质的改进，再排泄体外，从而起到解毒作用。肝脏很容易患上如甲型或乙型肝炎、中毒性肝炎、肝癌或是肝硬化等疾病。其中，最为严重者是肝癌。

胆呈囊形，附与肝之短叶间，与肝相连。肝和胆又有经脉相互络属，互为表里。胆有储存浓缩胆汁、排空胆汁、调节胆道压力的作用。胆常见疾病有胆囊炎、胆结石。

8. 口唇的"巽"位主哪些疾病？

由于"巽"主中焦。凡是中焦（包括膈肌以下，肚脐以上，上肢部，腰背部及其内在器官）疾患均在此处有胀肿、疱疹等。

中焦具有消化、吸收并转输水谷精微和化生气血的功能。《灵枢·营卫生会》说："中焦……此所受气者，泌糟粕，蒸津液，化其精微，上注于肺脉，乃化而为血，以奉生身。"并概括中焦的功能为"中焦如沤"。沤，是浸泡的意思。所谓"如沤"，是形容中焦脾胃腐熟、运化水谷，进而化生气血的作用。

9. 口唇的"离"位主哪些疾病？

由于"离"属心、小肠。凡心经有热、小肠经有热，均会在鼻唇沟右侧起疱疹。

中医学中，心是脏腑中重要的器官，主宰各脏腑进行着协调的活动。故《内经》说："心者五脏六腑之大主"，也就是说，各脏腑在心的领导下互相联系，分工合作，构成一个有机的整体。心的主要生理功能是：主神志，主血脉，主汗，开窍于舌等。

小肠位于腹中，上端接幽门与胃相通，下端通过阑门与大肠相连。盘曲于腹腔内，上连胃幽门，下接盲肠，全长约3~5米，展开有半个篮球场大。小肠与心互为表里，是食物消化吸收的主要场所。

10. 口唇的"坤"位主哪些疾病？

由于"坤"属脾和胃，凡是脾胃有病的均在此处有疱疹或红肿。

脾是重要的淋巴器官，具有造血、滤血、清除衰老血细胞及参与免疫反应等功能。脾位于左季肋区，相当左侧第9至第11肋的深面，其长轴与第10肋方向基本一致。脾的位置可因体位、呼吸及胃的充盈程度而有所变化。正常的脾脏一般不能摸到，如在左肋缘下可扪及者，均表示脾肿大。

胃位于膈下，上接食道，下通小肠。胃的上口为贲门，下口为幽门。胃的形态、大小、位置因人而异，主要由肌张力和体型决定。其主要生理功能是受纳与消化食物。

第二节
别让唇膏掩盖了唇色

唇色望诊，是观察唇部的色泽变化，来判断人体内脏的生理、病理变化以预知人体所患病症的诊断方法。正常人的唇色红润、明亮，若唇色发生变化则为病色。唇色的异常有：色淡白、色红、上下唇异色、发黄、发黑、泛青、发蓝、异常色斑等。

1. 如何根据唇色诊断疾病？

正常人的嘴唇红润、干湿适度、润滑有光。如果唇色发生变化，则是病色。

唇色发白：双唇淡白，多属脾胃虚弱，气血不足，常见于贫血和湿身症；上唇苍白泛表，多为大肠虚寒、腹泻、胀气、腹绞痛、畏寒、冷嘲热讽热交加等症状间而出现；下唇变苍白，为胃虚寒，会出现上吐下泻、胃部发冷、胃阵痛等现象。

唇色淡红：多属血虚或气血两虚。体质虚弱而无疾患之人可见此唇色。

唇色深红：唇色火红如赤，常见于发热。肺心病伴心力衰竭者，当缺氧时呈绛紫红色，临床上称为发绀。唇色如樱桃红者，常见于煤气中毒。

唇色泛青：气滞血瘀，多是血液不流畅，易罹患急性病，特别是血管性病变，如血管栓塞、中风等急暴之症。

唇色发黑：环口黑色是肾绝，口唇干焦紫黑更是恶候。若唇色黯黑而浊者，多为消化系统有病，时见便秘、腹泻、下腹胀痛、头痛、失眠、食欲不振等；若唇上出现黑色斑块，口唇边缘有色素沉着，常见于慢性肾上腺皮质功能减退；若在唇部、口角，特别是下唇及口黏膜上有黑色斑点，有时很密集，没有不适的感觉，则可能在患者的胃肠道中发生多发性息肉。

2. 唇色呈红色常见于哪些症状？

唇呈红色，多数为热证，但有虚实之分，一般常见以下几种唇色。

如胭脂红。此色多因脏腑久受湿热，蕴郁不解，化生蛔虫。凡是见到这种唇色，可以验其大便，一定有蛔虫卵。

下唇深红。红而晦暗无华，多数脾虚运化不强，症见食少神倦、四肢困乏等征象。

唇色红如血染。两唇闭合缝处，隐见烟熏色，这是三焦热炽的表象。如外侧红如血染，内侧反淡白无华，这是脾胃虚寒。

唇色干红。多因血热的缘故，症见热气上冲、眩晕、烦躁或兼见失血征象。

唇色绛紫红。多见于气血瘀滞，病见冠心病伴心力衰竭者。

3. 唇色淡白多由哪些病症导致？

淡白唇色，多见于气血不足的面相，是由于脾不健运，化生无权，气血亏虚所致，相当于现代医学的各类贫血。

如果唇色淡白还兼有心悸、失眠、食少乏力等症，为心脾两虚，血不养心所致，常见于惊悸、怔忪、不寐等症，相当于现代医学中的神经衰弱，植物神经紊乱和心脏病患者。

如果唇色淡白还兼有畏寒肢冷，腰膝酸软等症，则属于虚寒证。多因脾肾阳虚，不得温煦所致。常见于腰痛、遗尿、阳痿、久泻久痢等症。

如果唇色淡白还兼有久嗽、咳喘，这是脾肺气虚，痰湿阴肺，肺气失于宣肃所致。常见于咳嗽、哮喘、肺痨等久病体虚者，相当于现代医学中的支气管炎、老年性咳喘、慢性支气管扩张等疾病。

如果唇色淡白还兼有脘腹冷痛，朝食暮吐者，为脾阳不足，胃气虚弱，虚寒内生之症。常见于反胃、呕吐、胃痛等症状，相当于现代医学中的慢性胃炎、胃、十二指肠溃疡，胃神经官能症等疾病。

4. 为什么会出现上下唇异色的症状？

如果上唇深红，下唇淡白，属于胃热脾寒，症多见能食易泄、面赤四肢倦等。上唇属于胃，上唇白肉和人中属于肾，上唇左右两角属胃和大肠。因胃中伏热不解，所以上唇深红。下唇属于脾，下唇白肉凹处属脾和肝胆。下唇两角，属于膀胱和小肠，下唇淡白，系脾寒血不充于下唇的面相。

若是下唇深红，上唇淡白，为胃冷脾热的征兆，症见欲呕吐、不思饮食、头昏、胸痛。

治胃热脾寒，当温脾清胃。治脾热胃冷，当凉脾暖胃。

5. 什么病症可致唇色发黄？

唇色发黄多为饮食内伤，见湿热郁于肝脾之故，有肝炎迹象，肝胆可能有病变。症见精神倦怠、四肢困乏、头晕等。如果唇色发黄且干燥，多是脾脏分泌功能有碍，削弱免疫系统的抵抗力以及辅助造血功能，很容易受感染。有此症状者应该多食用黄色食物，如黄豆、黄花菜等，有很好的健脾功效。

6. 哪些疾病可致唇色泛青？

如果唇色苍白泛青，会有大肠虚寒、泄泻、胀气、腹绞痛、畏寒、冷热交加等症状出现。治疗方法可以选择一些活血的食物，并且要注意保养肠胃，注意保暖。同时注意适当运动，促进身体新陈代谢，加快血液循环。

如果唇色青紫，多属气滞血瘀，血液不流畅，易患急性病，特别是心血管疾病，如血管栓塞、中风等急暴病症。药物中毒和机体缺氧也会出现唇色青紫，胸闷不舒或时有刺痛、心慌气短、舌有淤斑、淤点等症。可以适时地做一些有氧运动，调节呼吸方法，都可以帮助身体机能的有氧代谢。

7. 唇色发蓝是哪些疾病的表现？

唇色发蓝是病情危重的信号。肝胆急性疾患、卒中暑毒，唇色偶尔会呈浅蓝；如唇肌枯萎无华，唇色发蓝，是肝脏之真气将败，病多难救；唇呈蓝紫色，是贫血以及心脏病的表现；偶有骤染时疫，外唇呈现浅蓝色，唇皮燥裂，此为火毒炽甚之象。

8. 唇色发黑是哪些疾病的征兆？

唇色发黑是痛极、寒极、呼吸困难、肾气绝的表现。此外，唇黑有深浅的差别，症有寒热、轻重的不同。

唇色灰黑。这是中阳不足，痰饮内停之象，症见眩晕咳逆、大便结、小便黄，有时略感恶心。

唇微黑兼紫红。多为内实之邪淤积在腑，症多见心烦、口干思饮，腹坚满微痛，夜里不能睡觉等。

唇紫黑如猪肝。这是淤血攻心之象，多见于产妇血晕和剧烈心绞痛。

另外，如果唇色出现黑色斑块，口唇边缘有色素沉着，常见于慢性肾上腺皮质功能减退。如果在唇部、口角，特别是下唇和口腔黏膜上有褐、黑色斑点，有时很密集，没有不适的感觉，则可能在患者的胃肠道中发生多发性息肉。

9. 梅毒患者的唇色是什么症状？

梅毒是由苍白螺旋体，即梅毒螺旋体引起的一种慢性性传播疾病。可以侵犯皮肤黏膜及其他多种组织器官，可有多种多样的临床表现，病程中有时呈无症状的潜伏状态，病原体可以通过胎盘传染给胎儿而发生胎传梅毒。梅毒的危害是巨大的，梅毒螺旋体结构变异、产生抗药性，进一步增加了治愈的难度。同时，螺旋体变异后，毒性增强，对身体器官的损伤程度加重。而且变异后病情发展迅速，对身体的致残率增加，且会危及患者的生命。

梅毒患者的唇色发紫或有黑色斑点，出现此种情况，应及时就医，以便早期治疗。

10. 唇黏膜出现异常色斑是什么病症？

唇黏膜出现异常色斑，可预报内脏疾患。下唇黏膜面出现圆形或椭圆形紫黑色斑块，不高出皮肤，压之不退色的，可考虑患有消化道癌症，如胃癌、食管癌、肝癌、肠癌。下唇黏膜出现粟米大小的淡红色或淡白色丘疹，呈半透明样突起，这是蛔虫斑。翻开上唇，上唇系带出现白色或灰白色小点，可诊断为痔疮。上唇系带上出现一个或多个大小不等、形状不一的增生物，其表面呈灰白色或粉红色，提示有痔漏存在。上唇系带出现白色颗粒样赘生物，是诊断急性慢性腰痛的征象。

小儿下唇黏膜出现碎米样小白点，这是疳积病的标志。结合临床检查，可以发现患儿四肢消瘦、腹胀大、腹部青暴露等症状。

第三节

口唇外表形态与所主疾病

唇有上下两片，离则口开，合则口闭，唇的形态与口的形态是紧紧联系在一起的。口唇形态有：唇燥裂、唇红肿、唇生疱疹、唇裂、口唇歪斜、口张不闭、口闭不开、口撮、口唇颤动等。每一种形态都主不同的疾病。

1. 口唇干裂是由什么原因引起的？

口唇干裂表现为干燥无光，红肿焦裂或裂开出血，是体内津液大伤，唇失滋润的征象。多为燥热之邪所致。

口唇干燥而裂沟出血或红肿，并伴有口臭、烦渴、便秘、舌红苔黄者，为脾胃热盛之候。多因外感热邪入里或过食辛辣厚味，而使津液耗损所致。

口唇干裂而嫩红，并伴有颧红、潮热盗汗、虚烦不眠、舌红少苔者，为阴虚火旺之候。多因急性热病耗伤阴液或脏腑内生火热伤阴，或过服温燥劫阴之药所致。

口唇干裂而色黑，为热毒盛极之候，预后多不良。

日常饮食缺乏水分和油脂，缺乏维生素 A、维生素 B、维生素 C、维生素 E 以及阴虚低热、气候干燥或某些全身性疾病都会导致口唇干裂。

2. 口唇红肿是怎么引起的？

口唇红肿是指双唇漫肿或唇上出现硬结、肿块的症状。常同时伴有溃破、瘙痒、疼痛等症。根据唇肿形状、性质，又有唇风、唇疽、唇疔、唇核、唇菌、唇疳、唇癌之分。

（1）唇风

口唇漫肿发红发痒或痛如火灼，脱屑无皮，下唇为甚，多因阳明胃经风火上攻而成。

（2）唇疽

唇疽生于唇上，色紫有头，大如枣李，肿硬如铁，时有痛木之感，为脾胃积热所致。治宜清胃泻火解毒。

（3）唇疔

唇角或唇上生疔，色紫坚硬，形如粟米，唇口外翻，不能张合，寒热交作，为火毒之邪上攻所致。

（4）唇核

唇生硬物如核，色赤坚硬，由脾经湿热凝结而成，治宜清热利湿。

（5）唇菌

口唇肿起，翻突如菌状，触之不痛，多因心脾积热火气滞血瘀所致。治宜清心除湿，行气活血。

（6）唇疳

唇疳生于唇周四旁，红赤无皮，

燥裂肿胀，此为小儿脾胃湿热上壅，多因小儿消化不良、食积停滞、脾胃湿热内生所致。

（7）唇癌

唇上初结如豆，坚硬，久治不愈，胬肉翻花，痛极难忍，或出血、溃烂等。

3. 为什么口唇会生疱疹？

口唇疱疹表现为初起局部先有灼热、瘙痒及潮红，继而出现密集成群的针头大小水疱，破裂后而糜烂，渗液，逐渐干燥结痂，全程经过约1～2周，愈后局部可留有暂时性色素沉着。

口唇疱疹多是由于发热或机体在某一阶段疲劳过度，体能消耗过大，体内各种营养物质供给不足，致使免疫力下降所致。夏季气温过高，机体新陈代谢加快，营养物质消耗增多，且高温常引起食欲下降、睡眠不足，造成体内蛋白质、维生素、电解质等营养物质缺乏，使免疫力下降。当病人发热时，身体抵抗力低下，发热时唾液分泌减少，对口腔的冲刷作用减弱，食物残渣容易存留在口中，也为微生物生长繁殖创造了良好的条件，发热时口腔往往成为细菌生长的安乐窝。这样的情况，该病毒往往乘虚而入，在口唇周围皮肤、牙龈等处发作。

4. 下唇出现什么症状可诊断为疳积病？

翻看小儿的下唇黏膜，如果下唇黏膜上出现米粒样小点，并且出现腹胀、脐凸、胸部浮现青筋、四肢消瘦、大便稀，就可诊断为疳积病，并且白点的密集稀疏与疳虫的多少相对应。

疳积病多发于小儿，又称小儿营养不良，是消化功能紊乱和营养障碍引起的一种慢性疾病，多发生在3岁以下的婴幼儿。中医认为，疳积为积滞和疳症的总称，是由于孩子吃零食过多而造成的一种疾病。有些家长经常给孩子买糖果、甜点心、巧克力、花生、水果等，孩子小嘴整日闲不住，到吃饭的时候就吃不下去，长此下去，就会引起小儿消化吸收功能紊乱，发展为小儿疳积病。

5. 唇系带上出现异常可诊断为哪些疾病？

凡在唇系带上有点状结节者，表示有痔核。一个小点表示一个痔。若有数个大小不等的小点就表示有大小不同的痔。小点在唇系带正中线上者，多是外痔；小点在正中旁，多是内痔；小点在唇系带左侧，则表示痔核在肛内左侧；小点如在唇系带右侧，那就表示痔核在肛内右侧；小点在唇系带上面，痔核多靠近肛门12点；若在唇系带下端，痔核多靠近肛门6点。小点色白而硬，表示痔核生长时间已久；色红而软，表示痔核初生或时间较短；小点红多白少，则表示肛门括约肌松弛或痔核已引起脱肛，往往脱肛与痔核并存。

6. 唇裂表现为哪些症状？

唇裂俗称"兔唇"，指上唇有裂开者，是先天畸形的一种。唇裂是口腔颌面部最常见的先天性畸形，常与腭裂伴发。正常的胎儿，在第五周以后开始由一些胚胎突起逐渐互相融合形成面部，如未能正常发育便可发生畸形，其中包括唇裂。

唇裂的主要表现为上唇部裂开。根据裂隙的部位和裂开的程度可分为三度。

（1）一度唇裂仅为红唇裂开。

（2）二度为裂隙超过红唇但未达鼻底。

（3）三度为裂隙由红唇至鼻底全部裂开，前二者又称为不完全唇裂，最后者又称为完全唇裂。

7. 为什么冬天嘴唇容易掉皮？

寒冷的冬天，娇嫩的嘴唇最容易受到伤害。不少人苦恼于双唇开始出现翘翘的硬皮，不自觉用手去撕或用舌头去舔，却越舔越干。专家提醒，冬天嘴唇起皮是因为人体有内热，因此要随时清热。嘴唇反映一个人的脾胃，如果一个人老爱动脑筋，饮食上又偏爱吃热性食物，嘴唇就容易干燥起皮。另外，冬天屋里有暖气温度高，很多人又喜欢盖棉被睡觉，人体就会有内热，这时可以吃些清热凉血的食物。

冬季护唇很重要，因为冬天空气中的湿度下降，会带走嘴唇上的水分，所以应该从一些生活细节着手。嘴唇起皮千万不要用手撕，这样有可能将唇部撕伤。可以先用热毛巾敷3～5分钟，然后用柔软的刷子刷掉唇上的死皮，再涂护唇膏。

8. 女人常抹润唇膏好吗？

秋冬季节，由于天气干燥嘴唇会稍微发干，许多女性会随身携带润唇膏不时地往嘴上抹以保持唇部湿润。其实这种方法是错误的。

频繁使用润唇膏只会使嘴唇越来越干。润唇膏涂在唇上，好像给嘴唇穿上了一件"隔离衣"，阻碍了嘴唇表皮细胞的正常代谢，使皮脂腺分泌减少，嘴唇更容易干燥、脱皮。而且有些润唇膏含有甘油成分，有锁水功能，如果超过一定浓度，就容易吸走嘴唇上的水分。更重要的是润唇膏过量使用会使口唇黏膜自身的屏障能力下降，更容易发生各种口唇疾病。一些敏感体质的人还容易引发口唇炎、复发性唇炎等。使用润唇膏只能作为一种辅助手段。一般润唇膏的滋润时间可达4小时左右，因此一天最好不要涂抹超过3次，而且最好选用没有添加色素的无色润唇膏。

9. 唇炎是一种怎样的病症？

唇炎是一种以口唇干燥、皲裂、脱屑为主要临床表现的黏膜病，严重的表现为唇肿胀、糜烂，有炎性渗出物，形成血痂或脓痂，疼痛明显，有灼热感。严重的病人会出现高烧、肌肉关节疼痛、头痛、咳嗽等症状，还会出现全身红斑性水疱，水疱破裂后出现皮肤大面积脱落，称为"中毒性表皮坏死松解症"。除了某些全身性疾病和其他口腔黏膜病在唇部的表现外，唇炎是特发于唇部的疾病中发病率最高的疾病。

唇炎患者要纠正不良的生活习惯，少吸烟，少喝酒，不要随意使用抗生素，不要使用劣质或不适合自己的唇膏，不要盲目去做"文唇"。要避免可能引起过敏反应的各种因素。改掉喜欢咬唇、咬舌等习惯，避免造成黏膜创伤。患者可以多吃新鲜蔬菜水果和富含蛋白质的食物。

10. 如何根据口唇形态诊病？

口唇干燥：患者嘴唇发干，常用舌尖去舔，甚至发生唇裂，多见于高烧、气候干燥、缺水和爱蒙头睡觉的人；缺乏维生素B和很少吃新鲜蔬菜、水果、杂粮的人也多有发生唇干现象。唇炎也是引起唇干的一个重要因素，唇炎的主要表现是口唇干燥、脱屑、皲裂、进食酸辣等刺激性食物时会感到疼痛，说话或大笑时口唇会皲裂出血。重者口唇发生肿胀、水疱、糜烂、结痂等，由于灼痛剧烈，会妨碍进食和说话。唇炎最常见的病因是使用口唇化妆品后过敏。另外，口唇干燥还见于经常大量饮酒者和慢性胃病患者。

口唇糜烂：多是脾胃有热，常见于慢性肠胃病患者。初生儿口唇溃烂要警惕是否得了遗传性梅毒。如果口角嘴唇处发生糜烂，并有红斑、水肿、渗液、皲裂、脱屑等，口角处可见向外辐射状的皱纹，多为双侧口角同时发生，也有个别发生于单侧的，这是得了口角炎，俗称烂嘴角，是口角部位皮肤和黏膜的炎症。

11. 口唇外翻是哪些疾病的征兆？

口唇外翻，色黑而无纹理，是脾气衰败的症状。病人如果出现口唇外翻，人中部肿满，说明足太阴脾经的脉气衰竭。病人人中部位无凹凸，是平的，说明有胃病。如果肌肉失去濡养，就会松软，肌肉松软，便会导致人中部肿满，就会使口唇外翻，口唇外翻便是肌肉先死。

12. 口唇生疮预示着怎样的身体状况？

病人上唇生疮的，是有虫侵蚀到内脏；下唇生疮的，是有虫在噬咬肛门肠道。牙龈无血色，舌上尽是白苔，甚至唇内有疮，四肢沉重，困倦乏力的，是有虫病。口唇上像生疮，面黄肌瘦，腹部肿大的，是疳病，并有蛔虫。上唇内侧有米粒大小的疮，心中烦乱不安，疼痛满闷，吐血的，是虫在噬咬较高部位的脏腑；下唇内侧生疮，困倦嗜睡的，是虫在噬咬较低部位的肛肠。

13. 如何从口唇判断儿童是否有蛔虫病？

蛔虫病是蛔虫寄生于人体所引起的疾病，除肠道症状外，有时可引起严重的并发症，如胆道蛔虫病、肠梗阻等。肠道蛔虫感染者及病人为本病的传染源，生食未洗净的瓜果、蔬菜是受染的重要因素，感染性虫卵经口吞入为主要传播途径。人对蛔虫普遍易感，儿童感染率尤高。

判断儿童是否患有蛔虫病，可以瞅下嘴唇。如果孩子的下唇角膜上出现针尖米粒样的颗粒丘疹，多为灰白色，则是蛔虫病。

14. 嘴唇哪些异常特征是难产或包皮的信号？

妊娠足月临产时，胎儿不能顺利娩出者，称为"难产"。包皮是指阴茎皮肤在阴茎头处褶成双层的皮肤，在婴幼儿期包皮较长，包绕阴茎使龟头及尿道外口不能显露，称之为生理性包茎。随着年龄的增长，阴茎和包皮逐渐发育，到青春期时，包皮向后退缩，至成人期龟头露出，但是约有30%的成人，包皮仍完全盖住阴茎龟头。

女子难产与男子包皮都有其相应的体型特征，主要表现是：女性嘴巴较小，且引人注目，是盆骨小的表现，生育时剖宫产的概率较大；如果男性嘴巴较小，则易患先天性的包皮症。女性双脚较小，与身高不成比例，则剖宫产概率也较大。

15. "驴嘴风"是怎么回事？

驴嘴风又叫唇颤动，以唇部红肿、疼痒、口唇不时颤动为症状。可发生于双唇，但以下唇颤动较为常见，好发于秋冬季节，相当于现代医学中的剥脱性唇炎。唇颤动时，时开时闭，频频运动叫做动，动是不规则的，多由于烦躁，常在抽搐将发作或神志不清而昏迷未深的时候产生。也可颤动兼牙齿咯咯作响，往往与身体发抖并见，且较动为快，似有节奏。

本病临床上可分为实证和虚证两类。实证多是胃火挟风，因过食辛辣厚味，胃腑蕴热，又受风邪外袭，以致风热相搏，循经上炎所致。虚证多是脾虚血燥，因感受秋季的燥邪，或过食温燥的食物，耗伤阴血，血燥生风所致。

患者平时应该少吃辛辣厚味，减少烟酒刺激，并注意口腔卫生。

16. 哪些疾病可出现口闭不开的症状？

癫痫、痉病和中风的闭症、女人子痫，还有破伤风、急惊风等症，都可能出现口闭不开。此外，风寒乘袭或热极神伤，也可因筋脉拘急而出现口闭不开。口闭不开与口张不闭都是病症严重的征象，但是单凭这样一个征象很难断定是什么病症，要与问诊合参。下面简单介绍一下痉病和子痫的特点。

痉病表现为卒然口噤、四肢抽搐、角弓反张，亦表现为某些或某个脏腑、经络的拘挛、强急。

子痫是妊娠20周以后"妊娠高血压综合征"（简称妊高征）的特殊表现，包括水肿、高血压和蛋白尿，特别于妊娠晚期发展呈最严重而紧急情况时，以抽搐及昏迷为特点，可并发肾功能衰竭、心力衰竭、肺水肿、颅内出血、胎盘早期剥离等。

第四节

口腔的各种病变

健康人的口腔平整、光洁、滑润、口腔黏膜呈粉红色。如果口腔出现白斑、红斑、蓝黑斑，则为疾病的信号。另外，口腔内的唾液异常也有一定的疾病征兆。平时我们一定要注意口腔问题，做好疾病的预防与早期治疗。

1. 唾液有什么作用？

唾液是一种无色且稀薄的液体，被人们俗称为口水，它来源于饮食，通过胃的"游溢精气"、肠的吸收、脾的"散精"而成。津液在人体生理上十分重要，亦是构成人体和维持人体生命活动的基本物质。津是指体液中的清稀部分，它流动性强，布散于体表皮肤、肌肉和孔窍，并能渗注于血脉，起滋润作用。液是指质地黏稠的部分，它流动性小，灌注于骨节、脏腑、脑和髓等组织，起濡养作用。由于津与液之间可以相互转化，故津与液常可并称，津液作为气化作用的物质基础，以维持生理活动。

2. 滋润用的唾液与消化用的唾液有什么不同？

人的唾液分为滋润用和消化用两种。

滋润用的唾液带有些黏性，一天24小时不断滋润着人的口腔黏膜，具有保护黏膜和促进牙齿再钙化的功能，是由负责体内水分调节的肾脏所分泌出来的。

消化用的唾液则不具有黏性，只在进食时才会分泌出来。也就是我们俗称的"口水"。其中含有许多与胃肠道运作息息相关的消化和抗菌的酵素。

这两种唾液分工合作以保持口腔内部的清洁。一旦失去平衡，会使得唾液变得过于黏稠或是稀薄。同时也容易引发蛀牙、口腔炎、口臭及消化不良等毛病。

3. 为什么会感觉口干舌燥且口水黏稠？

正常来说，成人每天分泌的唾液量约有1千克。唾液除了能保持口腔滋润、使食物顺利吞咽之外，同时也有杀菌、清洁口腔的功能。另外，唾液也能将淀粉分解成糖。只要饭粒嚼久一点就会感觉到甜甜的味道，就是由于食物中的碳水化合物被分解成糖的缘故。

当唾液分泌不足时，会觉得嘴

巴黏糊糊的、说话困难、消化不良，并且会因为口腔内的杂菌繁殖增生而引发口臭等症状。所以感觉口干舌燥且口水黏稠，是全身水分不足的表现。

4. 口腔内唾液分泌过多是由哪些疾病引起的？

唾液分泌过多的原因很多，从总的方面又可分为真性和假性唾液分泌过多两种情况。真性唾液分泌过多的原因主要有口腔炎、咽炎、舌炎、齿龈炎等口腔疾病，以及假牙不合适引起的刺激；汞、铅、碘、砷以及尼古丁等药物中毒或刺激；脑炎、脑性麻痹、癫痫、帕金森综合征、植物神经紊乱等神经精神疾病；突发性甲状腺肿、糖尿病等内分泌系统疾病。假性唾液分泌过多，是口腔唾液去路受阻所致。其主要原因是食管狭窄或肿瘤、瘢痕等引起通路障碍；口腔、咽喉等部位手术后引起吞咽神经麻痹，导致口腔唾液难以顺利下咽；老年人唾液腺萎缩，可因服用药物后导致药源性唾液分泌过多等。还有可能是因紧张心理因素造成的唾液分泌过多。胃痛初期也会出现唾液分泌过多的症状。

5. 口角流涎是哪些疾病的征兆？

流涎俗称"流口水"。见于乳儿时期是生理现象，不视为病态。如果年龄增长持续流涎，则视为病态，有以下几种情况。

口角流涎不止，并伴有半身麻木不遂，口眼歪斜或神志不清，是风痰上涌的症状，常见于中风昏仆、癫痫发作等症。

流涎时伴有颜面麻木，口眼歪斜，恶风流泪者，为风中经络，大多是由于外风趁经络空虚而侵袭头面所造成的，常见于面神经麻痹症。

口中流涎淋漓，口水清稀，并伴有面白神怯者，是脾虚不敛之象。多因脾胃素虚或伤于冷饮，以致脾胃虚寒，津液失于输布所致。常见于小儿脾胃虚弱、营养失调、发育不良者。

口中流涎而口舌生疮，舌红起刺，苔黄者，是脾胃热盛之象。多因素体阳盛，或过食甘甜肥厚，内热上迫津液外溢所致。常见于小儿便秘、呕吐、积滞等症。

6. 口腔炎表明身体有怎样的状况？

发生口腔炎，即表示身体免疫力降低。

口腔内原本就藏有很多杂菌，与皮肤相比，口腔黏膜的表皮更薄，因而很容易被细菌等外物入侵。身体的抵抗力一旦下降，就很容易产生细菌感染，从而引发口腔炎。

另外，由于口腔也是属于消化道的一部分，直接和胃肠道密切相连，因此饮食过量或压力过大而造成肠胃发炎时，也会同时引发口腔炎。

7. 口腔白斑跟癌症有怎样的关系？

口腔黏膜学特指的"口腔白斑"是指发生在口腔黏膜上的白色角化斑块，属于"癌前病变"，但不包括吸烟等局部病理因素去除后可以消退的单纯性过角化。人们大可不必谈斑色变。真正的口腔白斑的临床表现特征为：有乳白色隆起的白色斑块，表面粗糙或略粗糙（单纯型）；有的在白斑基础上发生溃疡或糜烂（溃疡型）；有的斑块呈毛刺状或绒毛状（疣状型）；有的则在充血发红的"背景"中间夹杂有颗粒状白色化损害（颗粒型）。根据这些特征，临床医生可以通过仔细检查而得出初步诊断结果，然后，再经过病理检查证实，才能最终确诊。

"癌前病变"不是"癌"，只因为口腔白斑有上皮异常增生的病理基础，所以癌变几率高于正常上皮组织。据世界各国调查，白斑患者一般不会发生癌变，但仍有 0.9% ~ 19.8% 的癌变危险。这些要引起白斑患者的注意。

8. 红斑与白斑哪个癌变率更高？

口腔黏膜红斑也是常见的一种口腔病。随着医学科学和病理研究的进展，发现口腔黏膜红斑的癌变率要比白斑的癌变率高得多。口腔黏膜红斑为口腔黏膜上平伏或微凹于黏膜表面的鲜红而柔软斑块，边界清楚，其表面酷似天鹅绒，大小不等，多呈圆形或椭圆形，可分为颗粒型或平滑型两种。损害区与正常黏膜界线清楚，患者可有轻微疼痛或不适，也可无任何症状。临床上如果发现原因不明(凡有原因而引起的如炎症、创伤时出现的红斑，叫继发性红斑，不在此列)，不能诊断为其他疾病所出现的红斑时，必须要提高警觉，密切随诊复查。红斑一旦发生出血、变硬、溃疡则为癌变表现，应及时做组织检查。

9. 口腔黑斑是怎么回事？

口腔黑斑是在临床上观察到的口腔黏膜出现的黑色斑点或蓝黑色、棕黑色斑块。一般不高出于黏膜表面。

黑斑一般多由于黑色素沉积所致。黑色素是由黑素细胞产生，黑素细胞来源于神经嵴，胚胎期这种细胞迁入上皮基底层附近。黑素细胞内含有合成黑色素的酪氨酸酶，可以将酪氨酸氧化为黑色素。在正常情况下，上皮组织中的黑素细胞与角质细胞及朗格汉斯细胞三者相互调控上皮组织的代谢平衡。一旦出现某种障碍，均可导敛黑素细胞产生黑色素过多或减少、缺失。生理性黑斑多为黑素细胞功能亢进所致。

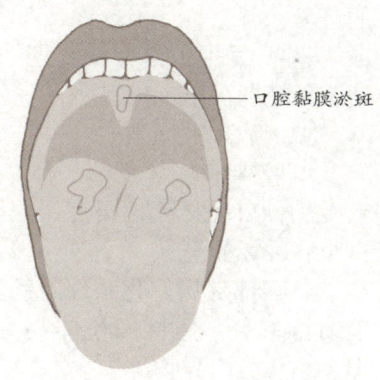

口腔黏膜淤斑

10. 如何知道自己是否有口臭？

所谓口臭（也有称"口气"的），就是人口中散发出来的令别人厌烦、使自己尴尬的难闻的气味。别小看口臭这小小的毛病，它会使人（尤其是年轻人）不敢与人近距离交往，从而产生自卑心理，影响正常的人际、情感交流，令人十分苦恼。

有些人，口臭较重，自己就可以闻到自己的口气臭秽；而有些人，通过他人的反应，才知道自己口臭。自测口气的方法：将左右两手掌合拢并收成封闭的碗状，包住嘴部及鼻头处，然后向聚拢的双掌中呼一口气后紧接着用鼻吸气，就可闻到自己口中的气味如何了。

11. 口臭的原因有哪些？

引起口臭原因有很多，主要分为生理性因素和病理性因素两大类。

（1）生理性因素

饮酒后的酒精气味，吸烟者的烟味，食大蒜后口腔残存的大蒜臭味。

夜间睡眠起床后的口臭。

饥饿和长期禁食也可带来强烈的口臭。

一些女性在青春发育期、妊娠期及月经期可出现口臭。

（2）病理性因素

口腔疾病。牙周病、龋病、黑毛舌病、口腔坏死性炎症、冠周炎、口腔癌肿坏死等。

鼻咽部疾病。化脓性上颌窦炎、萎缩性鼻炎、急性扁桃体炎、咽峡炎、小儿鼻内异物等。

全身其他器官疾病。口臭原因如消化不良、胃炎。支气管扩张，继发肺部感染、肺脓肿、白血病、血小板减少症、粒细胞缺乏症、糖尿病，铅、汞和有机物中毒时均可有异常气味。

12. 口腔溃疡是怎么回事？

口腔溃疡，又称为"口疮"，是发生在口腔黏膜上的表浅性溃疡，大小可从米粒至黄豆般大小、成圆形或卵圆形，溃疡面为口腔溃疡凹、周围充血，可因刺激性食物引发疼痛，一般一至两个星期可以自愈。口腔溃疡的诱因可能是局部创伤、精神紧张、食物、药物、激素水平改变及维生素或微量元素缺乏。系统性疾病、遗传、免疫及微生物在口腔溃疡的发生、发展中可能起重要作用。

平常应注意保持口腔清洁，常用淡盐水漱口，戒除烟酒，生活起居有规律，保证充足的睡眠。坚持体育锻炼，饮食清淡，少食辛辣、厚味的刺激性食品，保持大便通畅。妇女经期前后要注意休息，保持心情愉快，避免过度疲劳，饮食要清淡，多吃水果、新鲜蔬菜，多饮水等，以减少口疮发生的机会。

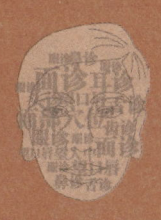

第九章 舌诊
——舌是人体健康状况的一面镜子

第一节

舌诊的依据与方法

舌诊，就是通过观察病人的舌质、舌苔的变化来诊断疾病。舌诊的要领在于观察舌头的"形状、大小、颜色、舌苔"。人体的五脏六腑通过经络与经筋循行，直接或间接地与舌有联系，从而使舌能客观地反映出体内各种生理、病理变化，显示机体的外在表现和功能状态。

1. 望舌诊病究竟是怎样一种诊断方法？

舌是人体的全部信息，它全方位反映了人体的变化，通过观察、辨析舌苔、舌质和变化现象，可以对疾病做出诊断和治疗。望舌诊病具有悠久的历史，早在《黄帝内经》和《伤寒论》等古典书籍中，就有望舌诊病的记载。现代医学也证明，舌作为唯一显露于外的内脏组织，舌面膜的细胞代谢旺盛，生长迅速，当体内缺少某些物质时，舌象上就会有所表现，所以通过舌诊可以反映机体的疾病情况。

望舌除了对医生十分重要外，一般百姓在掌握了相关知识后，也可以通过望舌对自身健康或患病状况进行了解，并应用于养生、保健和防病。在疾病治疗时，虽然不可能根据舌象变化来决定自己的治疗方案，但是可以在较好地理解的基础上，主动地配合医生，从而取得更好的治疗效果。

2. 舌的基本结构有哪些？

舌是口腔中的主要器官之一，表面覆以黏膜，里面是横纹肌，可灵活转动，分舌根、舌体和舌尖三部分。舌的背面有许多细小的舌乳头：丝状乳头、菌状乳头、轮廓乳头和叶状乳头，除丝状乳头外，其他三种均有味觉感受器——味蕾。味蕾呈卵圆形花苞状，由支持细胞和味蕾细胞组成，有味孔伸向舌表面，可感受口腔内食物的味觉。不

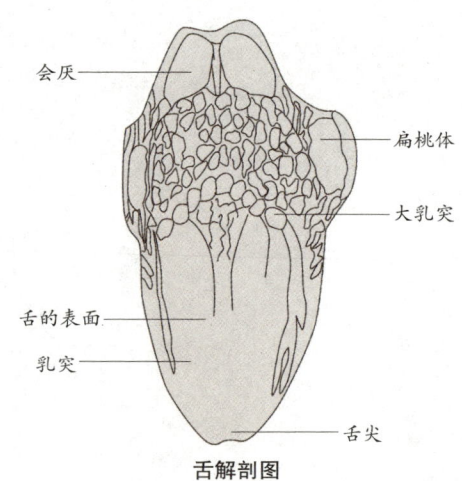

舌解剖图

同部位的味蕾可分别感知甜、酸、苦、咸四种味道。

舌乳头上皮细胞经常轻度角化脱落，与唾液和食物碎屑混合形成一层白色薄苔，称为舌苔。舌苔的形成主要与黏膜层有关，舌黏膜与口腔黏膜相同，由复层扁平上皮和纤维结缔组织构成。人的舌苔可因身体情况不同而有不同颜色的变化。

3. 为什么说舌是人体内脏的一面镜子？

舌诊是中医诊断疾病的重要方法。舌通过经络与五脏相连，因此人体脏腑、气血、津液的虚实、疾病的深浅轻重变化，都有可能客观地反映于舌象。其中舌质的变化主要反应脏腑的虚实和气血的盛衰；而舌苔的变化主要用来判断感受外邪的深浅、轻重，以及胃气的盛衰。

就像指甲、头发一样，舌头也是反映内脏变化的一面"镜子"。通过辨别它的颜色、湿润程度等，就可以简单了解自己的身体状况。如果舌苔白且厚，并且看上去比较油腻，可能是消化不良而造成积食。舌苔发黄，说明有内热，比如感冒加重。如果苔黄且油腻，多为炎症：胃溃疡患者溃疡发病、慢性乙肝患者的传染性增强都会出现此种情况。舌色发黑说明病情已经持续了一段时间，并且病情开始变重。

4. 中医是如何观舌诊病的？

根据舌面部位的区域分布，舌根属肾、命门，舌中属脾胃，舌尖属心、肺，舌边属肝胆，所以当舌色大部分颜色浅淡，有部分为鲜红时，按其部位不同，可做出区别。舌根部的舌苔变化往往发生在患病时间很长的慢性病人身上。如果患病时间过长，很多机体重要功能可能受到损害，特别是以下丘脑、垂体、肾上腺皮质为轴心的神经、内分泌的调控系统的功能受到了削弱，常多见于一些长期患有肺、支气管或肝脏等慢性疾病的人。

舌中部的变化多见于胃、肠道等消化系统疾病的患者；肝脏、胆囊疾病患者在舌两边可见到相应的变化（如瘀点、瘀斑等）。舌尖部舌质发红，常提示神经系统或心脏功能发生了相应变化等。

5. 观舌诊病有什么意义？

在疾病的发生和发展过程中，舌的变化迅速、明显，犹如内脏的一面镜子，能够反映疾病的发生、发展及转归等各种情况。在近代医学中舌诊已经形成一种独特的诊断手法。观舌诊病有以下几种意义：

（1）能判断人体的功能状态，如舌淡红，柔软灵活，苔薄白而润，说明健康无病。

（2）判断病位和病性，如舌质正常、苔薄白滑，病在表，为轻症；舌质红绛、苔厚黄干，病深在里，病情重。

（3）判断疾病的轻重进退和预后，观舌最好采用日光，舌自然伸出口外，两侧展平，充分显露舌体，细心观察舌质、舌苔的各种变化以检测疾病。

6. 怎样进行舌体的诊察？

舌体的诊察包括舌体的神色、形态和舌面的变化三个方面。舌体的神色主要指从舌体的荣、枯、老、嫩加以诊察。舌体的形态诊察主要观察舌体有无震颤、歪斜、痿软、僵硬等。如果舌苔不自主的颤抖，多属气血两虚或肝风内动；如果舌体偏歪于一侧，多为中风偏瘫或中风先兆；如果舌苔伸展无力，多因气血俱虚筋脉失养所致。

7. 望舌诊病时应注意哪些事项？

患者在看病前应避免吃有色食物、药物或饮料，因为这样对舌苔的染苔作用而使舌苔的颜色发生变化，比如吃橘子或喝橙汁后，舌苔可变成黄苔。望舌前患者也要避免进食冷冻或刺激性食物，以免舌质颜色发生变化而产生假象。

望舌诊病时一定要在光线充足的情况下进行，在室内有光源时，尽量避免有色光源对舌色的影响。患者伸舌头时要自然，舌体放松，舌面平展，舌尖略向下，口尽量张大（但不要过分用力），使舌体充分暴露。不要轻易刮舌苔，那样容易看不清真实的舌苔。望舌时一般看舌尖，再看舌中、舌侧，最后看舌根部，同时看舌体（舌质）的色质和舌苔的厚薄、颜色等。

8. 舌的诊察可分为哪几部分？

舌的诊察一般可分为望舌、望苔、望舌下静脉三个部分。传统中医师在望舌的过程中，最先获得的信息是舌苔的颜色，接着是观察舌苔性状和舌体性能等表现，观察舌质和舌苔的变化对看病起着举足轻重的作用。另外，舌下望诊法也是获取资讯的重要途径，由诊察舌下脉络的充盈情形，来作为判断瘀症的重要指标，最后再综合各种的资讯加以分析归纳。

9. 如何进行舌下脉络的诊察？

通过舌下面的黏膜可见有浅蓝色的舌静脉，中医称为舌脉。正常人舌脉隐现可见，直径不超过 2.7 厘米，其长度不超过舌尖至舌下肉阜连线的 3/5，颜色暗红，脉络无怒张、紧束、弯曲、增生，排列有序。绝大多数为单支，极少有双支出现。望舌下络脉主要观察其长度、形态、色泽、粗细、舌下小血络等变化。

望舌下络脉的方法是：让病人张口，将舌体向上腭方向翘起，舌尖轻抵上腭，勿用力太过，使舌体自然放松，舌下络脉充分显露。首先观察舌系带两侧大络脉的长短、粗细、颜色，有无怒张、弯曲等异常改变，然后观察周围细小络脉的颜色、形态有无异常。

10. 怎样根据舌下脉络进行诊断？

舌下络脉的变化有时会早于舌色变化，因此，舌下络脉是分析气血运行情况的重要依据。舌下络脉诊法是指对舌下络脉之颜色、形状、充盈等情况进行诊察，以帮助判断疾病的方法。正常舌下络脉隐现于舌下，脉色暗红，脉形柔软，无弯曲紧束等，不超过舌下 1/3。故凡察血瘀者当先视舌下脉。

舌脉色青紫，其形粗长或怒张，提示气滞血瘀或痰瘀互结；其色淡紫，脉形粗大或怒张，提示寒邪凝滞或气虚血瘀；其色紫红，脉形怒张，提示热壅血滞；其色淡红或浅蓝色，脉形细小，提示正气虚弱。所以舌下络脉的变化，主要提示瘀血病变的存在，根据其色青紫、淡紫、紫红，分别可确认瘀血属气滞、寒凝、气虚还是热壅。

第二节

观舌苔的常识

看舌苔包括看舌色和舌形两个方面。正常人的舌苔是薄白而清净的，干湿适中，不厚不腻不滑不燥。不同的舌苔可以反映出不同的疾病。需要注意的是，观舌诊病时，不要刮掉舌苔，也不要吃染色的食物，以免掩盖舌苔本质，引起误诊。

1. 正常的舌苔应该是怎样的？

正常人的舌体表面铺有一层薄薄的苔垢，呈白色，干湿适度，中医称为正常舌苔，也叫薄白苔。它呈白色和舌最表面的角化细胞有关。从扫描电镜拍摄的舌表面照片来看，舌苔非常像直升机飞越山岭上空所见到的地貌机构。它表面的突起样结构主要是丝状乳头，丝状乳头末梢常分化成角化树，呈佛手样、枯枝状、松针状等突起，在其间隙中，常填嵌有舌表面层脱落下来的角化上皮，还有口腔内分泌的唾液、细菌、食物碎屑和渗出的白细胞等。舌表面的角化细胞对舌组织整体有一定的保护作用，可以缓冲口腔内酸辣物质或温度变化对舌组织内血管和神经的影响。

2. 影响舌苔发生变化的因素有哪些？

影响舌苔发生变化的因素很多，一般有以下几个方面：

（1）与营养缺乏有关

缺乏核酸的食物，可造成舌黏膜上皮角化亢进和溃疡；缺乏蛋白质的食物，可造成舌黏膜萎缩；在胃肠系统疾患和癌肿患者，由于肿瘤的消耗或胃肠机能损害，造成营养缺乏，甚至发生恶病质，均可使舌黏膜乳头上皮角化亢进，促使溃疡形成或发生萎缩，形成异常舌苔。

（2）与微循环的关系

局部血行障碍对舌苔变化有很大影响，心肌梗死或因头部外伤而休克的病人，舌苔往往在1～3日内变厚，如治疗后病情好转，则苔在1周左右恢复正常，如病情恶化，则厚苔症状持续不退。

（3）吸烟对舌苔的影响

吸烟可影响舌苔色泽，使之变黄变黑；对苔质影响更大，使舌苔变厚、变腻、变燥，成为异常烟苔。

（4）饮酒对舌苔的影响

饮酒对舌苔苔质有一定影响，主要是易形成黑苔和厚腻苔。

3. 舌苔能不能清除？

舌头表面上的白色苔状物称之为"舌苔"。舌苔为舌头细胞角质化后所形成的物质。健康人的舌头表面都会有一层薄薄的白色舌苔，关于舌苔的功能，目前虽还没有完全解开，不过其中也有维持口腔内杂菌生态平衡，以及保护味蕾的说法。如果硬将舌苔刮除的话，除了会伤及舌头外，有时也会引发人体内的防御反应，使得舌苔变得更厚，这样会导致舌苔无法呈现体内传达出的正确信息。也有说舌苔会引起口臭，但其实舌苔本身是没有臭味的，甚至还有说法认为，正常健康状态下的舌苔，有预防口臭的功能。

4. 如何看待舌苔的色泽？

正常的舌苔为薄白一层，白苔嫩而不厚，干湿适中，不滑不燥。苔色有白苔、黄苔、灰苔、黑苔等。

（1）白苔

临床上常见的一种，其他颜色的苔可以认为是白苔基础上转化而形成的，舌苔一般属肺，主表证、寒证，但临床上也有里证、热证而见白苔者。如薄白而润为风寒；薄白而燥为风热；寒湿之里证可见白而厚腻之苔。

（2）黄苔

有淡黄、嫩黄、深黄、焦黄等不同。一般说，黄苔的颜色越深，则热邪越重。淡黄为微热；嫩黄热较重；深黄热重；焦黄则为热结；黄而干为热伤津；黄而腻则为湿热。

（3）灰黑苔

多主热证，也有寒湿或虚寒证。舌苔灰黑而干，为热盛伤津；舌苔灰黑而湿润，多属阳虚寒盛。灰黑苔多见于疾病比较严重的阶段。

5. 白苔可分为哪几类？

白苔主要分为薄、厚、腐、腻四种。

（1）薄白苔

是舌面上薄薄分布的一层白色舌苔，就像舌头上蒙了一层白纱。薄白苔铺于舌面，颗粒均匀，干润适中，舌色淡红清润，为正常情况下最常见的舌苔。薄白苔的形成主要由于口腔咀嚼、吞咽与唾液、饮食的综合作用，使舌黏膜丝状乳头间的物质与角化上皮不断被清除脱落，使舌苔仅有薄白一层。

（2）厚舌苔

往往在舌的边尖部稍薄，尚能见到舌质，而中根部则较厚，大部舌质均被舌苔所遮盖而不被透出，苔色呈乳白色或呈粉白色。

（3）腐苔

形状如豆腐渣一样堆铺在舌面上，颗粒大而疏松，揩之可去，不久又可复生。

（4）腻苔

舌中心稍厚，舌边较薄，颗粒细小致密，揩之不去，刮之不脱，舌面罩着一层黏液呈油腻状。

6. 白苔多见于哪些疾病？

一般来说，白苔除见于正常人之外，多见于轻病、表征初起以及疾病的恢复期等。例如：

（1）上呼吸道感染、肺炎、急性支气管炎早期，多见白苔，可能

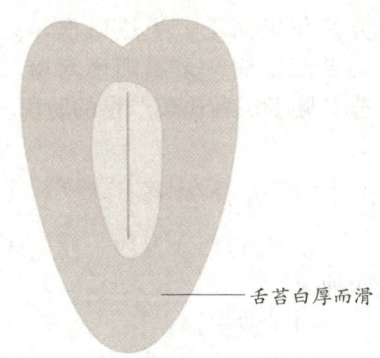
舌苔白厚而滑

较正常增厚。

(2) 一些有主诉症状，而没有器质性病变的疾患，如神经官能症，包括心脏、胃肠神经官能症，多呈现为白色舌苔。

(3) 中医辨证无表里征候的疾病，如单纯性甲状腺肥大、早期乳腺癌、子宫颈癌等。

(4) 疾病的恢复期。有些急性热病可见黄黑苔或红绛光剥苔，但到恢复期又转为白苔。

(5) 白苔还可以出现于体内有水湿停留或痰饮病人，如哮喘、慢性支气管炎、支气管扩张，以及胸水、腹水等中医辨证属痰湿或水湿者，多见白滑腻苔。体内有各种慢性炎症感染，如慢性盆腔炎、慢性肾盂肾炎、轻型肺结核等的患者，由于慢性炎症刺激，可使舌苔较正常稍厚。

7. 根据不同临床表现白苔可分为哪些类型？

根据不同临床表现，白苔可分为四种辨证类型。

（1）表寒型

多见于风寒外感初起，舌苔薄白而润，舌质淡红或较正常略淡，全身症状恶寒较重，治宜辛温解表。

（2）表热型

多见于温病初期，舌苔薄白而干，舌质边尖较红，全身恶寒较轻。治宜辛凉解表。

（3）寒湿积滞型

苔多厚折而垢腻，刮之不能去，表明湿滑多津，多属寒湿、痰饮、停食等所致。治宜温阳化湿、祛痰化饮、消食导滞等。

（4）实热型

舌苔白而干燥起裂，或如白粉铺舌、颗粒分明、干燥无津，此为热邪传里，可见于瘟病的中期，也可见于湿温症。

8. 黄苔有哪些不同表现？

黄苔的颜色有不同表现，如淡黄苔热轻，深黄苔热重，焦黄苔为热结，嫩黄苔为虚热。黄苔有时可与其他苔色（白、灰、黑）兼见，各种苔色又可有厚薄、润燥、腐腻等不同表现，从而形成各种形态的舌象，因而其临床意义也各不相同。若舌苔由白转黄，白中带黄，润泽如常，或舌边淡红，中根淡黄润滑，或舌苔尖白、根黄，为外感热病，表邪入里化热。若舌苔黄而干涩，深黄而厚，甚而见芒刺、焦裂，为阳明实热，热邪内结。若舌苔黄而黏腻，滑润多津，属湿热为患。与黄苔相应的舌质多为红色或绛色，但亦可见淡红舌。

9. 根据不同临床表现黄苔可分为哪些类型？

根据临床所见，黄苔可分为以

下几种辨证类型。

（1）表热入里型

苔薄白或稍厚，白中带有黄色，颗粒分明，润泽如常；或白苔初变微黄苔，舌边淡红，中根淡黄而润滑；或舌苔尖白根黄，均表示表邪将入里，或为寒邪已有化火的征兆。

（2）胃实热型

邪热传里，胃热炽盛，舌见黄苔干涩，深黄而厚，甚或见芒刺、焦裂或夹灰、黑等色，或舌苔黄而干涩，中隔有花瓣形，均示胃里有实热内结。

（3）湿热型

舌苔黄而黏腻，滑润多津，犹如黄蜡涂在罩舌上；或舌见黄滑苔，并有身目俱黄，小便也黄，均属湿热为患。

10. 黄苔的形成与哪些因素有关？

黄苔形成机制的现代研究认为：
（1）黄苔形成与体温升高有关；
（2）黄苔与炎症感染有关；
（3）黄苔与消化道功能紊乱有关；
（4）黄苔与古苔微生物有关。

总的来说，黄苔与感染炎症及发热而导致消化功能紊乱关系最大，由于舌局部丝状乳头的增殖，口腔唾液腺体分泌减少。加上局部着色作用，舌的局部性炎症渗出，以及产色微生物作用，共同形成黄苔。黄苔可见于各种炎症感染，包括消化、呼吸、泌尿系统感染等。

11. 黑苔的具体症状是怎样的？

黑苔的色泽有棕黑、灰黑、焦黑和漆黑等，且不同深浅。一般在人字形界沟的附近黑色较深，接近舌的边尖部则色较浅。发磷的丝状乳头其根部黑色较浅，越到顶部则黑色越深，黑苔的厚度，取决于丝状乳头的长度，可自轻度增厚0.5毫米到显著增厚可达1厘米以上。轻度增厚的黑苔，往往呈绒毯样密布于舌背上。显著增厚时，则要看丝状乳头的角化程度而有软硬之别，软者呈毛发状，自舌尖向舌根方向倾倒，如果用物体自后向前刮之，刮去唾液后则毛发样的黑苔也可根根竖立；其硬者往往布于舌根，如硬毛刷样，竖立而拂刷软腭，可引起患者疼痛不适或恶心感。经治疗后，黑苔可逐渐转淡而代之以薄白苔，也有黑苔脱落而见红舌苔的。黑苔患者的舌质则视病情而异，多数为红绛色，但也有淡白色。

12. 根据不同临床表现黑苔可分为哪些类型？

黑苔的出现是当疾病持续一定时日，发展到相当程度后，热极或亏虚至极所致。在临床上也比较少见。一般可分为以下三种辨证类型：

（1）热极耗阴型

多由伤寒或温病迁延日久，热邪传里化火，热极耗阴，致舌苔由白转黄，由黄转黑，热甚至芒刺干焦起裂，属热极伤阴的病症。这类病人的西医诊断大多是休克、败血症、霉菌细菌混合感染等危重病症。

（2）阳虚阴寒型

舌质淡白，上有薄润的黑苔。此种黑色呈淡墨色，较极热之黑色为淡，舌面嫩滑湿润，是阳虚极寒的症状。治宜温肾散寒。

（3）肾亏型

舌苔黑而较干，但不如热极之焦黑，舌体较瘦，且有一般肾亏的临床见症，而无发热。属阴虚肾水不足的症状。治宜补肾、调整阴阳。

13. 黑苔是如何产生的？

黑苔，一般为疾病加重和恶化的表现。导致黑苔的形成主要有两个方面的原因：

（1）各种原因导致的丝状乳头的延长：如高热、脱水、急性慢性炎症、毒素刺激、中枢神经系统功能失调。

（2）局部着色：黑色成分来源有认为系霉菌或其他产色微生物的增殖和产色染成的。也有认为是由于血色素、蛋白碎屑或烟草崩解产物，发生化学反应产生的。

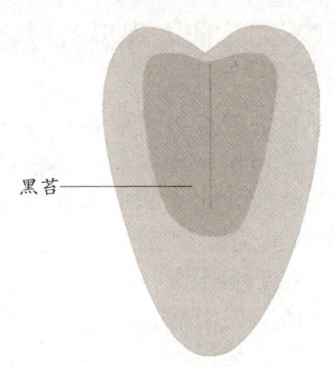

黑苔

14. 厚苔的形成与哪些因素有关？

以下因素与厚苔的形成关系密切。

（1）发热感染

发热是引起舌苔增厚的重要原因之一。由于发热使机体代谢增加，舌血流增多，导致舌乳头增生，另机体失水唾液减少，舌自洁作用消失，形成厚舌苔。

（2）植物神经功能紊乱

黄厚苔和白厚苔均较正常薄白苔厚，提示厚苔交感系统活跃。交感神经兴奋时唾液黏稠性增高而致舌苔增厚；情绪紧张使口腔及消化道酸度增高，而念珠菌易在酸性环境中增殖；植物神经系统过度刺激或胃扩张可反射性使舌血管收缩，此种相对缺血使舌表面上皮脱落变平而发生厚舌苔。

（3）脏腑功能状态

消化系统功能紊乱或减退时，舌苔上皮细胞营养受到障碍，产生异常代谢，引起舌苔变化，味觉减退，致舌苔增厚。

15. 腻苔多见于哪些病变？

腻苔是舌面上罩着一层黏腻状物质，给人以十分肮脏的感觉。腻苔是舌中心稍厚，舌边较薄，其黏腻的颗粒细小致密，揩之不去，刮之不脱。

腻苔多见于湿浊、痰饮、食积、顽痰等阳气被阴邪所抑的病变。凡苔白腻而色黄，为痰热、湿热、暑湿、湿温、食滞、痰湿内结、腑气不利；苔滑腻而色白，为湿浊、寒湿；苔厚腻不滑、粗如积粉，为时邪夹湿、自时而发；苔白腻不燥，自觉闷极，属脾湿重；苔白厚黏腻，口发甜、吐浊涎沫，为脾胃湿热气聚。

16. 剥苔的临床表现和分类是怎样的？

剥苔也是临床上一种很常见的舌象变化，舌背表面的舌苔发生剥落或缺损，舌上皮的丝状乳头萎缩、减少甚至消失。根据舌表面舌苔剥落的不同表现，剥苔又可分为三种。

（1）全舌光剥

舌背面的舌苔全部剥落，丝状乳头、蕈状乳头同时萎缩，舌背表面光滑如镜，所以又称为镜面舌。

（2）局部剥落

舌背表面的舌苔有部分缺损或剥落，缺损一般是一处，常位于舌根或舌中部，多处剥苔较少见；缺损中央舌黏膜平整光滑，周边的舌黏膜无明显隆起，舌黏膜色泽也没有明显的变化。

（3）地图舌

舌背表面的舌苔有多个缺损或剥落，缺损常有多处，形状不定，且时时变换位置（舌背某个部位舌苔缺损修复，却又在另一处出现新的舌苔缺损），缺损周边黏膜呈灰白色的隆起。现代医学称之为"良性游走性舌炎"。

17. 剥苔的形成与哪些因素有关？

导致剥苔形成有以下原因：

维生素缺乏：维生素作为细胞氧化还原的重要辅酶，其缺乏可导致细胞内氧化和能量代谢障碍，使舌乳头萎缩。另外酵母菌的生长需要维生素B，若此时维生素缺乏，则酵母菌即不能繁殖而形成剥苔。

微量元素减少：锌铁与体内的多种酶的合成及活性有关，其缺少可致舌上皮氧化代谢障碍而不能正常成熟，变性坏死，形成剥苔。

pH变化：剥苔患者的唾液pH高于正常人，可能是口腔内碱性环境会减弱细胞间的黏合作用，而有利于与剥苔的形成。

其他：各种贫血影响细胞内呼吸，消化道功能障碍影响了必要营养物质的吸收和利用，导致舌黏膜萎缩。其他因素如酒精的慢性刺激、手术、心血管疾病、肿瘤等。

18. 剥苔的临床意义有哪些？

舌苔的存在与胃气及五脏功能的盛衰有明显的关系，舌苔发生剥落，应从脾胃肝肾等脏腑功能盛衰方面去找原因。根据临床所见，舌苔剥落一般可做以下分析。

镜面舌是胃阴枯竭、胃气大伤的表现。大多数见于慢性疾病、迁延日久而逐步出现舌苔光剥、舌质暗红和红绛色（很少有呈鲜红色的），为气血双亏、阴血不足的表现，尤其是以气阴两虚为主的虚劳症患者多见，难以在短期内取得治疗效果。但也有极少数人，在服食红参等温热药品后出现全舌剥落、舌质红绛的现象。

如果舌苔剥落为局部，也属胃的气阴两伤之候。舌尖剥落，除胃阴不足外，心肺阴液也出现不足。如果局部剥苔兼有腻苔者，说明痰浊未化，正气已伤，病情较为复杂，治疗要根据病情的变化，不断地加以调整。

第三节

舌质的疾病信号

舌质是指舌的本体，检查舌质主要是看舌尖和舌两边的颜色，因为上面没有舌苔覆盖，较易看出舌的本色。正常舌质呈淡红色，不深不浅，生机盎然。患病时，血液的成分浓淡有所改变，舌的色泽也会有所改变。

1. 怎样诊察舌质的色泽？

当身体有病时，血液的成分、浓度或黏滞度等有一定改变，以及舌黏膜上皮有增生肥厚或萎缩变薄，都可引起舌色的变化。

（1）淡舌

舌色较正常浅淡，主虚证、寒证，多见于血虚，为阳气衰弱、气血不足象。色淡而胖嫩为寒证；胖嫩而边有齿痕为气虚、阳虚。

（2）红舌

舌色较正常深，呈鲜红色，主热证，多为里热实证。舌尖红是心火上炙；舌边红为肝胆有热；红而干为热伤津液或阴虚火旺。

（3）绛舌

舌色深红，为热盛，多为邪热深入营分、血分或阴虚火旺。红、绛舌颜色越深，表明热邪越重。

（4）瘀斑舌

舌上有青紫色瘀点或斑点，多为内有瘀血蓄积。

（5）青紫舌

全舌舌质呈现青紫，或为热极，或为寒证。舌质绛紫色深而干燥为热极，温热病者为病邪传入营分、血分；舌质淡黄紫或青紫而润滑者为阴寒证。

2. 舌质的诊察可分为哪几个方面？

舌质，是指舌苔的质地。舌质的变化能反映出一定的病象，主要从以下几个方面来看：

（1）厚薄

透过舌苔能隐约见到舌质者为薄，不见舌质者为厚。正常人每于晨起时舌苔较厚，经洗漱、进餐说话等机械摩擦及唾液饮食的冲洗而变为薄净；吸烟、口腔卫生不良、口腔黏膜炎症、念珠菌感染等会引起舌苔增厚。

（2）润燥

舌苔润滑或露水为润，粉干无水为燥。润苔多见于天疱疮等口腔黏膜病，以及患有哮喘、慢性支气管炎、慢性肾炎、肾病综合征、肺心病等全身性疾病的患者；燥苔多见于感染性黏膜病的早期，如疱疹性口炎、带状疱疹以及猩红热引起的杨梅舌等全身性急性病症。

（3）腐腻

颗粒粗大，苔厚疏松，状如豆腐渣，称为腐苔；颗粒细小，致密而粘，称为腻苔，可见于白斑、盘状红斑狼疮、天疱疮、白色念珠菌病，伴全身性慢性疾病的患者，如糖尿病、贫血、慢性肝炎、胃溃疡、慢性肠炎等。

3. 正常舌质的颜色应该是怎样的？

舌质的颜色反映的是舌黏膜下毛细血管和舌肌内的血液色泽。正常人的舌尖蕈状乳头内约有6～12个毛细血管襻，管襻粗细均匀，多数乳头内的微血管丛呈树枝或花瓣状，微血管内血流速度较快，极少有血细胞聚焦的现象，血色鲜红。正常人舌乳头固有层的血运十分丰富，舌又是由很多肌肉组成的器官，肌肉内的血运也十分丰富，使舌肌呈红色。但由于红色的舌肌上面和舌固有层上还覆盖着一层白色半透明，并带有角化细胞层的黏膜上层，从而使正常人的舌质呈现淡红色，滋润光泽。中医认为，舌质红活而润泽，说明血液充足、阳气和畅、血运正常，为健康的颜色。如果舌色改变，则为疾病的征象。

4. 淡白舌的舌象表现和临床意义是什么？

淡白舌，就是舌质的颜色比正常人浅淡的舌象，在中医临床中又叫作舌淡。按舌色的红、白比例不同，可大致分为两类：较正常人的舌色略淡，但仍可见有红色，虚证尚轻；若舌色枯白，血色全无，连口唇、齿龈均呈苍白色，则虚证较甚。淡白舌的舌苔一般以白苔为主，可见有黄苔，也会出现光剥无苔的情况。

淡白舌主要是红色的色度值下降，在中医里面，多主虚寒证或气血两虚。传统的中医认为，阳虚症的舌质是淡白的，但是舌体较正常肥大，舌面湿润多津液，舌质有种娇嫩的特点，舌边有齿痕，这样的淡白舌主要出现在阳虚寒证的人身上。传统的中医还认为，如舌体与正常大小相似或稍瘦小，舌面虽润而并不多津，则见于气血两虚之症。

5. 淡白舌常见于哪些病症？

现代医学证实，淡白舌多见于贫血及蛋白质缺乏，营养不良的患者。此外，慢性肾炎、甲状腺机能减退、低血压、晚期血吸虫病、低体温症、黏液水肿等也可伴有舌质淡白的表现。患者主要因为内分泌失调，新陈代谢降低，末梢血管收缩，血液充盈减少，血流较为缓慢，所以舌的颜色变淡。由于蛋白代谢产生障碍，蛋白总量不足，白蛋白降低，可使组织水肿，导致舌质出现浮胖娇嫩现象，就更使舌质变淡，显示出淡白而胖嫩的舌象。

6. 慢性肾炎与淡白舌的关系是怎样的？

慢性肾炎患者初期症状是舌质淡红，苔多腻；肾炎明显浮肿时，舌质均淡白，舌体胖大娇嫩，舌边有齿痕；浮肿消退后，舌质多转淡红而稍瘦，苔薄白；尿毒症期，舌质大多淡白无华，甚至枯白，舌体胖大，苔薄腻，病情危重者常见黑苔。

有研究证实，肾病是导致肾功能衰减而成为淡白舌较多的一个重要因素，其实关联因素还是慢性肾炎的水肿和贫血，在动态观察中观察到仅贫血一个因素较重时也可出现淡白舌。另一方面，有的血色素并不低，肾功能生化指标也不低而出现淡白舌，但在随后的观察中逐步出现肾功能衰竭，提示在肾病的舌诊中对偏淡舌色应引起警惕和重视。

7. 青紫舌的舌象有哪些？

古书中认为舌色为青色属寒，紫色属热，是很常见的病症。青紫舌有全舌青紫和部分青紫的区别。全舌青紫，即全身呈均匀的青色或紫色，或为红绛之中泛现青紫色（紫中带青），或为淡红之中混以青蓝色（青多于紫），虽红、青的比例不同，但相混却极为均匀，故称之为全舌青紫。部分青紫，即在舌的左侧，或右侧，或两侧，或在舌边与舌中央沟之间，有一条或两条纵行的青紫带，有时可呈斑块状，有的仅在舌边尖蕈状乳头中有点状青紫，而舌质的其他部分则不见青紫。青紫部分往往受舌的其他部分色泽的影响而为深暗色。

8. 青紫舌在临床上可分为哪几类？

青紫舌可分为三类。

（1）热毒内蕴型。舌质大多紫而带绛，舌上黄苔干燥、焦裂，或舌紫肿大而生大红点，或焦紫起刺如草莓状，均属热毒内蕴之症。此类型多由红舌转变而来。

（2）寒邪直中型。全舌大多淡紫带青，滑润无苔，舌质瘦小，或舌淡紫而带两路青筋，均为伤寒直中肝肾阴证。此种舌象，多由淡白舌转变而来。

（3）瘀血型。舌质青紫，色暗，潮湿不干，或舌边色青，或舌青口燥，漱水不欲咽，或舌体全蓝，或舌的边尖可见点状或片状的瘀点、瘀斑，均属体内有瘀血。

9. 为什么会出现青紫舌？

人在正常情况下，红细胞在血管内流动就像一根线一样，连贯不断。在有瘀血的情况下，红细胞之间就存在着空隙而不连贯，在血管内流动时也成为点状，甚至可看到几个红细胞扭结在一起，使毛细血管发生栓塞。现代研究证实，任何病因引起的静脉瘀血、血流缓慢、血黏度增高、毛细血管扭曲畸形、血管脆性增加、血管收缩痉挛、血中缺氧、血栓阻塞等，都可导致舌的微血管循环不良、血管颜色变深变紫，而出现青紫舌。如果用微循环电子显微镜观察，可以看到血管密布的舌头里血液流动像蜗牛爬行般缓慢，甚至阻塞不通，有的微血管还有破裂出血的痕迹，舌组织缺血缺氧，显现出一幅因瘀血阻滞而舌质青紫的彩色图像。

10. 出现青紫舌意味着什么疾病？

舌头发青发紫，是体内有瘀血或血流滞缓的特殊信号。在出现青紫舌的人群中，约有90%体内蕴藏着各种慢性疾病。

据临床统计，在青紫舌的人群中，癌症病人占大多数，尤其是食管癌患者、肝癌患者。临床还发现，中晚期癌症病人的青紫舌远远多于早期病人，转移者也多于无转移者。癌症病人在经过手术、放射治疗及化学治疗后如出现青紫舌，则预后较差，病情将恶化。若进行中医活血化瘀治疗后青紫舌消退，则病情好转或趋向稳定，反之预后不良。

虽然癌症病人往往会舌色青紫，但有青紫舌的人并不都患有癌症，其他诸如与瘀血积滞有关的慢性病，如冠心病、肺心病、慢性肝病、糖尿病、脉管炎、红斑狼疮、妇女痛经、闭经等亦可见有青紫舌，但其比例及严重程度远不及癌症。

11. 红绛舌的舌象表现是怎样的？

正常人舌质的色泽，淡红而润。如果舌质鲜红，以红色为主，称为红舌；如果舌红而颜色深暗，则较红色更进一层，就称为绛舌。绛舌在出现之前，多经过红舌的阶段。

红绛舌可以有多种不同的表现，基本上可以分为鲜红和红绛两种，结合舌质的光泽，则又有光亮和晦暗之分。其舌体大多较瘦瘪，如果为急性失水脱液患者，可因舌体组织中液体骤损而体积缩小，使舌黏膜呈皱缩现象。某些严重患者，舌可蜷缩而不能伸出口外，舌面的湿润度一般均较干燥，唾液黏稠而少；或舌面干燥，津液全无，以手摸之，毫不沾指。还可在多数病人的舌面上看到各种形状的裂纹，如纵裂、横裂、井纹裂、叶脉状裂及鹅卵石样裂纹，也有各种不规则的裂纹。裂纹有深有浅，达到整个舌厚度的4/5以上。

12. 红绛舌的丝状乳头有哪些变化？

红绛舌的乳头会有以下5个方面的变化。

净舌：正常薄白苔之银灰色表面消失。丝状乳头低矮，轻度萎缩或向蕈状乳头过渡，因之舌面洁净而色红。

剥舌：舌苔有部分缺损或剥脱，乃由于丝状乳头局限性萎缩所致，而蕈状乳头改变不多，或有轻度增生。

红刺舌：多见于舌之边尖，乃丝状乳头萎缩或减少，蕈状乳头数目增多而且显著突出所致，但蕈状乳头的大小尚属正常范围或轻度肥大。

红星舌：较红刺舌更为突出，犹如草莓。丝状乳头萎缩减少，蕈状乳头不但数目增多，而且显著变大充血。

光滑舌：舌面光华如镜，丝状乳头及蕈状乳头同时萎缩，称之为镜面舌。

13. 红绛舌的临床意义有哪些？

实热型红绛舌：大多由急性温热病引起，发病不久，邪虽盛但正气未衰，热度较高，甚至有神志昏昧，胡言乱语，舌质红绛较鲜明，多有红刺增生增大而突出，舌面干燥起裂纹，舌苔黄糙或焦黑，这时温邪已侵入营分。主要矛盾在于热毒邪实，即使伤阴也不严重，应该立即采用大剂量的清热凉营药物。随着热病好转，红绛舌也会转淡。

阴虚型红绛舌：多见于慢性消耗性疾病或温热病的后期，邪热的气焰已经低落，但阴血津液消耗过多，正气虚弱的现象比较突出，此时舌质红或绛，但色较暗，不鲜明，舌苔很少或不见舌苔，舌面干瘪少津，也有舌质的边尖特别红赤，并有红刺现象存在。这说明主要矛盾在于阴虚，应该用大剂量滋阴生津的中药治疗。

第四节
不同舌象所主的疾病

根据中医理论，舌通过经络直接或间接地与心、肝、脾、肾等许多脏腑相联系，所以脏腑病变可从舌象变化中反映出来，我们通过不同的舌象可以了解脏腑的虚实和病邪的性质、轻重与变化。

1. 不同的舌形能反映出哪些疾病？

观舌形是观察舌体形状异常改变以诊察疾病的方法。舌形即舌的形状，舌形改变表示身体有病。

（1）舌细嫩

即舌体纹理细腻、形色娇嫩，常见于慢性肾炎以及慢性虚寒症病人。

（2）舌粗老

即舌体纹理粗糙、形色坚敛、干燥，常见于急性热病。

（3）瘦薄舌

主要为营养不良，舌肌和舌上皮萎缩所致，多见于慢性消耗性疾病，如糖尿病、癌肿等。

（4）胖大舌

舌体肿胀、胖大，主要是脾肾阳虚的指征。如慢性结肠炎、泻泄、胰腺炎等。

（5）舌芒刺

即舌乳头增生肥大、高起如刺，多见于高热肺炎、急性热症。

2. 舌象对于慢性胃炎有怎样的参考价值？

舌象对于慢性胃炎的病情发生、发展、转归和预后的判断有很重要的参考价值。慢性胃炎炎症轻的患者，大多舌质正常或呈淡白色；舌苔薄白或薄黄腻属炎症重的患者，舌质大多呈红色，舌苔黄厚腻，则预示胃部病情严重。胃炎由表浅或肥厚变成萎缩时，舌苔也会逐渐消退而转为白色，光剥或中剥。久病患者可见淤象，舌下静脉的改变，多见于久病且炎症较重的患者。

3. 慢性胃炎根据不同舌象特征可分为哪些类型？

根据慢性胃炎在舌象上的不同特征，可以将其分为以下几种类型。

（1）脾胃虚弱型

舌体淡白胖大有齿痕、裂纹；舌苔发白，有一定数量湿滑苔表现。

（2）胃阴虚型

舌红、裂纹、舌苔薄、剥，还有少量的黄白苔表现。

（3）肝胃不和型

舌色淡白或淡红，有点刺、齿痕，舌苔色白，苔质厚腻，也有一定的燥糙苔。

（4）脾胃湿热型

舌色红，多点刺、齿痕，舌质偏老，舌苔以黄厚腻苔为主，也有一些白苔。

（5）胃络瘀血型

舌色多青紫、瘀点，有淡白色，舌下瘀血；舌苔白厚腻，质地湿滑。

4. 舌象对于病情的轻重有哪些启发？

人体的舌是全身的缩影，它反映全身的物质与能量的盛衰变化，反映物质能量的流通情况，反映身体疾病病因的处所，反映疾病形成的原因。舌诊的理论是人体空间医学诊断的精髓，因为通过它可知人体全身的变化。

淡红舌一般为疾病初起，病情较轻。黯淡舌的原因有：一是热邪深重、津枯血燥、血型壅滞；二是平时有瘀血在胸膈内部，热邪入营、热灼血凝、瘀血更多；三是湿热内侵或平时喜欢饮酒，酒热湿邪、深蕴血中。红舌表明脏腑有热。青紫色表明病已经侵入身体很久了，气血瘀滞、血运不畅。因此，病情由轻到重分别为：淡红舌——红舌——紫黯或黯红舌——青紫舌。

5. 消化性溃疡的舌苔症状是怎样的？

消化性溃疡临床上分为活动期、愈合期和疤痕期。其中活动期以白厚、黄厚、黄腻苔为主，并且病情较重，病情时间长，胃黏膜溃疡面色为灰白或褐色苔膜覆盖，边缘肿胀，色泽红润，光滑柔软。愈合期以薄白、薄黄、白腻苔为主，说明患者病情好转，病势渐愈，从胃镜来看黏膜溃疡缩小，其周围可见黏膜上皮再生的红晕。疤痕期以薄白、薄黄苔为主；溃疡活动期以红舌为主，愈合期以淡白、淡红舌为主，疤痕期以红舌、紫舌、少苔、无苔为主，说明患者病情迁延，从胃镜上来看黏膜溃疡面白苔消逝，变成红色出血的疤痕或中央充血已消失，溃疡已完全愈合成白色疤痕。

6. 不同乙肝患者的舌象有什么不同？

不同乙肝患者的舌象也会不同。

（1）舌质淡红

凝血酶时间、γ球蛋白、血清胆红质的临床指标大部分都在正常指标范围内，清蛋白与球蛋白的比都没有出现倒置，谷丙转氨酶正常或只有轻度升高。其病理学改变常以纤维组织增生，所以此型舌多见于慢性迁延型肝炎及慢性活动性肝炎静止期。

（2）舌质红或绛

舌质多见红绛，或生芒刺，苔黄腻或灰腻。此型病理改变以淤胆表现最为突出，即肝细胞内胆汁滞留，胆小管扩张、淤胆。其表现为血清胆红素及谷丙转胺酶的指标明显高于其他型。此舌象多见于慢性活动性肝炎活动期。

（3）舌质暗淡

舌体胖嫩或边有齿痕，在舌脉变化上，明显分支繁多并伴有结节形成，舌黄白相间或灰白相兼或厚腻或滑，此舌象表示肝功能损害严重，病情重，预后差。

7. 舌诊对乙肝的诊断有什么作用？

乙型肝炎是严重威胁人类健康的世界性疾病，也是我国当前流行最为广泛、危害性最严重的一种传染病。

中医认为，舌诊对慢性乙肝患者观察舌质的变化更有临床价值，辨舌质可以反应脏腑的寒热虚实及气血的盛衰。正常舌质淡红而滋润，舌质色泽由淡红到鲜红、红绛、紫暗，表示血热或热毒由浅入深，由表入里，病久而成瘀。对出现这些不同的舌质色泽变化的慢性乙肝患者做肝穿刺检查时可发现，舌质淡红、鲜红者，其肝脏病理变化多属急性肝炎或慢性肝炎的轻型，而舌质红绛、紫暗者则多属慢性乙肝的中型、重型或肝炎后肝硬化。观察舌质变化对判断慢性乙肝病情轻重、病程长短及遣方用药确有一定参考价值。

8. 肝硬化与舌部有什么关系？

从观察舌纹可以诊断早期肝硬化。如果在舌头边缘出现齿痕纹、舌头中部出现悬针鱼头骨纹等，要警惕有肝硬化的可能。肝硬化腹水患者常见的舌纹有水字纹、龟纹、来蛇纹、去蛇纹等各种异纹。对肝硬化病人临床观察舌纹要特别注意：底红表黑的双火纹；底红表黑、根白尖点纹；中红、根黄的纹中纹。如果舌边青紫，都是出血的征兆。有人发现肝硬化除舌长、宽、厚明显大于健康人外，100%病例舌静脉内径宽于健康人，舌象静脉最高的达到7毫米。全部病例舌回声降低、不匀。还有少数有团块影，舌边缘线出现中断现象。

9. 高血压与舌质色泽的变化有什么关系？

高血压是常见的心血管疾病，以体循环动脉血压持续性增高为主要表现的临床综合征。从医学上来说，高血压分为原发性和继发性两大类。高血压病因不明，称之为原发性高血压，占总高血压患者的95%以上。

原发性高血压的临床分期与舌质的色泽改变之间有相关性，一期高血压以舌偏红、舌红绛为主；二期高血压以舌淡胖为主；三期高血压以舌瘀紫为主。舌苔变化，一期高血压舌苔以薄黄为主；而二期、三期高血压以白腻苔、黄腻苔为主。

10. 什么样的舌象特征可诊断为胆囊炎？

急性胆囊炎的舌象特征为：舌边红赤或者色深于舌的其他部位，或常有瘀斑瘀点及条纹状。苔薄白提示胆囊炎为慢性；舌色红或绛，舌边着色重，则暗示着胆囊炎为急性炎症，有条纹线的患者证明炎症是反复发生的，瘀斑瘀点说明炎症较重；如果仅在舌边着色重，并附有少量暗红瘀斑、瘀点，苔薄白或白，这常是慢性胆囊炎胆石症；舌质绛或绛紫，苔白黄厚腻，为急性阻塞性化脓性胆囊炎；舌尖部出现舌乳头萎缩或消失，舌尖表明光亮区大于0.5厘米，则可为泛发性腹膜炎；舌质青紫可能有胆囊胆道肿瘤存在；舌质淡紫而暗，瘀斑瘀点，常是肝内胆管有结石；舌边红赤并伴有舌面有蓝色条带，苔厚或腻，则为胆胰急性感染。

11. 阑尾炎患者舌部有怎样的症状？

急性阑尾炎有一定的特征，即舌面红刺（蕈状乳头）色泽鲜明，分布于舌尖两侧，大多为红刺粗大，舌苔多白滑或黄滑。单纯性阑尾炎以薄白苔为多。急性阑尾炎患者舌体有不同程度的呆滞、舌的颜色红绛多为化脓性或坏疽性阑尾炎；舌质淡红为急、慢性阑尾炎的早期；舌尖红赤，外观呈细或粗红刺粒状为阑尾炎常见的舌象特征。其舌苔早期为薄白苔，随着症状的加重，由薄白苔变为白、薄黄、白腻、黄腻等苔垢，提示阑尾已化脓、坏疽、穿孔，有局限性或弥漫性腹膜炎。急性阑尾炎患者舌尖部可呈红绛、淡紫、粗大刺粒状物占据整个舌尖部，少数病人全舌变红色、绛色；少数病情严重者有淡紫色出现；少数病人因阑尾坏疽，舌面舌下出现少量绛紫、紫黑色瘀斑点，舌下静脉色泽变红艳。

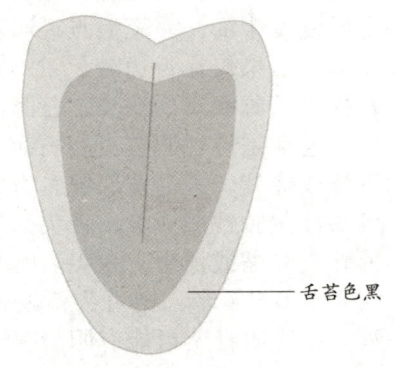

—— 舌苔色黑

12. 胃及十二指肠穿孔的舌象表现是怎样的？

胃及十二指肠穿孔患者的舌象表现为舌前部光滑明亮（舌乳头萎缩或消失），舌质颜色红或淡紫；舌形常略胖大或有齿痕，舌体运动常呆滞，舌的颜色变化多在舌的前半部分。患病初期就有舌色发生变化的可能会有穿孔；肿瘤穿孔患者舌的颜色常青紫、绛紫或淡白，部分病人舌下可见少量瘀斑点，有条纹线的较少。胃、十二指肠穿孔出现舌苔白时，阻塞程度就较轻，黄苔和黑苔则重。

13. 肠梗阻的舌象表现有哪些？

肠梗阻是自空肠起点至直肠之间任何一段肠管的肠内容物运行受阻，表现为受阻部位以上的肠管扩张、肠内容物积存和蠕动功能紊乱，出现腹痛、腹胀、呕吐、不能排气和排便等症状。

肠梗阻的舌象表现主要是舌的颜色淡或者淡紫色，舌表面发干，厚苔率高或舌前区干印状改变。肠梗阻只有舌苔色变化而没有舌质色变化的患者，提示梗阻是非绞窄性的；如果舌的颜色全部变为红色、绛色或绛紫，则提示梗阻为绞窄性的或有血液循环障碍。如果舌的颜色青紫或淡，则提示梗阻是肿瘤引起的。

14. 急性胰腺炎有怎样的舌象表现？

急性胰腺炎为腹部外科常见病，临床病理常把急性胰腺炎分为水肿

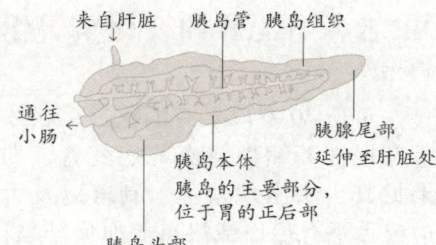

胰腺解剖图

型和出血坏死型两种。急性水肿型胰腺炎主要症状为腹痛、恶心、呕吐、发热；而出血坏死型胰腺炎的症状除上述情况外，又因胰腺有出血、坏死和自溶，故又可出现休克、高烧、黄疸、腹胀以至肠麻痹、腹膜刺激症以及皮下出现瘀血斑等。急性胰腺炎的舌象主要表现为：舌的表面出现蓝色或蓝紫色条带区，并伴有舌苔的厚度变化。急性胰腺炎患者的舌头表面的蓝色条带区呈隐隐蓝色，苔色不重，大多为单纯性；舌的颜色为蓝紫，边缘赤重并伴有瘀斑瘀点，多为由胆石症引起的胆胰同病；如果舌质青紫色，隐隐蓝色，腻苔或黑焦苔，并伴有舌面瘀斑瘀点，大多为出血、坏死性病变。

15. 舌诊对于休克与补液量有什么作用？

舌诊对于休克与补液量有重要的参考意义。可以根据舌象变化来估测和调节输液量和速度。

润津型。舌头表面湿润有光泽，舌质红润，苔薄白，舌体大小正常，很柔软，温而淡湿，这种类型表明补液量适中，预后好。

少津型。舌头表面少津或干枯无津，舌质发暗或发紫，苔燥黄或白腻，舌体枯瘦，很凉，干瘪或发黏，这种类型提示补液量不足，预后差。

多津型。舌头表面潮湿，舌质淡，苔薄白，舌体较胖大，温湿有抵抗感。这种类型提示液体输入过多或过快，预后较好。

16. 流行性乙型脑炎有哪些舌象表现？

对于乙型脑炎患者，如果患者舌头颜色发红，舌苔发腻，表明患病很重，预后较差；如果患者舌苔发腻而中间有剥落，预后恶劣；如果患者舌苔少，或在病退后正虚，预后较好；如果患者舌质逐渐转淡，舌苔转薄，预后良好；如果患者舌头颜色持续发红，并且时间很长，苔腻也不化或反复变化不定，则表明病情很严重，病程也很长。在病程中如果舌质由红转为淡红，舌苔由厚腻转为薄腻，再转为薄白，或舌苔由紧密转松，由舌尖部向中央消退，为顺利恢复现象；反之，舌红或腻苔不变，预后一般不会很好。

17. 原发性肝癌的舌象表现是怎样的？

原发性肝癌是指肝细胞或肝内胆管细胞发生的癌肿，主要症状特征为肝区疼痛、乏力消瘦、食欲减退、肝脏肿大等。原发性肝癌的死亡率高，在恶性肿瘤死亡率中居第三位。

原发性肝癌的肝瘿线是其比较

独特的舌象特征。肝瘿线也就是舌头左右两侧边缘呈现紫或青色，成条纹或不规则形状的斑块、黑点。40%的肝癌患者的舌质有肝瘿线，不过也有极少数的慢性肝炎患者也会出现肝瘿线。当肝癌合并感染或病情加重时，肝瘿线比较明显，而合并消化道出血时，肝瘿线就消失了。

18. 怎样的舌象可以诊断为蛔虫病？

通过舌象可以诊断1～13岁的儿童是否得了蛔虫病。一般说来，患有蛔虫病的孩子，舌面上常常有一些红斑出现，边缘较为整齐，呈圆形，可突出舌面，乳头状，数量多少不一，部位也不固定。

蛔虫病是最常见的肠道寄生虫病，绝大多数病例无任何症状。儿童常有腹痛，为脐周不定时反复腹痛，无压痛及腹肌紧张，伴食欲减退、恶心、腹泻或便秘，大便中排出蛔虫。儿童有时有惊厥、夜惊、磨牙、异食癖。

19. 肺结核患者有哪些舌象表现？

肺结核病变发展初期舌头的表现一般是这样的：舌形胖、嫩、有裂纹、舌质发红（包括绛红），舌苔白、腻、厚，呈微黄。吸收期肺结核的舌形、舌质、舌苔改变都较病变发展初期轻，稳定期舌象基本正常。所以，若果舌质的颜色由浅变深，舌苔由白变黄、由薄变厚则表明病情加重并在进一步发展中，反之，则表明病情减轻了，并处于稳定状态。

20. 舌象有怎样的变化要警惕胃癌？

对于40岁以上有消化道症状或患有慢性萎缩性胃炎等病变者，如果见其舌头出现紫色、剥苔以及舌边或舌下有瘀斑或瘀点等血瘀征象，排除其他病患后，应高度怀疑其患有胃癌的可能性。早期胃癌患者舌质大多没有变化或见紫暗；中期患者舌质青紫或淡白，多见花剥苔或厚腻苔和裂纹舌，随着病情的发展，裂纹加深，淤舌明显；当胃癌舌苔脱落片以细胞核破裂、溶解为主时，为病情危重的胃癌晚期。

21. 如何根据不同舌象判断肺癌的病理表现？

从舌象上看，鳞癌和小细胞肺癌的舌象以胖大、齿痕舌、腻苔为主，其裂纹舌也较多；腺癌多见于红绛舌、紫暗舌、裂纹舌、光剥苔；而肺泡细胞癌没有发现明显舌形变化。肺癌患者的舌下络脉曲张的比较多，并且以小细胞肺癌和鳞癌为主，各占一半以上。从肺癌的分期来说，一、二期肺癌以淡红舌、薄白苔为主；三期以上肺癌以紫暗舌、胖大舌、齿痕舌、裂纹舌、腻苔、光剥舌为主，舌下络脉曲张也明显增加。

22. 中风可导致舌头发生哪些变化？

中风是以猝然昏倒，不省人事，伴发口角歪斜、语言不利而出现半身不遂为主要症状的一类疾病，具有发病率高、死亡率高、致残率高、复发率高、并发症多的特点。中风在舌头上的表征有以下几点：歪斜舌，即舌体偏向于一侧；痿软舌，舌体萎缩较弱，无力屈伸，痿废不灵，不能自由活动；舌僵，是指舌体板硬僵直，活动失灵，以致语言謇涩。

23. 望舌态如何诊断疾病？

正常舌，舌体活动灵敏，伸缩自如。病理舌态有僵硬、震颤、歪斜等重病的变化。

僵硬舌：舌质红而僵硬，多见于中风先兆，多因外感邪热，内伤痰湿内阻心窍，肝风夹痰上扰神志。

震颤舌：舌体不停颤动。多为肝病，舌质淡白而颤动者为血虚，舌红绛而颤动者为热极生风。

吐弄舌：舌体反复地伸出口外，其中伸出时间较长，慢慢收回的为吐舌，稍微伸出立即收回，上下左右舐弄者为弄舌。多为小儿智力发育不良。

短缩舌：舌体紧缩不能伸长，甚则不能抵齿。（天生舌短者除外）舌红绛而短缩者，属热病，多为昏迷病人。

歪斜舌：舌体不正，伸舌时偏斜于一侧。多为中风或中风先兆。

24. 舌头边缘有锯齿状痕迹预示着什么？

健康人的舌头边缘会呈现滑顺的曲线。如果舌头边缘呈现出不平顺的锯齿状时，表示舌头肿大。由于舌头肿胀陷入下颚的牙齿，所以舌头边缘留下了凹凸不平的齿痕。

舌头肿大多由于担任水分吸收的胃肠功能虚弱所造成的，有时也与负责排泄水分的肾功能不良有很大的关系。肠胃虚弱所造成的舌头肿大，同时也会伴随着食欲不振、贫血、脸色发青或偏黄等症状。如果是肾功能衰弱的情形则会并发有尿频、尿弱等排尿异常现象，或是尿液呈黑色等症状。

25. 舌面龟裂提示有怎样的健康状况？

舌面中央的沟槽称之为舌中线，在健康人的身上能够看得很清楚。如果舌面上出现裂缝，比如像地面缺水干燥时的龟裂一样，此时表示身体正处于水分不足的状态。体内水分不足，使得唾液减少造成口腔内部过于干燥，因而出现舌面龟裂。年轻人若出现舌头龟裂的情形，则表示体质虚弱或身心过度疲劳。而年纪大的人出现此种情况，多是由于体内水分逐渐减少的缘故。

26. 舌背的静脉曲张是哪些疾病的信号？

将舌头卷起，能清楚看到舌背有两条粗大的静脉。这两条静脉若是呈现出黑色、鼓状或是舌状扭曲时，表示血液已经受到污染而引发血液循环障碍。循环障碍所引起的疾病有脑溢血、脑梗塞、狭心症、心肌梗死、痔疮、子宫肌瘤、子宫内膜症及肝炎等，都是特别容易出现在舌背的危险信号。

27. 为什么会出现舌大而厚的情况？

舌头大而厚表示体内水分过度囤积，这种情况经常发生于肠胃功能虚弱的人身上。舌头边缘所留下的齿形是此症状最大的特征。舌头肥大而边缘却没有齿形的人，则有可能是因为体力足够但有脂肪过剩的倾向，需要特别注意日常饮食习惯，采用少油低热量的饮食原则。

28. 舌苔肥厚是什么疾病的征兆？

当舌头变得非常肥厚，几乎看不到舌头表面时，表示肠胃中有残留水分，或是未消化完全的食物，即肠胃功能有障碍。此外，在发生重大疾病的时候舌苔也会增厚，因此需要特别注意舌苔发出的健康警讯。

29. 舌肿是怎么引起的？

舌肿又名"舌胀"、"舌胀大"。症见舌渐肿大满口，坚硬疼痛，影响呼吸、言语。本病主要因七情郁结，心经火盛血壅，以致与痰浊滞于舌间所致，故又称"紫胀舌"。另外，热毒炽盛，药物中毒也会引起舌肿大。因本病能堵塞咽喉致死，所以出现舌肿要尽早治疗。

30. 如何从舌象上辨别病症是可治还是不可治？

从舌的情形，可以知道此病症是否可治。突然昏迷，喉间有嘘气的声音，舌头僵硬，不能说话的，如果用汗法治疗，发汗后身体逐渐变软，说明病势好转；如果用汗法治疗后，身体更加僵直，而且不出汗的，是死证；偏枯的病，如果男子发病在左侧，女子发病在右侧，说话不失音，舌头转动灵活，可治。

不能治的病情，即死证。小儿脐风，口唇紧闭，而且舌头僵硬，是死证；舌色红，舌头僵直，发不出声音的是死证；舌色现灰黑色，时时欲咬舌头的，是死证。

31. 如何从孕妇舌色辨孕产的顺逆状况？

怀孕期间的妇女，面色与舌色都发白的是寒证。孕妇如果舌色深红是热入血分，可能会流产。产妇面色与舌色有红润，则母子生命都无忧。如果产妇面色与舌色都发青，而且口中吐沫，则母子都会死亡。产妇面色红润，舌色泛青，说明母亲安全，其子会死。产妇面青舌红，口中吐沫，说明母亲会死而其子平安。产妇面舌都白，而且没有光泽，是气血大虚，是死证。产妇产后舌色泛紫发黑，为血先死。

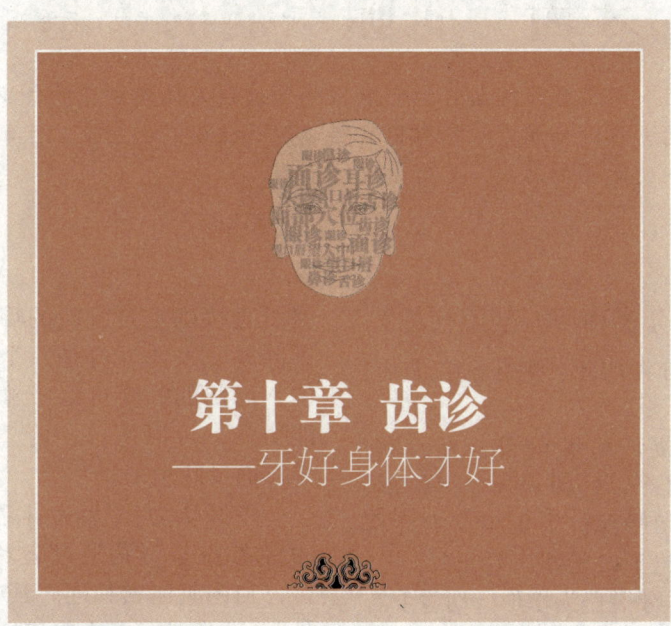

第十章 齿诊
——牙好身体才好

第一节
牙齿与脏腑疾病的关系

牙齿是人体最坚硬的器官，它能粗略地反映人体各脏腑的气息。明确了齿诊各脏腑部位的分属，我们可以直接确定是何脏腑的病变。了解牙齿的结构、分类和功能能帮助我们更好地进行齿诊。

1. 牙齿的分类和功能是怎样的？

牙齿分为切牙、尖牙、双尖牙、磨牙四类。

切牙位于口腔前部，左、右、上、下共8个，邻面观牙冠呈楔形，颈部厚而切缘薄，为单根；尖牙俗称犬齿，位于口角处，左、右、上、下共4个，牙冠仍为楔形，切缘上有一突出的牙尖；双尖牙又名前磨牙，位于尖牙之后、磨牙之前，左、右、上、下共8个，牙冠呈立方形，有一个咬牙合面；磨牙位于双尖牙之后，左、右、上、下共12个，牙冠大，呈立方形，有一个宽大的咬牙合面。

总的来说切牙像把刀用来切割食物；尖牙有锋利的牙尖，用来刺穿和撕裂食物；磨牙像磨盘用来磨碎食物。

2. 齿诊对临床诊断有哪些指导意义？

齿诊丰富了中医的诊断方法。以前牙痛时都从舌诊、脉诊对病人进行间接诊治，而现在从牙齿本身就可直接确定是脏腑的哪个部位出了问题。人体本身是一个有机的整体，局部的病变可以影响全身的功能协调，可以从口、舌、牙齿等各个方面反映出来。

中医认为，"齿为骨之余"，"龈为胃之络"。牙齿通过诸多经脉的运行，与内脏紧密相连。其中，"肾主骨"，牙齿是由肾中精气所充养，其生长、更换、脱落及功能正常与否，都与肾气的盛衰有很大关系。另外，胃和大肠的经络都在牙齿中。

3. 为什么牙齿能粗略反映人体各脏腑的信息？

牙齿，人称"脏腑之门"，它对食物的消化、语言的发生都有直接关系。张颖清的《生物全息律》中说："生物体每一独立的部分，在化学组成的模式上与整体相同，是整体成比例的缩小。"同理，牙齿也可看做人体成比例的缩小，它与胃、大肠其他脏腑有着密切的关系。《杂病源流犀烛》上也指出："齿者，肾之标,骨之本也。"说明它与肾的密切关系。《内经》不仅指出牙齿与肾气、精髓、手足阳明经脉等脏腑的关系,而且观察到胃火牙痛等病症是牙齿与脏腑在病理上的联系。由此看出,牙齿能粗略地反映出人体各脏腑的信息。

4. 牙齿与脏腑的对应关系是怎样的?

根据传统医学和现代解剖学,牙齿与脏腑的对应关系是:上切牙属于心,下切牙属于肾,上尖牙和前磨牙属于胃,下尖牙及前磨牙属于脾;上左磨牙属于胆,下左磨牙属于肝;上右磨牙属于大肠,下右磨牙属于肺。人的牙齿从一出生到年老脱落,要伴随人几十年,牙齿的好坏,直接影响着人的健康。中医认为,牙齿松动、脱落与脾、胃、肾、大肠、肝等脏腑不合有关。上下牙床在手足阳明大肠与胃经的循行路线上,常食油腻及酒、辛辣会伤脾胃、大肠功能,一直湿热内蕴,上攻牙床,而出现牙龈肿痛、出血、齿摇、脱落。所以脏腑气血调和,是牙齿健康的根本。

5. 五脏有病反映在牙齿上会出现什么症状?

脾气虚弱,症状为牙龈萎缩、牙齿松动、咀嚼无力。伴有精神不振、容易疲劳、胸闷气短。

肝血不足,症状为牙龈淡白、经常出血、牙根外露。伴有指甲淡白、头晕眼花、记忆力下降等症状。

胃火上蒸,症状为牙龈红肿热痛、出血、牙齿松动、口臭等症状。

肾阳虚弱,症状为牙齿过敏。伴有四肢发冷、食欲不振、尿频等症。

阴虚火旺,症状为牙龈溃烂萎缩、牙根裸露,伴有手脚心发热、腰酸背痛、失眠多梦、口干等症状。

大肠湿热,症状为牙龈肿痛、牙龈出血流脓、口气臭秽,伴尿道炎、尿道结石、腹泻等症状。

6. 牙齿的构造是怎样的?

牙齿包括牙釉质(珐琅质)、牙本质(象牙质)、牙髓(神经腺)等几部分。最外层是坚硬的牙釉质,它的硬度仅次于金刚石。牙根的外层则包有白色致密的牙骨质,而在牙釉质与牙骨质的内层则是略呈象牙黄色的牙本质。在牙体的中部,有一个与牙体外形相似但又显著缩小的空腔,称为髓腔。髓腔里充满了牙髓,即俗语所说的"牙神经"。当牙髓受到刺激或有病变时就会产生不适感觉,甚至产生难忍的疼痛。

第二节

各种牙齿疾病

牙齿是具有一定形态的高度钙化的组织,有咀嚼、帮助发音和保持面部外形的功能。一旦其功能受到影响或者形状发生变化,就说明牙齿发生了病变。常见的牙齿疾病有:牙痛、牙齿脱落、牙结石、龋齿、牙周病等。有些牙齿疾病还会引发一些全身性疾病。

1. 为何要保护好幼儿的乳牙?

乳牙是孩子的咀嚼器官,咀嚼可以起到刺激和促进颌骨、牙床发育的功能,颌骨和牙床发育正常,有利于促进孩子将来恒牙的健康发育和整齐排列。恒牙胚在乳牙根下方发育,如果乳牙经常发炎,就会影响恒牙胚的正常发育,甚至使恒牙胚胎坏死,导致将来恒牙残缺。如果乳牙提前掉了,还可导致恒牙错位长出,或使恒牙在未发育好的情况下过早长出。因此,家长应积极预防孩子乳牙龋齿的发生,尽量让孩子的乳牙保留到换牙期。

2. 引起乳牙早出的病因有哪些?

据了解,乳牙的生长发育与母亲孕期的健康有关。乳牙在胚胎两个月的时候就开始发育,孕期的营养摄入决定了乳牙的生长发育、婴儿出生后的营养和全身的健康状态,也直接影响乳牙的生长、钙化和萌出。

婴儿一般有20颗乳牙,大约在出生后4~10个月萌出,但大多是在6个月时开始萌出,2~2.5岁时出齐。乳牙早出是在婴儿出生时或出生后不久即萌出,一般只有1~2个月。这种牙齿由于牙根尚未发育或发育较差,牙齿易松动脱落。如果为多数乳牙早出,应考虑全身因素,如甲状腺垂体、前叶胸腺等功能亢进。

3. 乳牙早出是不祥之兆吗?

通常情况下,刚出生的婴儿是没有牙的,可是有极个别的婴儿在出生时或出生后两三个月,口里已有乳牙萌出。有迷信思想的人认为这是不祥之兆;也有人认为这样的孩子长大之后必定性情恶劣。这都是迷信思想。

乳牙早出的现象在口腔医学上被称为"诞生牙"。最常见的"诞生牙"是下颌乳中切牙,即下面正中的两个门牙。正常婴儿中发生"诞生牙"的概率约为千分之一。"诞生牙"常常很松动,长得不牢固,易脱落。但是，其牙冠形态、大小与正常的牙齿并无区别。乳牙早出的原因目前还不清楚。有的专家认为可能是牙胚距离口腔黏膜太近，而导致乳牙过早萌出；还有的专家认为乳牙过早萌出为内分泌功能紊乱而引起。

4.乳牙早脱是什么原因引起的？

乳牙脱落有一定的时间和顺序。大多数孩子在五六岁时开始换牙，也有的从4岁开始，个别孩子会迟到7岁才掉第一颗乳牙。牙齿的脱落通常从下边的两颗门牙开始，继而是上面的两颗门牙。若乳牙在应脱落之前就脱落了，称为乳牙早脱。

乳牙早脱一般是由龋坏严重无法保留而拔除，还有一些其他原因所致。一旦儿童出现乳牙早脱，家长应带孩子到儿童口腔专科门诊就诊，查找原因并及时治疗。

5.乳牙早脱对儿童会造成哪些不良影响？

乳牙早脱对儿童牙、颌面的发育可造成不良影响。

（1）如果一侧乳牙早脱较多时，则患儿经常使用健侧咀嚼而形成偏侧咀嚼习惯，并出现面部左右不对称。

（2）颌牙会像缺陷处倾斜或移位，使缺牙间隙缩小，可能会造成后继恒牙萌出受阻或错位萌生，而形成牙列拥挤或咬合错乱。

（3）如两侧后面的牙早脱过多，患儿在进食时前伸下颌，多用上切齿咀嚼食物，这样时间长了，可形成下颌前突的凹形面孔。

（4）如果乳牙脱落得较多，会导致颌骨失去正常的功能刺激，从而在发育上受到影响。

（5）可能会使恒牙过早萌出，这种恒牙一般牙根发育不健全，很容易脱落。

6.乳牙晚落的原因是什么？

在孩子开始换牙时，恒牙已萌出，乳牙不按时脱落残存于口腔，称为乳牙残存或乳牙滞留，也叫乳牙晚损。这种现象大多是由于继承乳牙的恒牙有先天性缺额，或是恒牙没长出以前发生错位，以致没有恒牙或恒牙不能顶迫乳牙根使其按时脱落的结果。残存的乳牙有时甚至可以推持到三四十岁才脱落，并且有一定的咀嚼能力，直到出现松动或发生疼痛时，才逐渐失去作用而脱落。

乳牙晚落对孩子颌骨的发育、咀嚼效果、口腔卫生、面容美观以致心理都会造成影响。常规处理是及时拔除晚落的乳牙。

7.恒牙晚出的原因有哪些？

恒牙晚出可能与下列原因有关：

（1）患儿营养不良，特别是缺钙的儿童，到换牙年龄时，恒牙常常不能按时长出。

（2）甲状腺功能不足，如呆小病（克汀病）的儿童往往牙齿萌出较晚。

（3）儿童时期，乳牙外伤后，牙根与牙槽骨粘连，妨碍恒牙萌出。

（4）乳牙发生龋齿，引起牙根周围发炎，出现乳牙晚落，造成恒牙不能正常萌出。

（5）牙龈增生肥大或颌骨囊肿，都可能妨碍恒牙的按时正常萌出。

恒牙晚出本身虽不会引起什么严重后果，但它往往是由某种全身或局部疾病引起的。所以遇有恒牙晚出，应进行多方面检查，寻找出其症状原因及时予以治疗，以保证儿童从小就有一口健康、整洁的好牙齿。

8. 维生素D对牙齿有哪些好处？

人们常把强壮骨骼的过程比作盖房子，如果说钙和磷是砖瓦和木材，那维生素D就是建筑工人，它不仅能促进钙、磷的吸收，还能维持骨骼和牙齿的正常生长。其实，维生素D的好处远不止于此，美国"健康日"网站提示，多晒太阳可以预防肺癌，而在这一过程中起关键作用的，就是维生素D。

产妇孕期，维生素D含量低可能影响出生儿的乳牙钙化情况，导致釉质发育缺陷，这样的孩子可延至1~3岁时才能出齐牙，有时牙的顺序也有错乱。釉质发育的钙化不全，易患龋齿，患儿可在出生后3个月即开始发病，也可以再晚一些，多伴有易被人惹怒、烦躁、多汗、夜惊等。这时应增加婴儿的户外活动，多照射阳光，并在饮食中补充维生素D和钙。

9. 为什么要重视小孩的龋齿病症？

一方面小孩爱吃细软的食物，比如各类糕点、饼干、糖果及其他零食等，这类食品含糖量高，黏性大，粘到牙面上不易清洁，容易形成牙菌斑。另一方面小孩刚萌出的牙齿发育还不完善，钙化程度低，耐酸能力差，因而更容易被腐蚀。而乳磨牙，也就是我们通常说的大牙，还具有牙面窝沟点隙多、相邻牙齿间接触面积大容易积存食物的特点，这些都是儿童易患龋齿的条件。

小孩龋齿发展快，破坏广，不仅造成牙齿组织损害，还可带来其他一些局部及全身性的危害，因为龋洞只要一形成就不可能自愈，而且对日后孩子恒牙的萌出也有一定影响。龋齿发生早期只是牙齿的表层受害，治疗起来相对容易，家长应重视小孩的龋齿病症，及早加以治疗。

10. 垂体性侏儒症患者会出牙晚吗？

垂体性侏儒症系由于垂体前叶功能不足所引起的生长发育障碍。原发性垂体性侏儒症多见于男孩，初生时身长体重往往正常，最初一两年与正常小儿差别不明显，自1~2岁以后开始生长速度减慢，停滞于幼儿期身材，年龄越大落后越明显，至成年其身长也多不超过130厘米，但智力发育正常，患儿外观比其实际年龄小，但身体上部量与下部量的比例常与其实际年龄相仿，故各部分发育的比例仍相称。患者头稍大而圆，毛发少而质软，皮肤细而滑腻，面容常比其实际年龄幼稚，胸较窄，手足也较小，出牙延迟，骨化中心发育迟缓，骨龄幼稚与其同身高年龄小儿相仿，骺部融合较晚。

11. 先天愚型人牙齿有哪些症状？

先天愚型人是由于常染色体畸变引起的先天性疾病，以智力落后为主要表现，母亲年龄愈大，小儿发病率愈高。患儿出生后与正常小儿有明显的不同。如头发细、少，头围小于正常。眼距宽、眼裂小，两眼外侧上斜，鼻梁低平，耳郭小，舌常伸出口外，流涎多。由于生长发育迟缓，年长儿身体矮小，四肢短，手指短而粗，出牙延迟且常错位。

患儿因免疫力低下，在婴幼儿期病死率高，主要死亡原因为先天性心脏病及各种感染等。如果孩子出牙延迟并且顺序错乱时，应及早去医院对孩子进行全方位检查，以确诊病情，及时加以治疗控制。

12. 夜间磨牙是由哪些因素引起的？

牙齿的运动是由咀嚼肌的持续收缩完成的，许多因素能引起管理咀嚼肌的三叉神经兴奋，如夜间磨牙。夜间磨牙的原因有很多，如肠内寄生的蛔虫分泌的毒素；虫体排出的代谢产物；蛔虫窜动刺激肠管引起腹痛；蛲虫晚上在肛门活动引起瘙痒；肠道功能紊乱等，这些都能使睡眠中的神经兴奋不稳定而引起磨牙。

另外有的孩子生活在家庭不和的环境里，心理上受到压抑，精神处于紧张状态；或睡姿不正确；或常常遭到父母的训斥；晚上看电视惊险画面导致睡眠后部分大脑皮层仍处于兴奋状态，这些因素均可促使咀嚼肌运动，从而形成夜间磨牙动作。

幼儿出现夜间磨牙也不要太紧张，首先要找出具体原因，然后对症治疗。

13. 哪些原因会导致牙齿酸痛？

（1）牙龈萎缩。罹患牙周病或患有先天角质化牙龈不良。

（2）蛀牙、牙齿断裂。这些疾病都会造成牙齿酸痛，有时疼痛会非常剧烈。

（3）受外力撞击或牙齿不正。不小心跌倒撞到牙齿时，如果没有断裂，只要小心保养约一个月内即可恢复正常。

（4）珐琅质磨损。这种现象多半刷牙方法不正确导致。如果症状不明显的话，只要选用软毛牙刷，使用正确刷牙方法，在一个月内就可以逐渐恢复，如果选用一些有脱敏作用的牙膏，可以更快的改善症状。

（5）在寒冷的冬季，骑车尤其是骑摩托车的人，在早上刷牙时会有牙齿酸痛的感觉。若未及时保护，很容易造成牙髓腔发炎，甚至牙髓腔坏死。建议骑车时要戴口罩，早上可用温水刷牙保护牙齿。

14. 楔状缺损是怎么回事？

楔状缺损是牙齿颈部硬组织缓慢消耗而形成的缺损，呈"V"状，由于它的外形酷似木匠用的楔子，因而称之为楔状缺损。该症多见于前牙或双尖牙的唇面，以中老年患者居多，据临床统计，在60岁以上的老年人中该病的发生率高达90%以上，而且随着年龄的增长，严重程度也随之加增加。

楔状缺损的原因很多,其一是牙齿的颈部硬组织牙釉质和牙骨质的交接部分,结构比较薄弱易被磨损;其二是酸的作用,龈沟内的酸性分泌物、唾液pH偏低、酸性食物、胃病返酸、接触酸的工作都可能使牙齿硬组织脱钙溶解;其三是牙刷毛过硬,刷牙方法不正确,经常用力横刷牙造成的,天长日久在牙颈部就形成小的缺口,这与俗话所说的"水滴石穿"、"绳锯木断"的道理一样。

15. 龋齿会引发牙疼吗?

龋齿俗称"蛀牙",是牙齿硬组织逐渐被破坏的一种细菌性疾病,因此它可以引发牙髓炎和根尖周炎,甚至能引起牙槽骨和颌骨炎症。发病开始在牙冠,如不及时治疗,病变继续发展则形成龋洞,使得牙冠最终完全被破坏并消失。龋齿会引发剧烈的牙疼,龋齿引起的牙疼是因为牙体有龋洞,遇到冷、热、酸、甜等刺激或食物嵌塞入龋洞时而感觉牙疼,刺激因素去除后牙疼立即停止。

16. 有哪些方法可以缓解牙疼?

俗话说"牙痛不是病,痛起来真要命。"一般情况下,我们可以采取这样一些简单的方法缓解牙疼:

(1)勤刷牙,保持口腔清洁,持之以恒地使用去敏牙膏。

(2)牙齿酸痛时可以嚼点茶叶,茶叶中的氟和茶多酚可以有效地增强牙釉质的抗酸能力,并且茶叶中所含的氟与钙质对牙齿有很大的保护作用。

(3)牙齿酸痛时也可以嚼点生核桃仁,因为生核桃仁中的鞣酸可以使牙本质小管中的蛋白质凝固,从而起到很好的脱敏作用。

(4)用新鲜大蒜的横切面来回涂擦牙齿的酸痛部位,相对可以缓解一下酸痛。

17. 哪些原因引起牙釉质发育不全?

在牙齿发育期间,由于严重的全身疾病、营养障碍或局部感染等原因,引起造釉器的变性、坏死、牙釉质的发育钙化形成障碍,而形成的牙釉质缺陷,称"牙釉质发育不全"。引起牙釉质发育不全的因素很多:母亲在妊娠期间患风疹、毒血症等可影响胎儿颌骨中的乳牙和第一恒磨牙的发育;婴幼儿期间的高热疾病如肺炎、麻疹、猩红热等;营养障碍如维生素A、维生素D和钙、磷等缺乏,严重的消化不良、佝偻病等,都可影响小儿颌骨内的乳牙及恒牙的发育。常见的引起釉质发育不全的局部因素为乳牙根尖部的感染、外伤,可直接影响其下方恒牙胚的发育。

18. 牙齿为什么会结石?

牙结石通常存在于唾液腺开口处的牙齿表面(例如:下颚前牙的舌侧表面,上颚后牙的颊侧表面)和牙齿的颈部,以及口腔黏膜运动不到的牙齿表面等处。牙结石开始时是软软的,会因逐渐地钙化而变硬。它是由75%的磷酸钙，15% 25%的水、有机物、磷酸锰、矿酸钙及微量的钾、钠、铁所构成，并呈现出黄色、棕色或者黑色。它形成的原因有：

（1）唾液中的二氧化碳浓度降低，促使无机盐沉淀于牙齿表面上。

（2）退化细胞的磷酸盐酵素使有机磷水解产生磷沉淀于牙齿表面而形成。

（3）细菌使唾液的酸碱值升高而呈碱性，造成唾液中的蛋白质分解，放出钙盐，沉淀于牙齿表面上而成。

（4）与口水浓度有关，浓度大，则易沉淀。

19. 牙结石会引发哪些疾病？

牙结石的存在可引起牙龈和牙周组织的病变，引起牙龈组织出血及口腔异味等。如果一个人的牙周组织发炎，又有大量牙结石，可加重牙周组织的炎症。牙结石对人体的危害取决于机体对牙结石刺激反应性和修复能力。因此，有的病人表现为牙结石压迫致牙龈萎缩，严重的则表现为牙周组织的破坏而发生牙周病，出现牙龈出血、口臭、牙周溢脓、牙齿松动等。

牙结石不断刺激牙周组织，并会压迫牙龈，影响血液循环，造成牙周组织的病菌感染，引起牙龈发炎萎缩，形成牙周囊袋。当牙周囊袋形成后，更易使食物残渣、牙菌斑和牙结石等的堆积，这种新的堆积又更进一步破坏更深的牙周膜，如此不断恶性循环的结果，终至牙齿组织全部破坏殆尽，最后不得不把牙齿拔掉。

20. 引发牙齿松动的咀嚼习惯有哪些？

造成牙齿松动的原因很多，吃食物时咀嚼不当是其中一个。牙齿在咀嚼的时候受到创伤，例如习惯性的单侧咀嚼，使得这一面的牙齿负担过重，另一侧的牙齿长期不担负咀嚼的任务而出现废用性萎缩。或者由于牙齿在牙弓上排列错乱，错位牙齿在某种情况下咀嚼时受力过大，长期形成牙槽吸收，发生牙周袋、牙槽溢脓，造成牙齿松动。

牙齿松动，吃东西咀嚼食物时牙齿就会疼痛，造成极大的不方便，患者只能吃软的食物、流食。有严重牙齿松动的人，还会出现消化不良、形体渐瘦的症状。

21. 什么是牙齿松动的"元凶"？

牙齿松动的原因一般是受外力撞击、牙周病、牙龈萎缩引起的，年老牙龈营养性萎缩等牙齿疾病也会造成牙齿松动，比较严重的就会造成牙齿脱落。前一种是属于外力引起松动，后两种情况都属于牙龈出现问

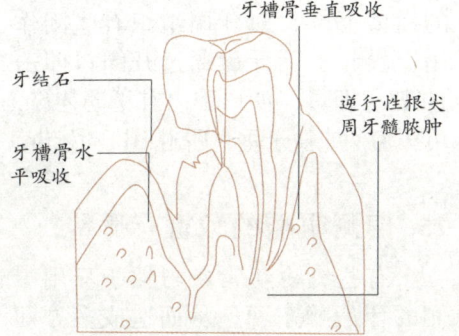

题。这从医学角度来说属于牙龈的营养性或牙周病等牙齿疾病严重引起的萎缩，但最终都归根为牙龈本身没有营养供给而造成萎缩牙齿松动。

牙齿松动的主要原因是牙龈萎缩，这种牙齿疾病是牙齿松动的"元凶"。有效防治牙齿松动，必须要客观地分析牙龈萎缩这个原因。

22. 哪些其他病症患者会牙齿松动？

内分泌失调患者可能会发生牙齿松动。当内分泌失调时，会出现以下症状：心情烦躁、易怒、失眠、健忘、乏力等症，也会伴随着引发牙齿松动。

牙齿松动是糖尿病患者常见的并发症之一。由于糖尿病患者常伴有牙龈炎、牙周炎等慢性破坏性病变，尤其是牙槽脊骨质吸收，常常影响牙齿的稳固性，造成牙齿松动、移位或错颌，进而诱发牙周感染，严重者引起牙齿脱落。

此外，患有急性高烧性的疾病后，有的人也会出现牙齿松动，但这种情况会随着疾病的痊愈而消失。

23. 为什么老年人容易牙齿松动？

人到老年口腔组织会发生老年性结构和生理功能的变化，最明显的是牙齿周围的支持组织退行性变。正常人的牙齿被牙周组织包着，固定在上下颌骨的牙槽内，牙齿本身的营养来源于牙周支持组织。由于增龄性变化牙周支持组织发生萎缩等退行性变化，人体各个系统器官的功能相对减退，加之口腔自洁能力不好，

或牙石、牙垢等慢性刺激，牙齿周围组织处于慢性炎症状态，慢性炎症的持续导致牙齿支持组织的破坏，这样就构成老年人牙齿松动的主要病症，医学上称之为牙周病。

从现代科学实验到临床大量的资料表明，老年人牙齿松动、脱落不是必然的过程，而是牙周病所致。当发现牙龈萎缩，牙龈充血红肿甚至牙齿变长、松动时都应及早治疗。

24. 有哪些方法可以预防牙周病？

牙齿松动是一种可以预防和治疗的疾病。下面就将比较容易掌握的几种预防牙周病的方法介绍一下：

保持口腔卫生。定期到医院做洁齿治疗（洗牙），强调自我保健，要充分咀嚼食物，饭后要漱口，去除食物残渣。

牙龈按摩。按摩可以促进牙龈的血液和淋巴的循环，提高抵抗力。方法是用洗净的手指在牙龈的各个方向上轻轻按摩。一般晨起刷牙后按摩1次即可。应注意在牙龈按摩前必须先由医务人员做一次洁齿治疗，将牙石去除，以免在按摩时牙石损伤牙龈。在牙龈有急性炎症期间不宜做按摩。

叩齿。其作用是促进牙周组织的血液循环，对牙周组织有坚固作用。晨起上下牙齿通过开闭口叩击10数次即可，如口腔内有松动牙齿，可用勺柄或筷子垂直叩击不松动牙齿。

25. 偏侧咀嚼的危害有哪些？

有些青少年常常习惯于只用一侧的牙齿嚼东西，从而造成多方面

的危害：

（1）错合畸形、咬合关系紊乱

由于下颌牙列反复向咀嚼侧运动，使下前牙的正中线向嚼侧错位，以致后边的牙齿形成刃对刃、尖对尖的咬合，甚至反咬合（下牙包上牙）。

（2）面部发育不对称

一侧经常咀嚼，促进了颌骨及肌肉的发育，因而该侧面部组织丰满；而经常不用或少用的那一侧面部组织发育较差、萎缩变小，从而造成面部左右发育不对称。

（3）易发龋齿和牙龈炎

由于废用咀嚼侧的牙齿长期缺乏食物摩擦，使牙冠表面、牙与牙之间堆积大量的牙垢和牙石，很容易发生龋齿并引发牙龈炎、牙周炎。

（4）颞颌关节病

长期偏侧咀嚼使咀嚼侧关节的运动量过大，负担加重，而导致颞关节在张、闭嘴时出现弹响并伴有疼痛等症状。

26. 哪些原因导致偏侧咀嚼？

导致偏侧咀嚼习惯，除主观原因以外，还有许多客观因素，一是一侧牙齿病变没有及时治疗而不敢用它咀嚼食物；二是牙齿缺失后没有及时镶复而不能用它咀嚼；三是自己习惯用一侧牙齿咀嚼食物；四是其他原因导致只能用一侧咀嚼，如肿瘤、外伤、局部黏膜溃烂等。

一旦由于偏侧咀嚼造成面部不对称等严重后果时，再想纠正很困难。因此去除有关病因至关重要。偏侧咀嚼的病因去除之后，应该坚持用左右两侧的牙齿嚼东西，如果面部不对称尚不严重，而且年龄不大，日后畸形会逐渐消失。

27. 牙齿疾病可引发哪些全身疾病？

牙齿的疾病，尤其是乳牙的慢性根尖周炎，是间接引起全身疾病的主要口腔病灶。病灶中的细菌及其毒素通过血管及淋巴管被带到身体较远的地方，然后停留在机体的某一个部位，当机体的抵抗力降低时（如感冒、发烧性疾病等），细菌生长繁殖，其毒素刺激损害组织，而使远离病牙的器官发生病变。常见的有：

（1）泌尿系统

肾炎、血尿。肾炎可因口内乳牙患有根尖周炎引起，口内有慢性感染病灶者，可能会引起血尿。而一旦治好了口腔疾病这些全身性疾病就会消失。

（2）循环系统

口腔病灶的患者可引起心内膜炎、心肌炎、心包膜炎、心绞痛、心传导阻滞等，有人统计50%的风湿性心脏病患者同时患有牙周脓肿。

（3）关节病变

有些病灶牙可引起风湿性关节炎。

28. 牙齿脱落会导致过早耳聋吗？

牙齿脱落对说话和进食会有一定影响，时间长了对听力也会造成一定的影响。这是因为上、下颌骨失去了牙齿的咬合支持使两者之间的距离变短，使下颌骨的关节在关节腔内不能处于正常的生理位置而后移，经常撞击耳道的相应部位，对耳颞神经、鼓索神经和血管产生压迫，以至耳咽鼓管受阻，导致耳鸣和听觉障碍。牙齿脱落者，如果及时装戴假牙，可以防治过早耳聋。

29. 缺牙会给患者带来哪些影响？

（1）缺牙患者最直接的感受是给咀嚼食物带来的诸多不便。食物不能被很好地咀嚼，会影响食欲，而且咀嚼不充分的食物会加大胃肠消化的负担。

（2）缺牙影响发音。前牙缺失时往往发音不清或发音不准，特别是遇有齿音（如Z、C、S）的词时尤其如此。

（3）口腔中牙与牙之间保持着相对稳定的咬合关系，牙列中缺牙时，缺隙两侧的牙有向缺隙倾斜的趋势，久之必然使原来正确的上下牙的咬合关系得到破坏，形成创伤性咬合、颞颌关节病甚至牙齿松动等。

（4）缺牙对面容也产生不良影响。前牙缺失对面容影响最大，它使上下唇部塌陷松弛，全口缺牙时，唇颊部内陷，舌头因没有真牙的限制而变大，面颊部肌肉因失去牙弓的支持使得皱褶增加，口角下垂，呈明显的苍老面容。

30. 自觉牙齿变长是怎么回事？

中医诊病认为，肌肉松软缩短，自觉牙齿变长，并积满污垢，同时头发失去光泽的，说明骨骼已经先行衰败，是少阴经的脉气衰竭。骨骼枯槁，肌肉松软，牙齿长而积满污垢，头发也没有光泽，是足少阴肾经的脉气绝引起的骨先死。面黑，自觉牙齿变长，积满污垢，腹部胀闭，上下相通的，便要死亡，这是因为少阴经脉已经气绝。

31. 智牙有哪些危害？

智齿是指16岁以后萌出的或尚未萌出的第八颗牙，由于人类在进化过程中颌骨体积变小，无足够的颌骨空间让智齿萌出，往往造成智齿萌出后位置和方向异常。智齿不但无咀嚼功能，而且存有一系列的危害或潜在危害。

首先，大多数智齿前倾阻生，即约呈45度角顶在第二磨牙上，两个牙冠形成一个夹角嵌塞食物，时间久了第二磨牙形成龋坏直至牙髓炎而剧痛。另一个后果是前倾的智齿持续加力于第二磨牙使其形成牙周炎而疼痛松动，不得不拔除第二磨牙，或必须拔除这两颗牙，这样咀嚼功能就会严重受损。

其次，有的智齿虽然萌出方向大致正常，但与第二磨牙的接触点不正常，以致经常嵌塞食物，并且刷牙时不易刷到此处牙间隙，而极易造成第二磨牙龋坏而缩短寿命。

第三节

对牙齿的保护

人的一生有两次长牙机会，以后牙齿则不可再生，因此要保护好牙齿，尤其是年轻人更要引起重视。牙齿伴随我们一生，如果牙齿出了问题，我们的生活质量将受到严重的影响。对牙齿的保护要做到保持其清洁，防止发生疾病。

1. 好牙齿的标准是怎样的？

健康的牙齿对于我们非常重要，牙齿有帮助发音、咀嚼食物、美观的作用。一副健康牙齿的标准是：

（1）牙齿干净；
（2）没有蛀牙；
（3）不会疼痛；
（4）牙龈颜色正常；
（5）没有出血现象。

2. 怎样保护我们的牙齿？

（1）及时清除牙隙间的食物填塞物。
（2）给牙齿充足的营养。
（3）养成正确的咀嚼习惯。正确的咀嚼方法是双侧或两侧交替使用。
（4）纠正有损于牙齿的不良习惯。如舔牙、咬牙、张口呼吸、咬嘴唇、偏侧咀嚼。
（5）睡前刷牙。入睡后，细菌在口腔的温度和唾液分泌量减少的情况下很容易繁殖。
（6）有些药物有损于牙齿的健康。四环素、金霉素等药物可以使牙齿发黄或牙釉质发育不全，日后容易发生龋齿，因此不要大量或长期服用这些药物。
（7）防止外伤。不要用牙齿去咬坚硬的物品，以免牙齿受到损伤。
（8）定期检查。定期检查牙齿可预防牙病滋生。成人最好每年进行一次牙检。

3. 哪些食物对牙齿有好处？

要想有一副健美的牙齿，必须注意牙齿的保健，多吃含钙丰富的食物，特别是在婴幼儿时期就应注意饮食的选择。家长应给孩子多吃能促进咀嚼的蔬菜，如芹菜、卷心菜、菠菜、韭菜、海带等，有利于促进下颌的发达和牙齿的整齐。常吃蔬菜还能使牙齿中的钼元素含量增加，增强牙齿的硬度和坚固度。常吃蔬菜还能防龋齿，因蔬菜中含有90%的水分及一些纤维物质。咀嚼蔬菜时，蔬菜中的水分能稀释口腔中的糖质，使细菌不易生长；纤维素能对牙齿起清扫和清洁作用。

此外，多吃些较硬的食物有利于牙齿的健美，如玉米、高粱、牛肉、狗肉及一些坚果类，如橡实、瓜子、核桃、榛子等。

4. 为什么要及时拔掉坏牙？

现代科学研究表明，坏牙如果不及时拔掉，可能会引起全身性的骨髓炎。牙齿是深深地根植在头部腭骨的骨髓中的，平日的养分是由牙根尖的小孔，由骨髓中循环的血液供给的，因此，当牙齿因龋齿或撞击等原因造成发炎或牙髓坏死时，坏死的骨髓所分解的组织毒素以及各种细菌就可以经由牙根尖小孔直接进入到骨髓的要害处。有的人抵抗能力强，只会在牙根尖与骨髓交界的地方形成脓肿，也成局部性骨髓炎；如果身体抵抗力差，不但会引起全身性骨髓炎、腭骨脓肿，同时会伴有发冷发热，引起菌血症及至败血症而危及生命。

另外，对于关节炎、心脏内膜炎、肾脏炎或做过心脏手术的患者，如果不把坏牙及早拔掉，更容易引起上述病症的发作。

5. 为什么要及时装戴假牙？

有些人认为掉一两颗牙没什么大事，其实如果长时间不镶假牙，会给整个口腔颌面系统带来多方面的影响，使得咀嚼功能减退，影响面容、发音，引发牙周组织病变等。而且随着时间的延长，由于缺牙区牙槽骨得不到生理性的咀嚼刺激而逐渐发生萎缩和缺牙间隙的变小，以至失去镶牙的条件。所以一旦牙齿掉了，要及时装戴假牙。

6. 哪些舌习惯会引发牙齿畸形？

舌习惯多发生在换牙期，儿童常用舌尖舔弄松动的乳牙或刚萌出的恒牙，这是不好的舌习惯。舌习惯包括吐舌习惯、舔牙习惯和伸舌习惯。吐舌习惯是舌吐在上下前牙之间，阻碍恒牙的萌出使前牙形成梭形的开颌隙。舔牙习惯是用舌尖舔上下前牙的舌侧，使牙向唇侧倾斜，散开出现牙间隙，甚至形成双牙弓前突。如儿童患慢性扁桃体炎、慢性咽炎等疾病，为了使呼吸道畅通，常将舌向前伸，从而引发伸舌不良习惯，可造成前牙开颌并伴有下颌前突畸形。

7. 用盐或牙粉刷牙是正确的习惯吗？

用盐或牙粉刷牙是不正确的清洁牙齿的习惯。

盐确实具有清洁消毒的作用，所以在外科手术中，常会用一定浓度的盐水来洗涤伤口。不过，盐并不适合用来长期刷牙，因为盐虽有清洁作用，但对牙齿的伤害也很大。盐是一种坚硬多角的矿物晶体，它坚硬、锐利的棱角会慢慢磨损牙齿表面的牙釉质，然后逐渐形成一条条细沟，造成和蛀牙一样的后果。另外，在牙龈的表面，还有一层粉红色、柔嫩的黏膜，如果用盐刷牙，黏膜就会受到过度刺激和摩擦而使牙龈出血。

牙粉是碳酸钙和肥皂粉的混合物，牙粉pH高，会引起口腔组织发炎。

第四节

各种牙龈问题

牙龈是附着在牙颈和牙槽突部分的黏膜组织，呈粉红色，有光泽，质坚韧。牙龈疾病主要有牙龈出血、牙龈红肿、牙龈萎缩，可由局部疾病引起，也可由全身疾病引起。保护牙龈要养成良好的口腔习惯，防治炎性口腔病，防止环境污染。

1. 局部原因引起的牙龈出血常见于哪些患者？

局部原因引起的牙龈出血，常见的是患牙龈炎和牙周炎的病人。这些人由于不经常刷牙或由于刷牙方法不正确，在牙龈边缘的地方产生结石。牙石是一种坚硬的石灰样物质，对牙龈有刺激作用，能引起牙龈发炎、肿胀、出血，轻者在刷牙、吮吸、咬硬物或剔牙时出血，重者在轻微刺激或没刺激时也会出血。如发炎、高烧致牙龈组织的血管结构发生变化，也会造成出血。此外，假牙不合适、食物嵌塞、牙周损伤等，都可造成牙龈出血。牙颈部的龋洞不及时补，任其发展到牙龈缘下，由于龋洞边缘不规则且锐利，常会刺激牙龈，导致牙龈发炎、破溃而出血。

上述常见的局部病变引起的牙龈出血，只要及时处理局部病灶，消炎后即可止血。

2. 哪些全身性疾病会引起牙龈出血？

牙龈是否易出血不但是牙龈是否健康的一种表现，也是身体是否健康的一个窗口。可能引起牙龈出血的全身性因素有：

（1）缺乏维生素C等

牙龈出血是维生素C缺乏症的早期突出症状，常伴有疼痛和口臭。服用维生素C治疗效果显著。

（2）内分泌失调

月经期、妊娠期、绝经期等期间出现牙龈出血。

（3）血液病

如白血病、血友病、再生障碍性贫血、过敏性紫癜等。如口腔卫生尚好，但牙龈容易出血，且不易止住，就要引起警惕，最好做血液方面的检查。

（4）急性发热性传染病

如流行性感冒、流行性出血热、伤寒、肝炎等。

（5）其他全身疾病

如糖尿病、慢性肾病、结核、

严重贫血等，都会使牙龈容易出血。

3. 牙龈萎缩是怎样造成的？

牙周病可造成牙龈萎缩。大多数成年人都患有牙周病，一般来说，牙周病进展缓慢，始发时多为牙龈炎，除偶有刷牙出血外没有其他症状，一般不为人所注意。而牙龈炎发展到一定程度即为牙周炎，此时可出现严重口腔异味，牙周反复脓肿，牙齿松动，牙缝越来越大，严重者牙齿脱落。

刷牙方法不当不但不能保护牙齿，还会破坏牙齿及牙周组织，如过硬的牙刷、牙膏中摩擦剂颗粒过粗及拉锯式刷牙，都可能导致牙龈萎缩。

劣质假牙不易清洁，会导致牙周卫生不良，也会使牙龈萎缩。还有各种原因所致的过度咬合力，也会使牙异常移动，而使牙龈萎缩。

4. 如何预防牙龈萎缩？

牙龈萎缩是不可逆的，重点应放在预防上。

首先，要进行定期的口腔保健。发达国家的经验证明，每6到12个月洁一次牙，是预防牙龈炎症的有效措施。已有牙周病症状的患者，应及时接受系统牙周治疗。

其次，掌握正确的刷牙方法。推荐使用刷毛较软，顶端圆钝的牙刷。牙膏以含氟牙膏为佳，其中含的摩擦剂应粗细合适。同时要学会正确的刷牙姿势，大多数人可采用竖刷法或短横颤动法。在必要的情况下可使用牙签、牙线以清理牙刷难以到达的位置等。

5. 牙龈红肿说明身体有怎样的状况？

（1）胃火上盛：症见牙龈肿痛，患侧面颊肿胀，严重的不能嚼食、局部灼热、口苦口臭、便秘、舌红苔黄等。治宜清热泻火，消肿止痛。

（2）肾阴不足，虚火上炎：症见齿龈微肿、微红、微微隐痛，齿摇不固或兼有牙血，没有其他异样。治宜滋阴降火、补肾固齿。

（3）风寒牙痛：症见突然发作，痛连头额、两侧，势如电掣。其中，若痛有游走，痛如电掣，连及头额、两颊者，是为风痛。若吸触冷气冷物即痛，部位固定者，是为寒痛。治以祛风、散寒、镇痛。

6. 为什么女性排卵期易患牙龈炎？

研究人员发现，女性在排卵期内，牙龈炎症发病较高。而在排卵期前，牙龈炎症较低；女性进入月经期后，牙龈炎症会进一步降低。

齿龈发炎的程度会随月经周期发生变化，但牙斑和其他体现齿龈健康的情况不会随之变动。女性在经期前或经期中的几天常会出现口腔不适的症状——这时正是她们牙龈发炎情形消退的时候。

大多数妇女牙龈疾病并没有症状，因此许多妇女可能并没有注意到自己的牙龈炎症是否加重。研究人员指出，女性体内的激素水平在一个月中会有所波动，在激素水平最高和最低时，可能会通过对血管、白细胞或免疫系统的作用，从而影响牙龈的炎症状况。

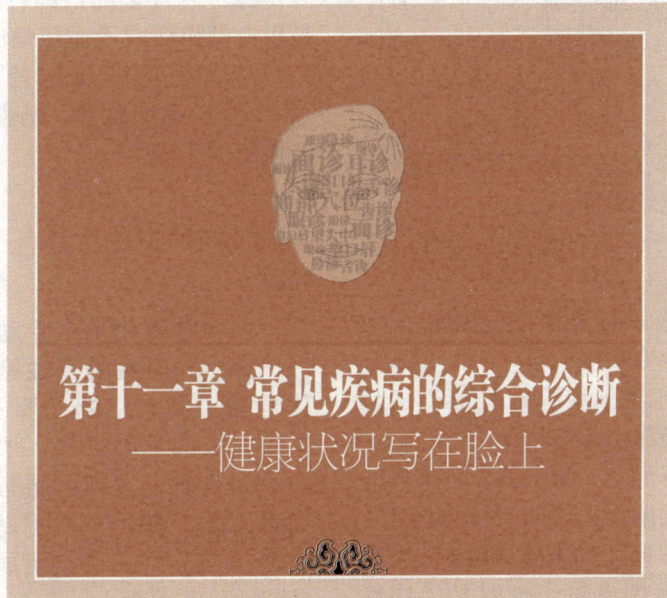

第十一章 常见疾病的综合诊断
——健康状况写在脸上

1. 哪些面部特征是头痛的临床表现？

头痛是一种常见病，中医学认为，头部经络为诸阳经交汇之处，凡五脏精华之血，六腑清阳之气，都上会于此。如果六淫外侵，七情内伤，升降失调，郁于清窍，清阳不运，皆能致头痛。

头痛的面部表现，主要有以下几种：

（1）感冒时头痛随之加重，一般多是鼻源性头痛。

（2）出现一侧眉毛脱落，多是因三叉神经痛引起。

（3）鼻子向一侧歪斜，是头痛的表现。鼻梁偏歪，说明脊柱也偏歪。

（4）眼睛上方的白睛内有火柴头形状的毛细血管，一般是受伤性头痛的表现。

（5）遇到情绪紧张时头痛加重，则可判定为精神性头痛。

2. 低血压的面部临床表现是什么？

低血压是指体循环动脉压力低于正常的状态。绝大多数低血压患者（尤其与体质或遗传有关的长期慢性低血压）在临床上并无任何不适，或仅有头晕、困倦、乏力等非特异性症状。少数（血压急剧下降者）出现以脑供血不足为主的临床症状，如头晕、眼黑、肢软，甚至可以出现晕厥或休克。

在日常生活中，我们可以观察出低血压的面部表现，主要有：

（1）眼皮下部黏膜呈苍白颜色，是患有贫血的表现。

（2）双耳垂的根部有小凹坑状，是患有低血压或者血压偏低的表现。

耳背上部降压沟处有明显的"一"字形毛细血管，是患有遗传性低血压的表现。

3. 脑动脉硬化患者有哪些面部特征？

脑动脉硬化是全身动脉硬化的一部分，同时也是急性脑血循环尤其是脑缺血发作的主要发病基础。本病形成的原因很多，根据流行病学的调查研究发现：脂肪与胆固醇代谢失常、高血压、糖尿病、肥胖、吸烟及性别年龄等均可成为导致脑动脉硬化的因素。

脑动脉硬化患者主要有以下面部特征：

（1）两眼球白睛内出褐色斑块，是患有脑动脉硬化的表现。如果双目周围发黄，则是睡眠不足的表现。

（2）用小圆木棒在手掌心内用力划几下，如果双脸腮部有颤动感，则是患有脑动脉硬化的表现。

（3）鼻子发硬，也是患有脑动脉硬化的表现。

4. 哪些面部特征是脑血管疾病的临床表现？

脑血管疾病的面部临床信号主要有：

（1）两只耳朵短小却肥厚，或者

双耳一大一小且极其明显，是患有家族性脑出血的表现。

（2）两旁笑纹一侧长一侧短，或者一侧深显，一侧浮浅，是患有家族性脑血管病的表现。

（3）两只眼睛大小不一或者一只为单眼皮，一只为双眼皮，是患有家族遗传性脑溢血的表现。

（4）上下口唇合为一个包状，说明此人脑部血管血液循环紧张，应时常警惕脑出血的发生。

5. 高血压患者有哪些面部特征？

高血压是常见的心血管疾病，以体循环动脉血压持续性增高为主要表现的临床综合征。高血压病因不明，称之为原发性高血压，占总高血压患者的95%以上。继发性高血压是继发于肾、内分泌和神经系统疾病的高血压，多为暂时的，在原发的疾病治疗好了以后，高血压就会慢慢消失。

一般情况下，高血压患者常伴有相关其他疾病，其面部特征明显，日常生活中可通过以下两种方式进行辨别：

（1）如果耳背上部皮肤泛红，或者在降压沟处有呈网团状的毛细血管，是患有家族遗传性高血压的表现。

（2）脂肪肝、糖尿病、高血脂、高血压、脑血管、胆囊结石患者大多身体肥胖，且伴有脸色发红的现象。

6. 颈椎病有哪些面部信号？

颈椎病又称颈椎综合征，是颈椎骨关节炎、增生性颈椎炎、颈神经根综合征、颈椎间盘脱出症的总称，是一种以退行性病理改变为基础的疾患。主要由于颈椎长期劳损、骨质增生，椎间盘脱出、韧带增厚，致使颈椎脊髓、神经根或椎动脉受压，出现一系列功能障碍的临床综合征。

在日常对颈椎的观察中，可以通过以下几种面部信号及早地辨识颈椎病，做到未病先治：

（1）耳颈椎反射区生有凹坑或凸起状肉结，是颈椎增生的信号。

（2）眼球内侧白睛处生有一条螺旋状的毛细血管，是颈椎增生的信号。

眼球白睛上方生有两条毛细血管直逼黑睛，是颈椎或者肩周炎疾病的信号。

7. 脑肿瘤有哪些面部信号？

脑肿瘤有多种临床表现，涉及面部可观察到的主要有以下几点信号特征：

（1）如果发现两眼的瞳孔大小不一，或者一侧的眼球明显的向外凸出，一般是患有脑肿瘤的信号。

（2）如果头痛的同时又伴有恶心欲吐的症状，则可能患有脑肿瘤。

（3）头痛的同时，用双手拇指按压住两个眼球，如果此时头痛症状加重，或者躺下头痛症状加重，站立时症状减轻，都是患有脑肿瘤的信号。

（4）如果患者的鼻孔发痒，却不能查清楚致痒的原因，则可能患有脑肿瘤。

（5）用力咳嗽或用力大便时，头痛的症状随之加重，是颅内占位性病变的信号。

（6）如果一个人出现突然昏迷的症状，多是因脑血管病或脑血管破裂引起的。

（7）头痛的时候，患者有强烈的眩晕感，这种情况多发于小脑肿瘤的初期。

8. 甲亢病人有哪些面部特征？

甲亢也就是甲状腺功能亢进症，它是一种临床上十分常见的内分泌疾病。是指由各种原因导致甲状腺功能增强，甲状腺激素分泌过多或因甲状腺激素在血液中水平增高所导致的机体神经系统、循环系统、消化系统心血管系统等多系统的一系列高代谢症候群以及高兴奋症状和眼部症状。

临床上甲亢患者主要表现为：心慌、心动过速、怕热、多汗、食欲亢进、消瘦、体重下降、疲乏无力及情绪易激动、性情急躁、失眠、思想不集中、眼球突出、手舌颤抖、甲状腺肿或肿大、女性可有月经失调甚至闭经，男性可有阳痿或乳房发育等。

9. 心脏疾病在面部会有哪些反映？

心脏病患者，一般面部特征有：

（1）口唇发黑，说明劳累过度，是大脑缺氧的表现。

（2）口、唇和鼻子有发紫状，是先天性心脏病的信号。

（3）咳嗽时常常伴有心悸，是患有肺病的表现。耳垂面外侧有皱纹沟，是患有心脏病的信号。

（4）鼻子较尖，且发肿发亮，可能患有心脏病。鼻子上方出现肿块，是患有胰腺炎的信号。

（5）舌头形状过于肥大，或过于瘦小，则可能患有心脏方面疾病。

（6）头颈如果由锁骨上延伸到耳垂方向凸起一条表筋，如小指粗，很可能是右心功能不全。

10. 胃部疾病在面部会有哪些特征？

患有胃部疾病的患者面部特征主要有：

（1）脸色发黄且口唇较薄的人，易患慢性胃病。

（2）面部消瘦或脖子细长的人，易患胃病。

（3）在儿童面部出现的浅白色大圆斑，是白色糠疹，多是消化不良的表现。

（4）眼睛下部的白睛处有火柴头状的毛细血管，则可能患有慢性胃病。

（5）如果耳膈肌处生有黑色痔，则可能患有胃病和长期的消化不良。

（6）舌头下方有杂乱青黑色的经脉血管，或者眼睛下方的白睛处有弓形毛细血管，可能患有萎缩性胃炎。

11. 呼吸道疾病有哪些面部特征？

呼吸道疾病患者的主要面部特征有：

（1）鼻孔小的人容易患支气管炎，长有三个鼻孔的人，容易患先天性支气管炎。

（2）面部肥胖宽大，但鼻子较瘦的人，容易患呼吸道系统疾病。

（3）耳肺反射区出现凸出皮肤

的白斑点或红斑点，且耳肺反射区有增生性皮屑，耳背血管杂乱扩张，是患有支气管炎的信号。

（4）中年人的双颧骨出现明显的毛细血管，是患有慢性支气管炎的信号。

12. 哪些面部特征可诊断为乳腺疾病？

乳腺疾病是危害妇女身心健康的主要疾病，分为乳腺炎、乳腺增生、乳腺纤维瘤、乳腺囊肿、乳腺癌五大类，其致病因素比较复杂，如治疗不及时或治疗不当，就可能发生病变，随时导致生命危险。

女性应时常关注自己的乳腺健康，及时做好早期的疾病防范与治疗。通过对面部特征信号的观察可以判断自己是否存在乳腺问题。

（1）习惯歪着头讲话，或口唇扯向一边，是乳腺增生的信号。

（2）女性的两眼瞳孔均向外侧偏移，是患有乳腺癌的信号。

（3）女性的眼睛内侧上方眼皮处有明显的皮肤肿块，是乳腺增生的信号。

13. 肝疾病有哪些面部表现？

肝病如果不进行有效的治疗，延误了病情，可能会发展成为肝硬化、肝腹水，甚至肝癌。为了有效预防肝病和及时进行早期的治疗，可以通过观察相应的体征表现来判断一个人是否患有肝病：

（1）经常有恶心、呕吐、疲乏无力感的人，可能患有肝脏疾病。

（2）脸色发青的人，可能患有肝脏方面的疾病。

（3）鼻尖发硬，是肝硬化的信号。

在黄疸期内，肝病患者还会出现皮肤发黄等症状。

14. 哪些面部特征可诊断为肾疾病？

肾为五脏之要脏，被确为先天之本，担负着过滤清除有害物质，同时保护对生命活动有着重要作用的蛋白质、水分、盐类不致流失，在保持人体的水液平衡中起重要作用。肾发生病变，便会使人体出现水肿、中毒、蛋白质流失、血尿等症状，最终发展成肾炎、肾衰、尿毒症，而直接危害人的健康和生命。从面色上辨别肾病，可以从以下几方面进行观察：

（1）男性的眼球外侧白睛处有明显的沟曲状静脉血管出现，则有可能患有前列腺炎。

（2）早晨起床后，女性的两眼呈浮肿状，多是因熬夜或其他原因导致肾水泛上引起的。

（3）女性的眉毛过黑，是肾上腺皮质功能亢进的表现。

15. 哪些面部异常特征可诊断为妇科疾病？

妇科疾病主要包括外阴疾病、阴道疾病、子宫疾病、输卵管疾病、卵巢疾病等。妇科疾病患者的面部异常特征主要有以下几点：

（1）女性眼球外侧白睛上发现明显较粗的弯曲血管，则可能患有子宫肌瘤。

（2）女性的人中处出现鲜红色

且不高出皮肤的斑点，则可能患有宫颈癌。

（3）在女性耳三角区发现褐黑色的斑纹，表明妇科疾病恶变。

（4）在女性的耳三角区发现有渗油样的小米粒状，则可能患有宫颈糜烂等妇科疾病。

16. 为什么黑眼圈要警惕妇科疾病？

很多女性认为黑眼圈是中医理论中肾虚的表现。但是，专家提醒，眼圈发黑未必人人都是肾虚。眼圈发黑的女性朋友应警惕是疾病在作怪，最主要的是妇科疾病。

如果发现从内眼角向下方，约呈45度角的棕褐色或浅灰黑色月弯形条状。年轻时不明显，到中老年时期开始，黑眼圈走向改变，从外上方一直达到外眼角，呈完整半圆形，约数毫米。这一类的眼圈发黑，原因主要是痛经或月经不调，以及经期感受风寒湿冷。同时，经血量过多或患功能性子宫出血的女性，也易出现黑眼圈。

如果是眼周充血，眼周发黑。这一类眼圈发黑多是更年期综合征的一种表现。

若女性朋友发现自己眼圈发黑的情况持续时间长，变化比较明显，那么最好去医院做检查。

17. 便秘者有哪些面部表征？

便秘在程度上有轻有重，在时间上可以是暂时的，也可以是长久的。由于引起便秘的原因很多，也很复杂，因此，一旦发生便秘，尤其是比较严重及持续时间较长的，患者应及时到医院检查，查找发病原因。患有便秘的人常常会有以下面部特征：

（1）有明显的经脉血管显现于双侧太阳穴处，则可能患有便秘。

（2）嘴巴两侧鼻隧纹明显的人，可能患有习惯性便秘。

（3）患有便秘的人常常患有严重的口臭。

18. 关节炎患者有哪些面部信号？

关节炎是指由炎症、感染、创伤或其他因素引起的关节炎性病变，属风湿学科疾病。它的主要特征是关节红肿、热、痛和功能障碍。关节炎的早期表现可以从面部的一些异常变化进行识别，主要有：

（1）关节处感觉阵痛且红肿的人，在天气变化时疼痛感会随之加重。

（2）耳轮外侧上方有增生性颗粒的人，可能患有关节炎或骨质增生。

（3）两个眼睛的黑睛外圈出现同心环的人，容易患上关节炎。

19. 腰椎病有哪些面部特征？

腰椎病又名腰椎间盘髓核突出症，它是椎体之间的纤维环破裂后髓核突出压迫脊神经根导致腿痛的一种常见病，好发于20~25岁的青壮年，男性多于女性。从面部判别腰椎病，可以从以下几点观察：

（1）鼻梁歪斜的人，多数腰椎也会歪斜。

（2）如果男性的眉毛过稀，或眉内长有黑痣，都是容易患腰痛等疾病的表现。

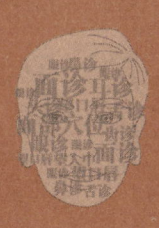

第十二章 面部穴位
——健康与美丽，一举两得

1. 面穴与疾病有什么关系？

面穴的发现源于《内经》的五脏理论，它的创立和发展已有较长的历史。面穴是脸部的一组特定穴位的总称，包括七个单穴，位于额、鼻、唇等部位，即首面、咽喉、肺、心、肝、脾、膀胱、子宫等穴，十七对双穴位于眼、鼻、口旁、颧骨、面颊等部位，即大肠、小肠、肩、股里等穴。

对面穴的各个穴位进行适当的按摩，可以起到预防和治疗全身性疾病的疗效。面穴的治疗范围涉及身体各个部位，主要可以用来治疗鼻病、眼病、耳病等面部疾病，神经衰弱、失眠、头痛、面瘫等神经系统疾病，还有声音沙哑、咽喉肿痛等炎症疾病和感冒、咳嗽等感染性疾病。

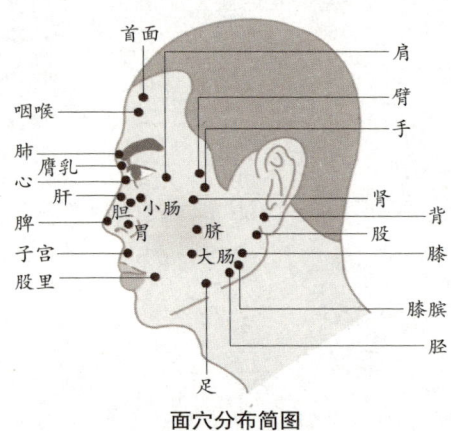

面穴分布简图

2. 首面穴的位置及功能是怎样的？

首面穴的位置处于人面部的额头中央，按摩或者刺激此穴位可以很好地治疗神经衰弱、失眠、健忘、头痛、头晕、面神经麻痹（又称面瘫或口眼歪斜）等神经系统疾病，以及眼部疾病、牙齿酸痛、鼻子发炎等颜面部疾病。

如果患有以上所列症状，平时可以多用拇指或示指螺纹面按揉首面穴30～50次，对于症状的改善很有帮助。

3. 咽喉穴可以治疗哪些疾病？

咽喉穴的位置在肺穴和首面穴连接线的中间位置，按摩或者刺激此穴位可以用来治疗咽炎、咽喉肿痛、扁桃体炎、声音沙哑等疾症。有这些症状的患者，可以采取用拇指指端按压刺激咽喉穴来进行治疗，一般以每次30～50下，效果为佳。

4. 肺穴的位置和功能是怎样的？

肺穴的位置在人面部的两眉宇之间的连线中央位置，按摩这一穴位可治疗感冒、咳嗽、便秘和支气管炎等疾病。如果发现自己有以上疾病，可以尝试用拇指指端螺纹面按揉肺穴，以每次30～50下至发热为度。

5. 脾穴和哪些疾病有关？

脾穴的位置在人鼻子尖的位置，它的功能主要是用以治疗腹痛、腹胀、消化不良、体虚和精神不振等症。对于患有肠胃疾病和身体虚弱的病人，可通过用拇指螺纹面按摩揉捏脾穴来进行治疗，以每次50～100下为宜。

6. 如何认识膀胱子宫穴？

膀胱子宫穴的位置在人中的中部凹陷处，它主要功能是可以用来治疗女性痛经和月经不调，以及男性遗精、早泄和阳痿等疾病。经常按摩和揉搓膀胱子宫穴，可以有效地预防和治疗男子和女性的上述疾病，每次按摩30～50下，至此穴位发热为度。

7. 胆穴的位置和功能是怎样的？

胆穴处于肝穴的两侧位置，具体在内眼角正下方，和鼻梁骨交接的下缘方向，主要可以用来治疗心情烦躁、肠胃恶心、腹泻呕吐等症。如果身体出现以上症状，可以每次按压胆穴30～60下，至穴位发热，以使穴位对应的胆功能得以恢复，达到治疗疾病的目的。

8. 胃穴的位置和功能是怎样的？

胃穴处于鼻翼中央，脾穴两侧，它主要与人体的胃部相关联，对胃部疾病有治疗效果，如消化不良、胃部泛酸、胃胀胃痛等疾病。

胃病患者常常按压面部胃穴，可以很好地达到防治胃部疾病的目的，在治疗时可以用拇指按摩胃穴，一般以每次30～50下为宜。

9. 什么是小肠穴？

小肠穴在胃穴和胆穴的外侧连接线的中部，小肠穴主要与人体小肠的功能发挥有关，可以用以治疗腹泻、便秘、小肚疼痛等疾病。如果出现小肠方面的不适，可以对小肠穴加以按摩进行治疗，每次治疗揉捏30～50下为宜。

10. 如何认识肾穴？

肾穴处于太阳穴正下方和鼻翼平行相交接的位置，肾穴主要对应人体的肾脏和内分泌系统等部，主要用来治疗腰痛、尿少尿痛和女性月经不调等疾病。

当出现以上几种症状时，可以通过按压肾穴来进行治疗，方法是用示指或者拇指螺纹面对准此穴位适度用力揉搓，以每次50～100下为度。

11. 怎样正确找到脐穴？

脐穴在肾穴的下方半寸处可以找到，脐穴对应人体肚脐部位，主要用来治疗腹部胀痛、便秘、泄泻等疾病。

一般肠胃方面的疾病可以通过按压脐穴进行预防和治疗，每日揉搓此穴位30～50下，以发热为度。

12. 如何认识膺乳穴？

膺乳穴的位置在心穴和内眼角间的中央，膺乳穴是与人体乳房相对应的一个面部穴位，主要可以用于预防和治疗胸闷、乳少等疾病。如果有胸闷、乳头疼痛等症状，可以经常用拇指螺纹面揉搓膺乳穴，每次以30～50下为度。

13. 什么是地仓?

地仓,地,脾胃之土也;仓,五谷存储聚散之所也。该穴名意指胃经地部的经水在此聚散。本穴物质为胃经上部诸穴的地部经水汇聚而成,经水汇聚本穴后再由本穴分流输配,有仓储的聚散作用,故名。地仓穴位于人体的面部,口角外侧,上直对瞳孔。

地仓穴主治口角歪斜、流涎、眼睑瞤动。对三叉神经痛、湿疹、口臭等也有疗效。可用两手示指下压穴位,稍用力掐揉,每次掐揉1～3分钟,效果较佳。

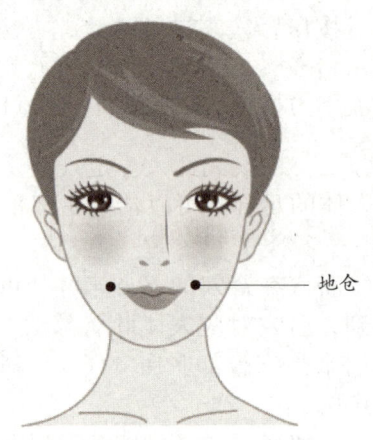

地仓

14. 如何认识股里穴?

股里穴的位置在地仓穴的附近,距离口角有半寸距离,可以在上下唇相互吻合的地方找到此穴。股里穴与人体的股沟部位相对应,主要用以治疗股沟内侧疼痛等方面的疾病。

股沟处经常疼痛的病人,可以通过按压股里穴进行防治,治疗时可以用拇指按揉此穴每次30～50下,以发热为度。

15. 股穴的位置和功能是怎样的?

股穴在下颌和耳垂连线的中间位置,处于交接点的 1/3 位置,股穴与人体的腿部相对应,主要用以治疗腿部酸痛和大腿扭伤等疾病。

腿伤患者可以通过按摩面部的股穴达到治病的目的,治疗时可以用示指或者拇指指端按压此穴位,每次以 30～50下为宜。

16. 肩穴的位置和功能是怎样的?

肩穴的位置在眼睛和胆穴外侧下方处,主要对应人体两肩及肩胛骨内侧位置,刺激肩穴可以治疗伸屈不利、臂膀酸痛等疾症。

两肩经常酸痛的患者可以通过按摩肩穴以达到防病治病的目的,治疗时可以用拇指螺纹面进行穴位按摩,每次 30～50 下。

17. 臂穴的位置和功能是怎样的?

臂穴位置在肩穴的后方,与下关穴相交叉于上方,主要对应人体的肩臂部位,可以用以治疗肩臂发肿和酸痛等疾病。有以上症状者,可以通过揉压臂穴进行治疗,每日点压 30～60 次,以达到穴位发热为宜,对改善症状很有好处。

18. 如何认识手穴?

手穴是颧骨弓下方边缘的一个穴位,处于臂穴的正下方位置,主要用来治疗双手肿痛等手部疾病。对于手痛的患者,可以通过按压其手穴达到治疗目的,每次 50～100 下,达到发热为度。

19. 背穴的位置和功能是怎样的？

背穴又称听宫，是处于脸颊中央外后方的一个穴位，距离颊中有1寸距离，主要对应人体的背部，可以用来治疗腰椎酸痛、背部疼痛等疾患。背部酸痛的患者可以通过揉搓背穴进行治疗，每日按摩30至50次。

20. 如何认识膝穴？

膝穴位置在下颌与耳垂相连接处，位于连接线中下部的三分之一处，对应人体膝盖部位，主要可以治疗膝部肿痛等疾症。

如果患有膝部疼痛，可以通过按压膝穴进行治疗，方法是用拇指揉搓此穴位，每次30～50下，以有发热感为度。

21. 膝膑的位置和功能是怎样的？

膝膑处于下颌上方的凹陷位置，与人体膝关节部位相对应，主要可以用来治疗膝关节疼痛和关节损伤等疾患。

膝关节疼痛的人可以通过按压膝膑穴进行治疗，方法是以拇指或者示指指腹按压，每次30～50下为宜。

22. 如何认识胫穴？

胫穴是位于下颌骨上部边缘处的一个穴位，与人体的踝关节和腓肠肌相关联，在下颌角前方可以找到这个穴位，主要可以用来治疗腓肠肌痉挛和踝关节损伤等病症。

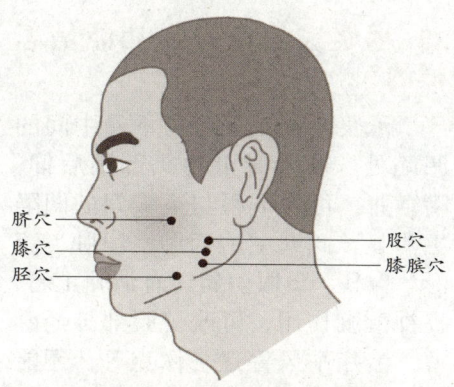

脐穴　膝穴　胫穴　股穴　膝膑穴

有踝关节问题的患者，可以通过按压面部的胫穴来进行简易治疗。具体方法是用示指或拇指指端进行按摩，以每次30～50下为度。

23. 足穴的位置和功能是怎样的？

足穴处于胫穴的前方，眼睛外侧目眦的正下方，在下颌骨上方的边缘处可以找到此穴。足穴主要对应人体的足部。可以治疗足部神经痛等足部疾患。

足部疼痛时，可以揉搓面部足穴进行缓解，以每次30～50下为宜。

24. 人中与哪些疾病有关？

人中位于鼻梁根部与上唇之间，即人中沟中点上方处，为督脉末端，是督脉与手足阳明经交会穴。有安神止痛功效，主治癫狂、痫症、中风昏迷、小儿惊风、中暑、休克、高血压、恶心、呕吐、牙关紧闭、口眼歪斜。对腰背疼痛也有疗效，还可治疗鼻塞、水肿、腹痛。

治疗方法是弯曲示指，以指尖揉按穴位，每次揉按1～3分钟；急救时用拇指指甲掐按1～3分钟。

25. 承浆穴的位置和功能是怎样的?

承浆穴位于下唇与下颚中间的凹陷处。取穴时可将头部稍后仰,嘴微张,可使下唇与下颚间的凹陷更明显。此穴主治面肿、龈肿、流涎、癫狂、口眼歪斜。有消肿止痛、提神醒脑作用,可改善脸部神经麻痹,治疗中风昏迷、休克等,还能美化脸部曲线。每次按摩时用示指指尖垂直按揉1~3分钟。

26. 什么是夹承浆?

夹承浆的位置在下颌部,颏唇沟中点两旁(任脉)承浆外侧1寸处,取穴时可取正坐仰靠或仰卧位,在下颌部颏唇沟两旁约1寸凹陷处进行取穴。此穴下有皮肤、皮下组织、降下唇肌和下颌骨的颏孔,皮肤有下颌神经的下牙槽神经终支、颏神经分支分布。皮下组织内布有面神经、面动脉的分支,降下唇肌由面神经的下颌边缘支配。

夹承浆主要有清热止痛、疏风通血的功效,可以用来治疗口眼歪斜、三叉神经痛、面部痉挛、口水不止、急性牙髓炎、牙龈炎、齿龈肿痛、根尖周炎等疾症。

对于有以上疾病的患者,可以通过对夹承浆进行穴位按摩或捏掐的方式治疗,按摩时可以用拇指指端进行揉搓,每日30~50次,或以拇指指甲进行捏掐,每日5~10次。

27. 怎样准确找到廉泉穴?

廉泉穴位于喉结上方,舌骨上缘凹陷处,即下颌中点往下1寸或将下颌抬高,拇指关节放在下颌骨中点,指尖所触及处,按压此穴会有压迫到喉咙深处的感觉。此穴对舌下肿痛、舌缓流涎、中风舌强不语、吞咽困难、口腔炎、支气管炎、扁桃体炎等有疗效,也有紧缩颈部肌肤的功效。治疗时,每次用左右示指各揉按1~3分钟,先左后右。

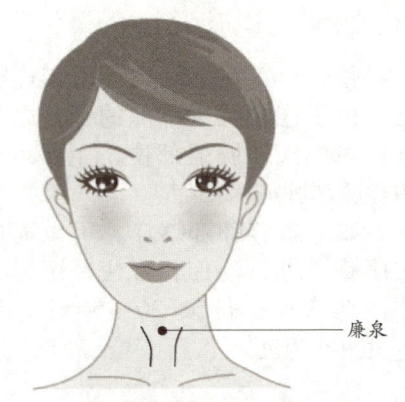

廉泉

28. 如何认识禾髎穴?

禾髎穴位于鼻孔外缘直下,鼻孔与上唇之间,向内对应门齿与尖齿的牙根间凹陷处。此穴主治鼻塞、鼻衄,也可治疗牙痛、牙周病、颜面神经麻痹、三叉神经痛,还可缓解鼻塞引起的头痛、头晕。运用禾髎穴治疗这些疾症时,可用两手示指指腹或指节向下按压,并做圈状按摩。

29. 什么是迎香?

《会元针灸学》记载:"迎香者,迎者应遇;香者,芳香之味。香气近鼻无知觉,刺之即知,又因足阳明宗气所和,开窍于口,脾味香,故名迎香。"迎香穴位于法令纹(鼻

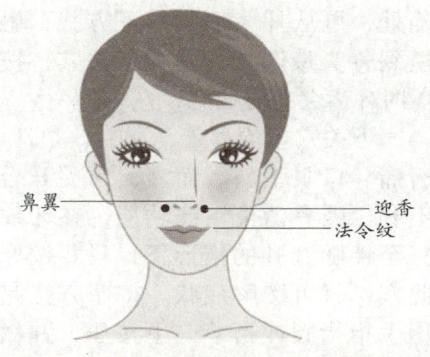

唇沟）上段，横平鼻翼中部，禾髎穴外上方1寸处，即鼻翼侧凹陷处，左右各一。

此穴主治鼻塞、鼻渊、面痒、面肿。按摩此穴能消除眼袋、黑眼圈、嘴角八字纹、缓解唇部肿痛、脸部浮肿，对感冒也有治疗效果。按摩时以两手示指指腹同时垂直按压穴位也可单手按压，每次按压1~3分钟。

30. 承泣穴主哪些疾病？

将目正视，瞳孔直下，眼眶下缘的凹陷处，即为承泣穴，左右各一。承泣穴主治目赤肿痛、流泪、夜盲、口眼歪斜。能有效改善视力，消除眼睛疲劳，减轻头晕眼花症状，淡化黑眼圈。现在多用于近视的治疗和预防。治疗上述疾病时可用两手示指指腹或指节向下按压，并做圈状按摩。

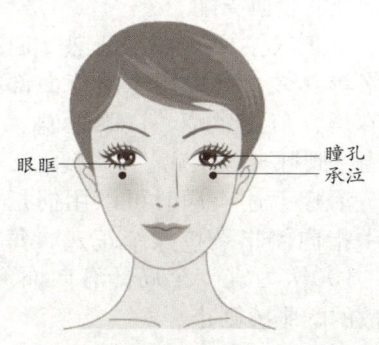

31. 四白穴在哪里？

眼睛正视时，瞳孔下方1寸，眼眶下凹陷处，即为四白穴，按压时会有疼痛感，左右各一。

四白穴主治目赤痛痒、口眼歪斜、面痛、三叉神经痛。它能消除眼睛疲劳，增加肌肤弹性，美化脸部至颈部曲线，还可舒解头痛、眩晕。经常用两手示指指腹或指节向下按压此穴，并做圈状按摩，对视力很有好处。

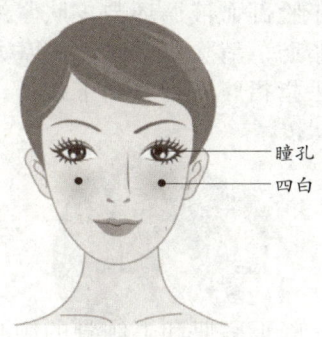

32. 如何认识巨髎穴？

巨髎穴为足阳明胃经穴位，目正视，瞳孔直下时，平鼻翼下缘处，即鼻孔底部平行线与瞳孔向下延伸线的交会处。巨髎穴，左右各一。该穴主治口眼歪斜、鼻衄、齿痛、唇颊肿，也可改善肌肤松弛度，美化脸部曲线。按摩时，用两手示指指腹或指节向下按压，并做圈状按

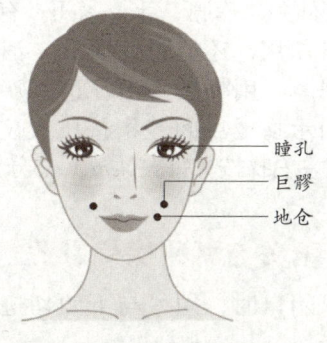

摩，按压时朝颧骨方向施力。

33. 大迎的位置和功能是怎样的？

闭口鼓腮，下颌角边缘出现一沟形处，即前颏骨上方1寸，可感到有一凹陷部位，大迎穴就位于凹陷处，左右各一，触摸时会感到脉搏跳动。

大迎穴主治齿痛、面痛、颊肿、口眼歪斜、牙关紧闭。按摩此穴有助于脸部血液循环与皮肤紧缩，除去脂肪，消除双下巴。按摩方法是用手指指腹或指节向下按压，并做圈状按摩。

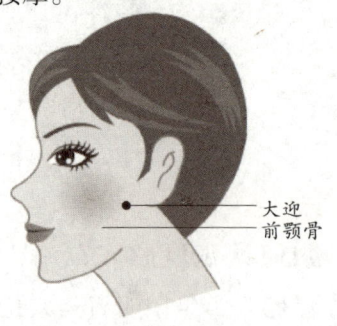

34. 颊车的位置和功能是怎样的？

颊车为足阳明胃经穴位，位于下颌角前上方一横指凹陷中，咀嚼时咬肌隆起处，可以在耳垂下方下颌骨角往耳垂方向寻找，左右各一。

颊车主治口眼歪斜、齿痛、颊肿、面肿、痄腮、牙关紧闭。有祛风活络作用，还能紧缩肌肤，消除下颌肥厚。用颊车穴治疗这些疾病时可用示指或中间三指按压穴位，可同时左右揉按，每次揉按1～3分钟。

35. 下关与哪些疾病有关？

闭口时，颧弓与下颌切迹间凹陷处，可从耳朵前颧弓下方找，触摸到骨头最凹处，即为下关穴，按压时牙齿会有疼痛感，左右各一。

下关穴主治耳聋、耳鸣、脓耳、齿痛、口眼歪斜、面痛、牙关开合不利。因有消炎镇痛功能，在牙痛甚至伴随红肿的情形下，只要按摩此穴，就可缓解症状。按摩方法是用手指指腹或指节向下按压，并做圈状按摩。

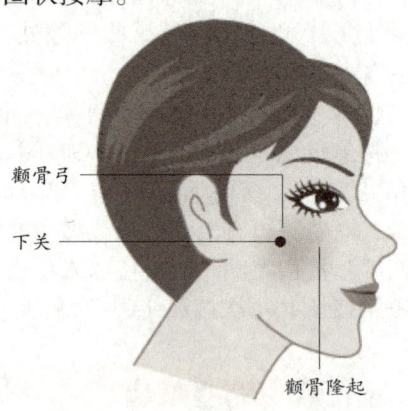

36. 牵正穴的位置和功能是怎样的？

牵正穴属于头颈部经外奇穴，位于面颊部，耳垂前方半寸，与耳中点相平的凹陷处。穴位下有皮肤、皮下组织、腮腺和咬肌，皮肤由下颌神经的颊神经分布，皮下组织内有咬肌动静脉支分布，咬肌则由下颌神经的咬肌支配。

牵正穴主要有祛风清热、通经活络等功效，可以用于治疗面部神经麻痹，口舌生疮，口眼歪斜、下牙痛，腮腺炎等疾症。

治疗上述疾病时可以用拇指或者中指内侧指端按揉牵正穴，每日50～100次为宜，至局部有向面部扩散的酸胀感则止。

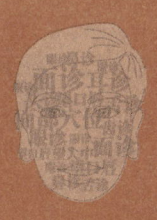

第十三章 头部穴位
——延年益寿，益智生发

1. 百会的具体位置和功能是怎样的?

百会穴在头顶正中央,前发际正中直上5寸,即两耳尖连线与双眉间中心线交汇处。按压此穴会有钝痛感觉。此穴为督脉穴位,主治头痛、眩晕、耳鸣、鼻塞、中风失语、昏厥、癫狂、脱肛、阴挺,应用范围较大,能缓解多种头痛,也可使头脑清醒,具有提神功效。

治疗时可用中指按压穴位,也可用右手中指按在左手中指指甲上,同时向下用力按揉穴位,每次揉按1～3分钟。

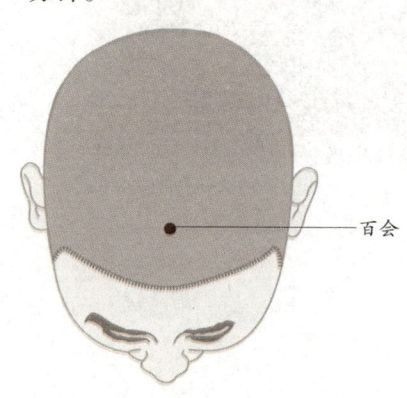

2. 四神聪的具体位置和功能是怎样的?

四神聪,原名神聪,位置是在百会前、后、左、右各开1寸处,因为一共有四个穴位,故又名四神聪。神聪穴名最早见于《银海精微》,原记载位于百会四边各开2.5寸,现在的定位多源自《太平圣惠方》,"神聪四穴,理头风目眩,狂乱疯痫,针入三分"。

在百会穴前后左右各1寸的位置可以找到神聪的四个穴位。四神聪主要用于治疗神经性头痛、脑血管病、神经衰弱、眩晕、失眠、健忘、癫痫、小儿多动症、高血压、精神病、血管性痴呆、大脑发育不全等疾病,配合神门和三阴交两穴位则可以很好地治疗失眠,配合太冲和风池两穴则主要治疗头痛、头昏等症。

3. 按摩前顶可以治疗哪些疾病?

头顶端为颠顶,头顶线中央为百会穴,在百会穴前方,与后顶相对应,故名"前顶"。前顶在百会穴前方1.5寸(比大拇指稍宽),发际正中直上3.5寸处。此穴主治头晕、目眩、头顶痛。按摩此穴能消除头部沉重感而神清气爽、对感冒或鼻塞引起的头痛、眩晕有疗效,对高血压的各种症状也有不错的疗效。按摩方法是用手指指腹或指节向下按压,并做圈状按摩;头痛严重时,也可将中指和示指并拢按压或按摩,以加大力度,会更有效。

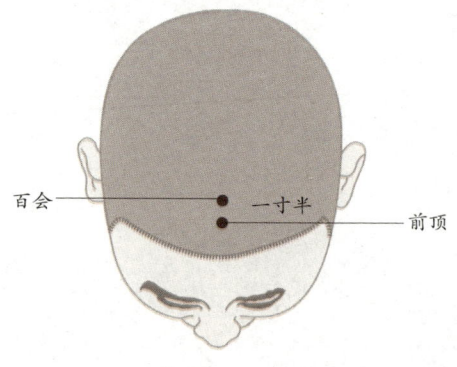

4. 什么是后顶？

后顶为督脉穴位，与前顶相对，在百会穴后方 1.5 寸（比拇指稍宽）处。此穴主治头痛、眩晕。可适用于头部各种症状的治疗。治疗时用手指指腹或指节向下按压，并做圈状按摩。

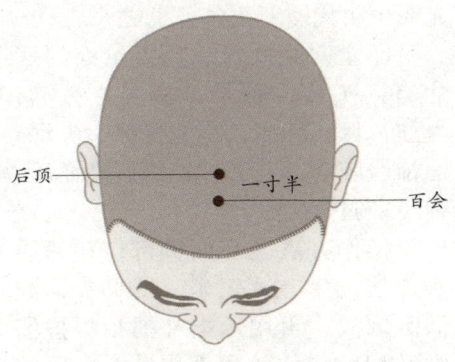

5. 如何准确找到强间穴？

强间，经穴名，出《针灸甲乙经》，别名大羽。属督脉，在头部，位于后脑与后颈交接点凹陷往上 3 寸处，即后发际正中直上 4 寸。分布有枕大神经分支和左右枕动、静脉分支。主治头痛、目眩、烦心、失眠、癫狂、颈项强痛等。运用强间穴治疗疾病时，用手指指腹或指节向下按压，并做圈状按摩。

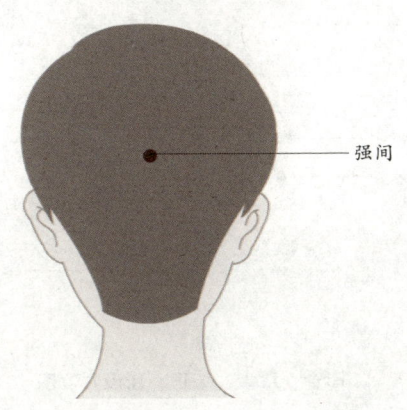

6. 风府穴主治哪些疾病？

风府穴主治头痛、项强、目眩、咽喉肿痛、中风不语、半身不遂、癫狂、失眠、健忘、高血压、鼻窦炎、子宫下垂等。另外，风府穴是治疗感冒的重要穴位，可缓解感冒症状。

找到风府穴并不难，它位于发际正中直上 1 寸，枕外隆凸直下，两侧斜方肌之间凹陷中。治疗以上疾病时，可用中指由下往上按揉，每次揉 1~3 分钟。

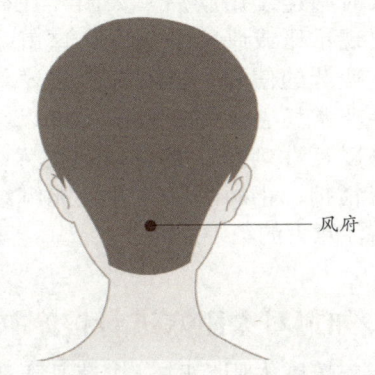

7. 为什么说太阳穴很重要？

太阳穴在耳郭前面，前额两侧，外眼角延长线的上方。在两眉梢后凹陷处。有左为太阳，右为太阴之说。太阳穴在中医经络学上被称为"经外奇穴"，也是最早被各家武术拳谱列为要害部位的"死穴"之一。少林拳中记载，太阳穴一经点中"轻则昏厥，重则殒命"。现代医学证明，打击太阳穴，可使人致死或造成脑震荡，使人丧失意识。

太阳穴的重要性体现在以下三个方面：

（1）太阳穴是颅骨骨板最薄弱

的部位。

（2）太阳穴深层颅内有众多的出血来源。

（3）太阳穴处的颞骨动脉沟和骨管构成了一个明显的薄弱带。

8. 按摩太阳穴有什么好处？

太阳穴主要治疗的病症有头痛、偏头痛、眼睛疲劳、牙痛等疾病。《达摩秘方》中将按揉太阳穴列为"回春法"，认为常用此法可保持大脑的青春常在，返老还童。当人们长时间连续用脑后，太阳穴往往会出现重压或胀痛的感觉，这就是大脑疲劳的信号。这时施以按摩效果会非常显著。按摩太阳穴可以给大脑以良性刺激，能够解除疲劳、振奋精神、止痛醒脑，并且能继续保持注意力的集中。

9. 如何对太阳穴进行按摩？

按摩太阳穴时需找准其正确位置，在眉梢到耳朵之间大约三分之一的地方，用手触摸最凹陷处就是太阳穴。按摩时首先调整好身体姿势，坐站皆可，但要身体端正，脊背挺直，挺胸收腹，情绪稳定，精神集中。一般都取坐姿。坐或站好后将手掌搓热，贴于太阳穴，稍稍用力，顺时针转揉10~20次，逆时针再转相同的次数。也可以将手掌贴在头上，以拇指指肚分别按在两边的太阳穴上，稍用力使太阳穴微感疼痛，然后，顺逆各转相同的次数。一般按摩的次数可多可少，可以自己按照大脑疲劳的程度调整。

10. 印堂的位置和功能是什么？

印堂穴位于人体前额部，当两眉头间连线与前正中线之交点处，属经外奇穴，这一穴位首见于秦汉《素问·刺疟篇》，印堂穴名则首见于元代《扁鹊神应针灸玉龙经》，又称为曲眉（唐代《千金翼方》）或者光明（唐代《新集备急灸经》）。

印堂穴主要可以用于治疗的病症有：头痛，眩晕，鼻炎，鼻渊，鼻衄，目赤肿痛，小儿惊风，失眠，面神经麻痹，三叉神经痛，高血压，神经衰弱等疾症。

操作方法是在面额部，在两眉头连线的中点；正坐，或仰靠，或仰卧取穴，再用示指和拇指提捏印堂及相应穴位的局部皮肤，向下按压半寸左右，或用三棱针点印堂穴至刺出血迹即止。

11. 怎样找到新设穴？

新设穴又名新识穴、下风池穴，属背部经外奇穴，位于项部第四颈椎横突尖端，斜方肌外缘，在第三颈椎棘突下旁开1.5寸可以找到此穴，左右共计两个穴位。在斜方肌外缘，分布有颈部横动脉分支，以

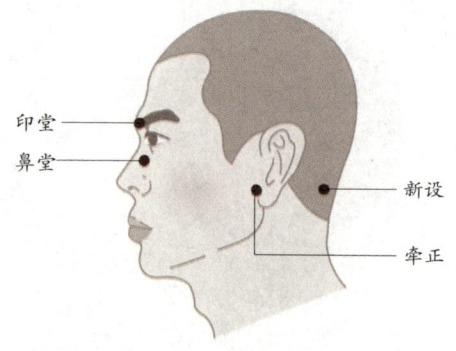

印堂、鼻堂、牵正、新设穴位图

及第四颈神经的后支。取穴时可取正坐或俯伏位，于第四颈椎横突尖端、斜方肌外缘取穴。

12. 新设穴有什么作用？

新设穴的作用主要有舒筋通络，理气止痛等。主要用以治疗以下疾病：角弓反张、项肌瘫痪、后头痛、落枕引起的颈项疼痛、项肌痉挛及扭伤、枕神经痛、肩胛部疼痛、咳嗽、气喘、咽喉肿痛、颈项淋巴结肿大等。

通过新设穴进行相关疾病的治疗时，可以通过对两侧的新设穴进行按压治疗，方法是经常以示指或拇指指端捏掐此穴位5～10次左右，或者揉搓此穴位50～100次左右。

13. 如何认识鱼腰穴？

鱼腰穴又称鱼腹穴，位于额部自瞳孔直上的眉毛中央位置。取穴时以正坐位或仰卧位，穴在瞳孔直上，在眉毛中取穴。此穴位下有皮肤、皮下组织、眼轮匝肌和枕额肌额腹，并分布有眶上神经外侧支，面神经的分支和眶上动静脉的外侧支等。

鱼腰穴主要有镇静安神、疏风通络、运化水湿、固化脾土等治疗功效，此穴主要可以用于目赤肿痛、眼睑下垂、眼部肌肉麻痹、近视、急性结膜炎、眼眶疼痛、面神经炎、三叉神经痛等疾症的治疗。治疗时，可以双手中指按压穴位进行，每日按揉20～50次，以局部皮肤有酸胀感则止。

14. 如何准确找到安眠穴？

安眠穴属头部经外奇穴，位于颞部胸锁乳突肌乳突下陷中（即翳明穴）和胸锁乳突肌与斜方肌上端之间的凹陷处（风池穴）连线的中点。穴下有皮肤、皮下组织、颈阔肌和头夹肌，皮肤由枕小神经和耳大神经双重分布，头夹肌由第二颈神经后支的外侧支配，分布有枕动、静脉。取穴时可取俯卧位或侧伏位，在翳风穴和风池穴的中点取穴。

15. 按摩安眠穴有什么作用？

安眠穴主要有安神定志，平肝潜阳的功效，可以用来治疗失眠、烦躁、心悸、高血压、耳鸣、耳聋、神经性头痛、眩晕、心悸、癔病、癫狂、神经衰弱、精神分裂症等病症。主要是配合神门和三阴交进行治疗失眠；配合四神聪、风池和太阳穴则可以治疗头痛、眩晕等症。

按摩安眠穴进行疾病治疗时，可以用双手示指和中指同时按搓两侧安眠穴，每日50～80次。

16. 如何认识翳明穴？

翳明穴的位置在翳风穴（翳风与风池连线的中点）后1寸，在耳背部的乳突凹陷处可以找到。此穴位下有皮肤、皮下组织、胸锁乳突肌和头夹肌，穴区内有耳大神经、枕小神经，深层有副神经、颈神经后支和耳后动脉分布，再深层有迷走神经干、副神经干和颈内动脉、颈内静脉经过。翳明穴对于治疗头痛、眩晕、耳鸣、耳聋、失眠以及眼部疾病有疗效。

具体治疗方法是，用双手示指或者中指对两侧翳明穴进行同时按压，一直向后侧方向进行揉搓，每日以20~50次为宜。

17. 风池穴主治哪些疾病？

风池穴主治头痛、眩晕、失眠、颈项强痛、目视不明、目赤痛、耳鸣、抽搐、小儿惊风、鼻塞、鼻渊，是治疗感冒的特效穴位，能治疗感冒引起的关节酸痛、发烧、咳嗽、疲倦等症状。中风、落枕、圆形脱毛症、起立性眩晕、经痛，也常用此穴。风池穴位于枕骨下，胸锁乳突肌与斜方肌上端之间的凹陷处。可在天柱穴上方外侧寻找。运用风池穴对以上疾病进行治疗时，可用拇指由下往上按揉穴位，每天早晚按揉一次，每次按揉1~3分钟。

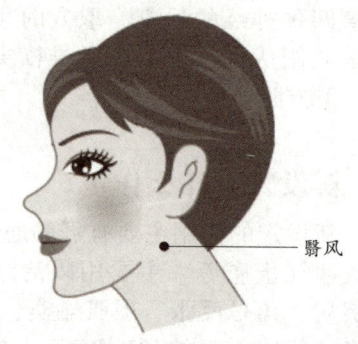
翳风

是治疗三叉神经痛的特效穴位。按摩翳风穴进行疾病治疗时可以用拇指对耳后凹陷处进行指压，若患者自行指压时，先用手指抵住面颊，再以拇指按压，如此反复几次即可。

19. 怎样准确找到头维穴？

头维穴为足阳明胃经穴位，主治头痛、目眩、目痛、流泪，另外，此穴附近有三叉神经通过，故对治疗三叉神经痛及偏头痛非常有效。

取头维穴时一般采用正坐或仰靠、仰卧姿势，此穴在头侧部发际里，位于发际点向上一指宽，嘴动时肌肉也会动之处（当额角发际上0.5寸，头正中线旁开4.5寸）。按摩时用两手示指指腹或指节向下按压，并做圈状按摩。

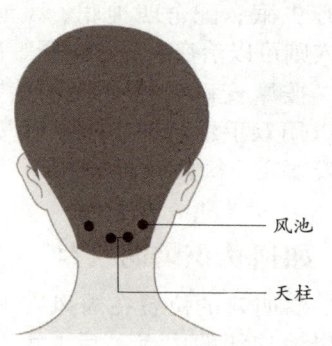
风池
天柱

18. 翳风穴的位置和功能是怎样的？

翳风穴位于耳垂后方，乳突与下颌角之间的凹陷处，将耳垂往后压，正好触及此凹陷，若用指尖揉压会感到疼痛。

此穴主治耳鸣、耳聋、脓耳、口眼歪斜、齿痛、颊肿、牙关不利、

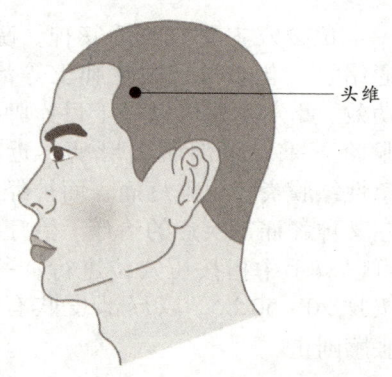
头维

20. 如何认识天柱穴？

天柱穴位于大筋（斜方肌）外缘之后发际凹陷中，约后发际正中旁1.3寸，即在风池穴下方，也可从后脑勺中央附近的骨骼凹陷处寻找，在两条纵向粗肌肉上方左右两侧，离中心线1寸，后发际底部往上0.5寸处。

此穴主治头痛、鼻塞、鼻炎、鼻窦炎、耳鸣、落枕、咽喉肿痛、项强、肩背痛。因颈部有许多连接头和身体的血管和神经，刺激此穴，可促进头部血液循环，消除头部疾病，安定血压。按摩时可用双手拇指指腹压住天柱穴，由下而上按揉，每次按揉1~3分钟。

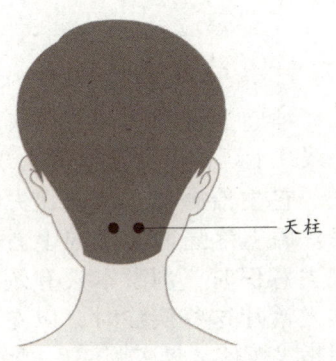

21. 桥弓的位置和功能是怎样的？

桥弓穴，位于人体脖子两侧的大筋上，与翳风穴和锁骨上窝成一条直线，左右移动头部的时候都能感觉到。桥弓穴具有降压止痛的作用，通过对桥弓穴进行按压可以对头晕、头痛和高血压等疾病进行有效的治疗。

治疗方法是以拇指指端螺纹推按桥弓穴，从上至下来回按压10~20次，另外需要注意的是，桥弓

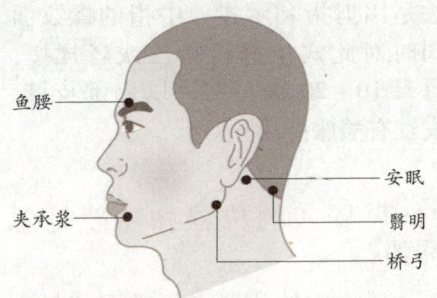

鱼腰、安眠、翳明、夹承浆、桥弓穴位图

不能对两侧同时进行按压，只可进行单侧交替按压。

22. 怎样准确找到百劳穴？

百劳的位置在颈项部大椎穴直上2寸，颈后正中线旁开1寸和发际后下方1寸处。取穴时，患者正坐位头稍前倾或俯卧位，从大椎穴直上2寸，旁开1寸处取穴。此穴位下方有皮肤、皮下组织、斜方肌、上后锯肌、头颈夹肌和头半棘肌，并分布有第四、五颈神经的后支，斜方肌由副神经支配，头颈夹肌由颈神经后支外侧支支配，血管主要来自枕动静脉和椎动静脉。

23. 百劳穴主治哪些疾病？

百劳穴主要有滋补肺阴、舒筋活络的功用，可以用于治疗的疾病主要有：咳嗽，哮喘，肺结核，枕神经痛、颈项强痛、角弓反张、颈椎病、斜方肌劳损、小儿肌肉性斜颈、面部神经炎、头痛、三叉神经痛、上肢发麻、腰腿疼痛以及中风后遗症等。

如果患有上述疾病，则可以通过按压百劳穴进行相应的治疗。方

法是用拇指和示指、中指的螺纹面同时对此穴位进行按压或者揉搓，每日10~20次左右，以局部皮肤发红有酸胀感为止。

24. 风岩穴的位置和功能是怎样的？

风岩穴的位置在耳垂下端与后发际中央连线的中点微前五分处，至胸锁骨突肌后方边缘可以找到，主要可以用于治疗小儿惊风、癫痫病、精神分裂症、失眠、头痛、头晕、神经衰弱、高血压、颈椎病、落枕、三叉神经痛、面部神经炎等疾症。

如果患有上面所述疾病，可通过按压风岩穴进行相应的治疗。具体方法是以大拇指指端螺纹面按压和揉搓风岩穴，每日30~50次。

25. 什么是泽田穴？

泽田穴位于发际后稍上2寸，风池穴上方约1寸处，在颈部隆起肌肉的外侧边缘凹陷处可以找到。这一穴位主要用于治疗头痛、口眼歪斜、枕神经痛、腰背酸痛、四肢疼痛、肢体瘫痪和颈椎病等疾症。治疗相关疾病时可以通过指压按摩的方法进行，可以用拇指和示指指端对穴位进行揉搓和按压，每日30~50次，至有发酸发胀感时停止。

26. 如何认识插花穴？

插花穴的位置是在头维穴后侧的一寸处，主要与鼻炎、偏头痛、痤疮、功能性子宫出血、盆腔炎、

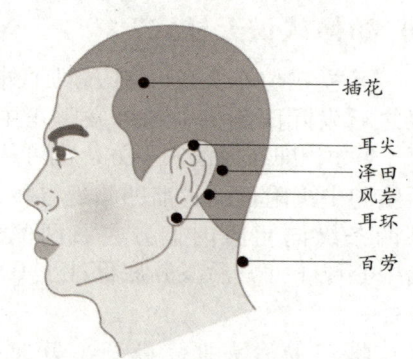

插花、耳尖、泽田、风岩、耳环、百劳穴位图

带下等疾病的治疗相关。

对于患有以上疾病的人，可以通过捏掐插花穴进行对应治疗，具体方法是经常用拇指指腹揉搓和按压插花穴，以30~50次为宜，至局部皮肤发红发胀则止。

27. 什么是神庭？

神庭为督脉穴位，在双眉间中心线往上延伸，在发际正上方0.5寸处。它主治癫痫、惊悸、失眠、眩晕。眉上疼痛而无法向上看时，或失去意识时，刺激本穴有效。运用本穴治疗这些疾症时，以左右手中指指尖按揉，每次按揉3~5分钟。

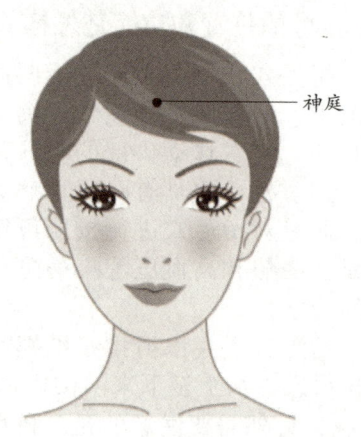

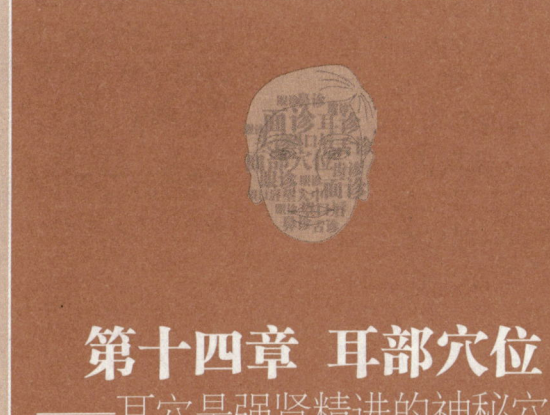

第十四章 耳部穴位
——耳穴是强肾精进的神秘穴位

1. 什么是耳穴？

耳穴就是分布于耳郭上的穴位，也叫反应点、刺激点。当人体内脏或躯体有病的时候，往往会在耳郭的一定部位出现局部反应，如压痛、结节、变色、导电性能等。利用这一现象可以作为诊断疾病的参考，或刺激这些反应点（耳穴）来防治疾病。

常见的耳穴主要有肾上腺、交感、皮质下、神门等一般穴位，耳尖、耳中、屏尖、耳背、心、肺、脾、肝、肾等传统穴位，以及指、腕、肘、肩、心、肝、肾、膀胱、牙、舌、眼等全息穴位。每一个耳部穴位都对应身体的一个特定的部位，所以通过对耳部相关穴位进行刺激可以达到有效治疗疾病的目的。

2. 肾上腺对应于耳部的穴位及功能是什么？

肾上腺在耳朵上对应的是耳屏最下方的那个隆起，如果某人耳屏只有一个隆起，就对应于隆起的下边缘位置。这一部位对于调节血压、治疗毛细血管渗血或出血，身体发烧，各种皮肤病，结缔组织病以及各种慢性病有相应的疗效。

对于肾上腺相关的疾病，通过耳部穴位按摩的治疗方法是取一支按摩棒，每日以每分钟120次的频率，推拿此穴位5分钟，用力要轻柔缓和。

3. 如何认识神门？

神门穴是耳部针刺麻醉的主穴，位置在盆腔穴的正上方，主要可以用来治疗神经性官能症、精神分裂症和癫痫等疾病，也可用以治疗干咳、高血压、瘙痒症、过敏性哮喘以及其他各种原因引起的疼痛疾病。治疗方法是取一支按摩棒，以每分钟120次频率，推拿此穴位5分钟。

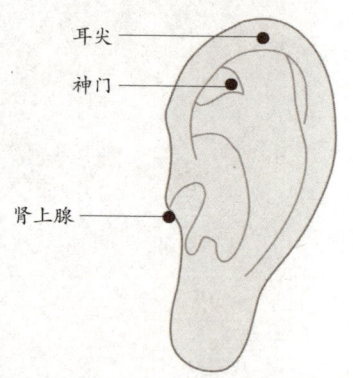

神门、耳尖、肾上腺耳部穴位图

4. 如何认识耳尖部位？

耳尖部位是指耳轮上面的尖端部位，将耳轮沿耳屏方向对折就可以找到。这一部位主要与麦粒肿、发热、目赤肿痛、高血压等疾病的治疗相关。

对于上述疾病，可以通过用示指和拇指捏扯耳尖部位进行治疗，每分钟90次，每次6分钟，捏扯时用力要轻柔缓和。

可以通过耳尖放血治疗高血压。取患者单侧的耳尖穴，先用手指按摩耳郭使其充血，严格的碘酊和酒精消毒后，左手固定耳郭，右手持一次性采血针对准施术部位迅速刺入1~2毫米，随即将针迅速退出，轻轻挤压针孔周围的耳郭，使其自然出血。临床上刺血治病的出血量，一般是根据病情、体质而定。每侧穴位放血5～10滴，每滴直径约5毫米（如黄豆般）。

5. 耳部的什么穴位与脾相对应？

耳部与脾脏相对的部位是在右肝肿大区和血液点穴之间，这一穴对于治疗肌肉萎缩、重症肌无力、血液疾病、肠胃消化不良、崩漏、脱肛以及病后体弱、内脏下垂等症有疗效。

如果患有上述疾病，可取按摩棒进行耳部穴位推拿，以每分钟90次频率进行，每次治疗时间为5分钟，用力不宜过大。

6. 耳部的什么穴位主肝疾病？

耳部穴位主肝的部位是在胃和十二指肠耳穴的正后方上。因此穴位与人体肝脏相对应，所以对于肝气郁结有较好治疗效果，另外还可以治疗眼疾、肋骨疼痛、疟疾，以及女性痛经、月经不调等疾病。

治疗方法是用按摩棒压按耳部的肝穴，以每分钟60次的频率进行，每次2分钟，用力应柔和缓慢。

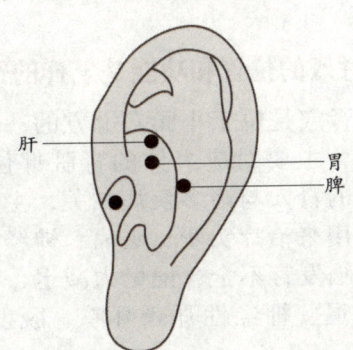

7. 内分泌系统对应于耳部的什么穴位？

内分泌系统在耳部对应的穴位位于耳甲腔底部近屏间切迹处。此穴可调节内分泌功能，用于治疗内分泌功能紊乱引起的疾患，如肥胖、甲状腺功能亢进、糖尿病等。同时也能利水消肿，用于治疗内分泌功能紊乱引起的水肿。

患有上述疾病，可以用按摩棒搓揉此处穴位进行治疗，每次3分钟，每分钟以90次为宜，用力要缓要轻。

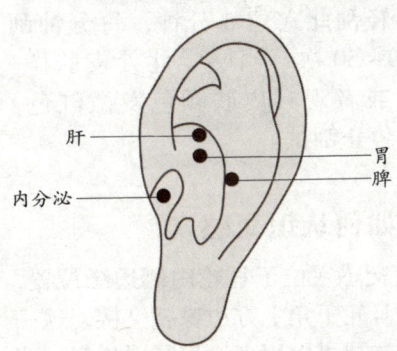

8. 心脏疾病对应于耳部什么穴位？

心脏疾病主要对应的耳穴是在耳内甲腔中心的凹陷位置，这一穴位主要可以用来治疗心血管疾病、中暑和急惊风等症。

按压耳部心脏疾病对应的穴位，

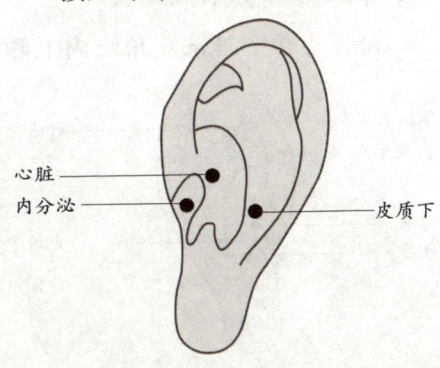

可以通过用拇指或者示指指端按压的方法进行，每次治疗时间为6分钟，每分钟以30～50次为宜，用力要缓慢适中。

9. 耳部什么穴位主治精神疾病?

皮质下在耳部对应的穴位是处在对耳屏内侧的前壁上方，这一穴位主要用以治疗失眠、嗜睡等各种精神系统疾病。

治疗这类精神系统疾病时，可以用示指指甲，以每分钟60次的频率，轻刮此穴位3分钟，每分钟刮拭20～50次，当感觉此处皮肤微痛，或者观察皮肤颜色发微红色，则可停止刮拭。

10. 如何认识交感穴?

交感穴位于耳轮内侧边缘位置，与对耳轮下角上方边缘相交接，这一穴位主要可以用来治疗肠胃痉挛、溃疡、胆脏蛔虫病以及胆结石等疾症。

治疗与此穴位对应的疾病时，可以用拇指的指腹，以点按的方式按压交感穴5分钟，每分钟按压90次为度，用力要平和柔缓。

11. 耳部降压点在哪里?

降压点位于耳部三角窝内上侧

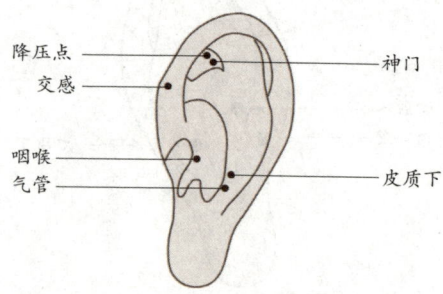

的角窝处，这一穴位点主要用以治疗头部血管性疼痛、高血压等疾患。治疗方法是用示指和拇指的指端螺纹面对双耳的降压点进行用力捏掐，每次捏掐的时间为3分钟，每分钟以30～60次为宜。

12. 咽喉对应于耳部的什么穴位?

与咽喉对应的耳部穴位在内侧耳屏的1/2的上方位置，主要可以用来治疗扁桃体炎、咽炎、喉痛等症。

治疗上述疾病时，可以用双手示指和拇指指端在此穴位用力捏掐，每次捏掐时间以2分钟，每分钟60次为宜，力度轻重相结合，平柔缓和为佳。

13. 耳部小肠穴与人体什么疾病关系密切?

小肠在耳部对应的穴位是耳甲艇部位，在耳脚的外侧偏上二分之一处可以找到这个穴位，可以用以治疗肠炎、肠胃胀气、消化不良以及心脏病等症。

对于有肠胃疾病以及心脏方面疾病的患者，可以通过按压此耳部穴位进行对应的治疗，每次时间为3分钟，每分钟按压75次为度，用力要缓要轻。

14. 肾穴的位置和功能是怎样的?

肾穴是位于小肠穴上方的一个穴位，主要对应人体的肾脏部位，耳部的肾穴与诸多疾病相关，主要可以用来治疗头晕、头痛、神经衰弱、脑发育不全、记忆力减退、听力减退、神经性耳聋耳鸣、脱发、斑秃、多种眼科疾病、妇科疾病、泌尿生殖系统疾病（如不育症、性功能障碍等）、骨折愈合不良、牙齿松动、牙周炎、再生障碍性贫血、白血病、水肿、电解质平衡性失调、慢性咽喉炎等症。

如果患有以上疾病，可以通过按压耳部肾穴进行相关治疗。方法是用示指指端以每分钟60次的频率揉搓肾穴，每次治疗时间为3分钟，用力应平缓柔和而不宜过度。

15. 如何认识肺穴？

肺穴的位置是在肾穴的下侧和外侧，可以用来治疗感冒、皮肤病和呼吸系统疾病等症。

治疗上述疾病时，可以用按摩棒点按肺穴，每次按压以每分钟120次的频率进行，持续时间为6分钟，用力要平和柔缓，不宜过度用力，点压部位应在肺穴的所在区域，边移动按摩棒边进行点压，直至这一区域发热发红为度。

16. 枕穴与哪些疾病有关？

枕穴的位置是在对耳屏后上方的外侧部位，主要用以治疗昏厥、后脑疼痛、失眠等神经系统疾病以及皮肤病等。

治疗这类相关疾病时，可取一支按摩棒，对枕穴进行轻轻地揉搓，以每分钟75次的频率，持续3分钟为宜。

17. 胃穴的位置和功能是怎样的？

胃穴的位置是在耳朵轮廓外侧的末梢处，它主要用来治疗人体肠

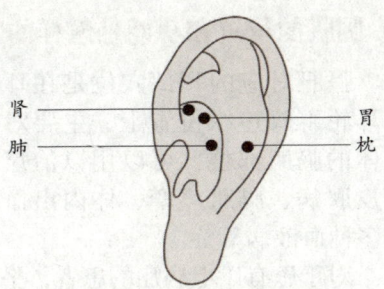

肾、肺、枕、胃耳部穴位图

胃方面的问题，如治疗消化不良、呃逆、呕吐、胃痛、胃溃疡和失眠等症。

治疗方法主要是通过按摩棒点压耳部的胃穴，以每分钟90次的频率进行推按，每次治疗时间为5分钟左右，用力以轻缓柔和为宜。

18. 便秘与耳朵对应的穴位在哪里？

便秘对应的耳部穴位的位置是在耳轮内侧上方，主要可以用以治疗痔疮出血、大便秘结等症。治疗方法是取一支按摩棒，以每分钟75次的频率，用按摩棒点压此耳部穴位3分钟，用力要适度。

19. 直肠下端疾病对应于耳部的位置是什么？

直肠下端疾病表现在耳部的位置与大肠穴处在同一水平线上，都在这一位置的耳轮处，主要用来治疗痔疮、脱肛、便秘、痢疾等直肠方面的疾病。

治疗时，可取一支按摩棒，以每分钟90次的频率，压按此处穴位5分钟，用力应稍稍偏重，直至此处发红发热为度。

20. 膈肌的位置和功能是怎样的？

膈肌对应的耳部穴位是在耳朵的耳轮下脚边缘位置上，主要对应人体的膈肌部位，可以用以治疗各种皮肤病、膈肌痉挛、体内出血以及多种血液病等症。

对于患有以上病症的患者，平时可以多以拇指或示指指端揉捏对应穴位，每次时间以3分钟为宜，用力应时轻时重，轻重相交，柔缓平和最佳。

21. 外生殖器与耳部对应穴位在什么位置？

外生殖器对应位置在耳轮部位，与对耳轮下脚在同一水平线上，主要可以用来治疗男性龟头炎、阴囊炎、性功能障碍以及女性宫颈炎等疾病，还可以有效缓解腰痛、坐骨神经痛等症。

如果患有以上几种疾病，可以通过用手指指尖弹压此耳部穴位进行治疗，每次时间持续5分钟，每分钟弹压120次为宜，用力应稍微加重，在感觉穴位局部有痛感时则停止按压。

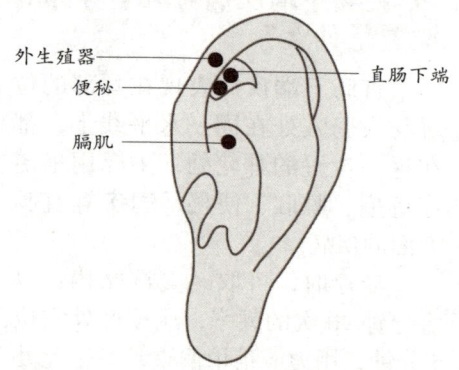

直肠下端、便秘、膈肌、外生殖器耳部穴位图

22. 尿道对应于耳部什么穴位？

尿道在耳部对应穴位在对耳朵下脚的耳轮边缘位置，主要用来治疗泌尿系统疾病，如尿急、尿频、尿不净等症。

在治疗时，可使用按摩棒推揉此耳部穴位，以每分钟60次的频率进行，每次持续时间为3分钟，用力应轻缓柔和，至局部有酸痛感则止。

23. 如何认识大肠穴？

大肠对应的穴位是在耳轮上方的耳甲艇位置上，可以在耳脚内偏二分之一处找到此穴位。它可以用来治疗各种肠胃疾病，如腹泻、便秘、肠炎、痢疾及呼吸系统方面的疾症。

如果患有各种肠胃部疾病以及呼吸系统疾病，可以采用按揉此耳部穴位进行对应治疗，治疗方法是以按摩棒揉搓穴位，每次持续3分钟，每分钟为75次，至局部有微热酸痛感为度。

24. 膀胱对应于耳部的位置是哪里？

膀胱在耳部的对应穴位是在大肠穴的上方位置，主要可以治疗尿频、尿急、尿淋漓、尿潴留、尿崩血、膀胱炎、遗尿症等尿道系统疾病，以及腰背酸痛、外感风寒、颈背疼痛等症。

治疗方法是取按摩棒一支，以棒推尖点压耳部对应穴位，每分钟60次进行点压，每次持续时间为3分钟，用力以轻缓柔和为佳。

25. 腹部疾病与耳部什么穴位对应？

腹部疾病对应的耳部穴位位于胸穴和腰椎穴连线的中央，主要可以用来治疗各种原因引起的上腹部疼痛等症。

治疗上述疾病时，可以取按摩棒按压此穴位，以每分钟50次的频率进行，每次揉搓时间为3分钟，用力要轻缓柔和。

26. 如何认识阑尾穴？

阑尾穴主要对应的是身体的阑尾部位，它处在耳部小肠穴和大肠穴连线的中间位置，可以用来治疗各种原因引起的急慢性阑尾炎等症。

治疗时可取一支按摩棒，用按摩棒揉搓和按压此处穴位，以每分钟75次的频率进行按压，每次持续3分钟时间，用力要轻缓柔和。

27. 睾丸或卵巢疾病对应于耳部的位置是怎样的？

睾丸和卵巢对应的耳部穴位是在对耳屏的前内侧的下方位置，这一穴位属于耳部脑穴的一部分。对于治疗男女生殖系统疾病以及头痛等疾症有疗效。

如果患有这方面的疾病，可以用拇指和示指进行按压和揉搓，以每分钟120次的频率进行，每次治疗时间为3分钟，用力要缓和适度，至局部皮肤有酸痛感时停止。

28. 怎样找到耳部眼穴的位置？

耳部眼穴位置是在耳朵的第五区域内，要找到这一区域，可以从耳屏间切迹处开始，画三条水平方向的平行线，三等分耳垂部位，再在垂直方向画两条平行线，便可以把整个耳垂分成九等份，其中第五区域内就为眼睛对应的穴位。这一穴位对于治疗各种眼科疾病，如急性结膜炎、麦粒肿、假性近视，都有较好的效果。治疗方法是用示指和拇指指端对此处穴位进行捏揉，每次持续5分钟时间，每分钟以75次为宜，用力要轻重结合，适度柔缓。

29. 如何认识垂体？

垂体位于丘脑下部的腹侧，为一卵圆形小体。垂体是人体最重要的内分泌腺，分前叶和后叶两部分。它分泌多种激素，如生长激素、促甲状腺激素、促肾上腺皮质激素、促性腺素、催产素、催乳素、黑色细胞刺激素等，还能够贮藏下丘脑分泌的抗利尿激素。这些激素对代谢、生长、发育和生殖等有重要作用。

垂体对应的耳部穴位的位置是在对耳屏内侧的底部，按压这一耳部穴位对于上述疾病治疗有较好的

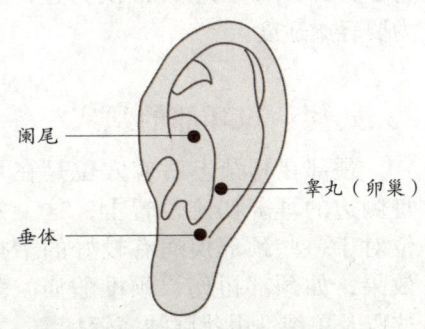

阑尾、睾丸（卵巢）、垂体耳部穴位图

效果。治疗时，可以用拇指和示指相互进行捏揉，每次持续时间为 3 分钟，每分钟以 120 次为宜，用力要适度均匀。

30. 面颊疾病对应于耳部什么位置？

面颊部对应的耳部穴位是在按上述分区之五、六区交界线周围，也即眼区与内耳区之间为本穴。它对于治疗痤疮、周围性面瘫、口眼歪斜以及三叉神经痛等面部方面疾病有较好的疗效。

如果患有面部疾病，可以通过捏掐此处穴位进行对应治疗，每次治疗持续 1 分钟时间，至此处皮肤产生明显痕迹为宜。

31. 肩部疾病对应于耳部什么位置？

肩部疾病对应的耳部穴位的位置是耳舟处，在耳屏上切迹的水平线上可以找到，可以用来治疗各种原因引起的肩痛以及肩部活动障碍等症。

治疗时，可以通过按压耳部的对应穴位进行治疗，每次按压时间为 3 分钟，每分钟以 60 次为宜，用力要轻柔适度。

32. 如何认识耳部的颈穴？

颈部在耳朵上对应穴位是在耳舟侧边的耳屏切迹位置上，这一穴位对于一些颈部疾病有较好的治疗效果，如颈部扭伤、颈椎酸痛、落枕以及单纯性甲状腺肿痛等症。

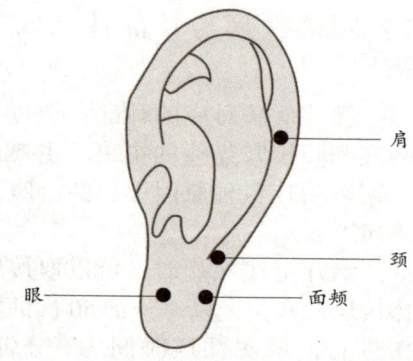

眼、面颊、颈、肩耳部穴位图

治疗时可取一支按摩棒，用按摩棒推压此穴位，以每分钟 90 次的频率进行推压，每次治疗时间为 2 分钟，至此处穴位有发热感为度。

33. 耳部肘穴的位置和功能是怎样的？

耳部肘穴的具体位置是在肩穴和腕穴连线的中间点上，对于肘关节方面的疾病有疗效，如各种原因引起的肘关节疼痛等症。

如果患有肘关节疼痛，可以通过用示指和拇指指端揉压耳部肘穴进行对应治疗，每次时间为 3 分钟，每分钟以 60 次为宜，用力要轻缓柔和，至此处穴位的皮肤有热胀感则止。

34. 如何准确找到耳部膝穴？

耳部膝穴是在对耳轮上脚边沿的起始位置处，它与对耳轮下脚上缘处在同一水平线上，对于治疗膝关节方面的疾病有较好的疗效，如膝关节发炎、肿痛等症。

治疗方法是取一支按摩棒，以每分钟 90 次的频率进行棒压，每次持续时间为 3 分钟，用力不宜过重。

35. 扁桃体疾病对应于耳部什么位置?

扁桃体疾病对应于耳部的耳垂第8区正中位置,对于治疗喉头肿痛、扁桃体炎等咽喉部疾症有较好效果。

具体治疗方法是以示指和拇指指腹进行穴位揉捏,每次持续3分钟时间,每分钟以60次为宜,用力应轻柔缓和。

36. 脚踝疾病对应于耳部什么位置?

脚踝是小腿与脚之间左右两侧的突起部分。脚踝疾病对应于耳部穴位是在对耳轮内侧的上脚方向上,对于治疗踝关节炎症、踝扭伤等脚踝部疾症有较好的疗效。

治疗时可以取用按摩棒按压此处穴位,以每分钟90次的频率进行,每次持续时间为3分钟,用力应轻缓柔和,至此处皮肤稍有发热感为度。

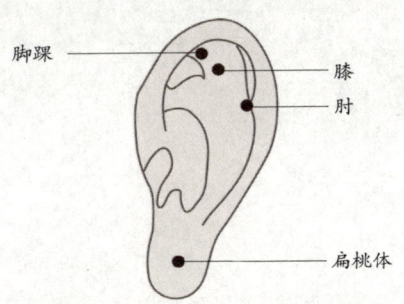

肘、膝、脚踝、扁桃体耳部穴位图

37. 气管对应于耳部的穴位在哪里?

气管对应于耳部的穴位是在口与心穴之间,此穴可以用于治疗咳嗽、哮喘等。治疗方法是取一支按摩棒,用按摩棒点5分钟,频率为每分钟120次,力度要轻柔。

38. 牙齿对应于耳穴什么位置?

牙对应于耳穴的位置是在耳垂正面,从屏间切迹软骨下缘至耳垂下缘画三条等距离水平线,再在第二水平线上引两条垂直等分线,由前向后,由上向下地把耳垂分为九个区,一区为本穴,即耳垂正面前上部。此穴主治:牙痛、牙周炎、低血压。治疗时可取圆形小绿豆用胶布贴压穴处,每天按压3~5次,每次1~2分钟,双耳同压,痛时随时按压。

39. 如何认识丘脑?

丘脑是间脑中最大的卵圆形灰质核团,位于第三脑室的两侧,左、右丘脑借灰质团块(称中间块)相连。丘脑是产生意识的核心器官,丘脑的功能就是合成发放丘觉。

丘脑穴在耳部位于对耳屏内侧面,中线下端。此穴是植物神经、交感神经、副交感神经的高级中枢,对内脏活动及体内生理活动有一定调节作用;可调节体温、摄食、水电解质平衡、内分泌及情绪反应等。常用于治疗单纯性肥胖症、嗜睡症、水肿、内分泌功能紊乱。按压时,因为耳部皮肤较薄,按压力度要适中,不可过于用力。

40. 耳尖部位的功能是什么?

耳尖即率谷,属经外穴名,是

指耳郭尖部位置，最早见于《银海精微》和《针灸大成》。《奇效良方》记载："在耳郭上端，卷耳取之，尖上是穴。"主要可以用于治疗耳聋、耳鸣、目赤肿痛、目翳、偏头痛等症。

对于耳眼疾病患者，治疗时可以用拇指或示指指端揉搓此穴位，每日30～50次，以耳尖部位发热发红则止。

41. 耳环部位有哪些功能？

耳环部位即耳垂的中间位置。这一部位与胃部一些疾病相关，可以用来治疗腹泻、呕吐、醉酒不醒等症。

可以通过双手按压和揉搓这一部位进行相关疾病的治疗，具体方法是用示指和拇指夹住耳垂的中间部位，用力进行捏掐和揉按，每日10～30次。

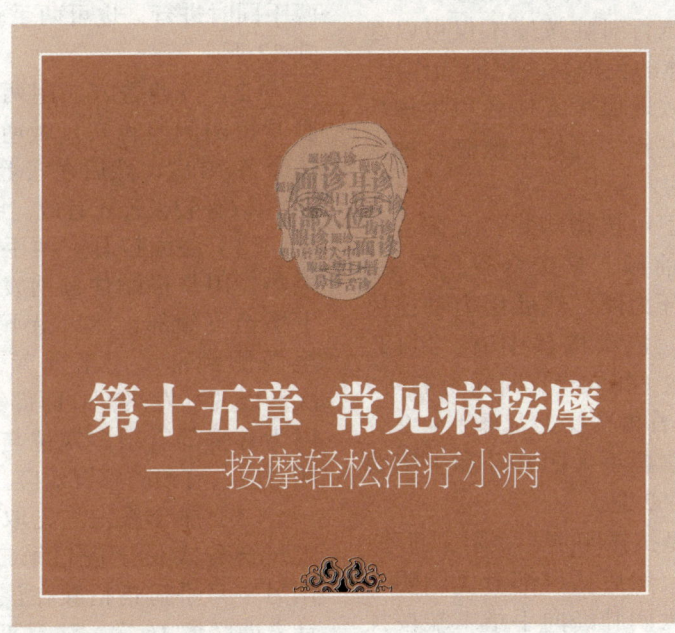

第十五章 常见病按摩
——按摩轻松治疗小病

1. 感冒时按摩哪些穴位最有效？

按摩可以很好地治疗感冒，对相关穴位进行对症按摩不仅可以起到增强机体的免疫系统机能的作用，还可以有效地保障人体各项生理功能的正常发挥，更好地抵御各种疾病和邪毒的入侵。

风寒型可按揉印堂、太阳、迎香，分抹前额，拿按合谷、外关，以人体出汗为度，然后用力拿捏风池、肩井，依次按揉中府、风门、风池、肺腧（每穴操作时间为1~2分钟），接着再按揉上背部1~2分钟，最后拿捏手太阴肺经和手阳明大肠经1~2遍。

风热型按揉印堂、太阳、迎香，分抹前额，然后从肩部沿手阳明大肠经和手太阴肺经向手指末端按揉1~2遍，重点按揉曲池、尺泽、外关、合谷、鱼际，拿揉风池，再着力按揉中府、天突、膻中，拿捏肩井，按摩上背部1~2分钟，并点按大椎、肺腧（每穴操作时间为1~2分钟），拍打上背至两肩5遍，并沿督脉和膀胱经从上背部向腰部拍打5遍。

2. 治疗感冒的穴位按摩应注意哪些手法？

下面介绍一些可治疗感冒的穴位按摩手法：

（1）擦鼻。两手掌大鱼际肌（手掌大拇指一侧肌肉）相互对搓至热，然后将擦热的大鱼际肌从印堂穴开始，沿鼻两侧下擦至鼻翼的迎香穴（位于鼻翼外下方5分），可两手同时进行，也可两手轮流进行，共32下。

（2）按迎香穴。用两手中指指腹紧按两侧迎香穴，做逆时针方向按摩各10次，然后在穴上加压重按15秒，有酸胀感才有效。

（3）浴面拉耳。两手掌心相互擦热，用掌根贴住额前发际，自上下擦至下颌部，然后沿下颌骨分擦至两侧颞部，回至前额，重复16次。以两耳发热，脸面部舒适为宜，因为耳垂部有很多穴位与脸部器官相对应，有预防感冒效应。

（4）揉合谷穴。先取一侧合谷穴，合谷穴位于虎口第二掌骨旁，用另一只手拇指指腹在该穴做逆时针方向摩擦16次。注意不要偏离该穴，然后在该穴上加压15秒，必须有酸胀麻木感为有效，再换手进行。

（5）按揉风池。取坐位，用两手中指的指端附在颈后风池穴，然后逐渐用力向下按压，待穴位出现酸痛胀感后，再由内向外做环形揉动30~50次（手指旋动一周为一次），以宣散风邪。

（6）指推印堂至太阳穴。两手示、中、无名指并拢，用三指的指面从印堂穴（两眉间）抹向太阳穴（眉梢与外眼角中间向后移约一横指的凹陷处）20~30次，以疏风解表。

3. 按摩哪些穴位可有效治疗咳嗽？

对咳嗽症状所对应的穴位进行

按摩，可以对其进行有效的治疗。与咳嗽症状所对应的穴位很多，如面穴：肺穴、肾穴、脾穴等；耳穴：肾上腺、气管部、耳腹部等耳部对应穴位；经穴和经外奇穴：百会、百劳、迎香等穴。

此外，咳嗽痰黄可选择有泻肺热作用的穴位。鱼际是手太阴肺经的荥穴，少商为手太阴肺经的井穴，两穴都有泻肺热的功效。注意这两个穴位在刺激时手法要重一些，轻柔的手法为补，重刺激的手法才有泻的作用；干咳或咽痒，可选列缺与照海两穴合用，对这种咳嗽可标本同治。

4. 咳嗽的穴位按摩手法主要有哪些？

对于不同原因引起的咳嗽症状，应该采取不同的按摩手法，下面介绍一些可治疗咳嗽的穴位按摩手法：

（1）外感风寒型的咳嗽。主要表现为痰稀色白，鼻塞，流涕，咽痒，头身痛，发热恶寒，无汗，苔薄白。常用的按摩手法有：推三关300次，拿风池、合谷穴各10次，推太阳30次。

（2）外感风热型的咳嗽。主要表现有痰吐不畅，咽痛，甚则胸痛，或有发热汗出，舌苔薄黄，常用手法有：清肺经、退六腑各300次，揉大椎30次，用拇指在肩井穴上做按揉法10次，最后用双手拇指与示、中二指提拿肩井部5次。

（3）痰湿咳嗽型的咳嗽。主要表现为痰多咳嗽，屡咳痰而不绝，痰白胸闷，恶心，纳呆，舌苔白腻。

常用的按摩手法有：补脾经300次，掐揉四横纹5次，运内八卦100次。

（4）火热咳嗽型的咳嗽。主要表现有干咳连声，少痰或痰稠夹杂血丝，胸胁胀痛，烦躁口苦，面红目赤，舌边红，苔薄黄少津。常用的按摩手法有按揉掌小横纹100次，揉内劳宫50次，推涌泉穴200次，揉肾腧1分钟。

5. 哮喘的有效穴位有哪些？

按压对应的穴位可以预防和治疗哮喘，这些穴位主要有面穴：脾穴、肾穴和肺穴；耳穴：肺、气管、平喘等耳部穴位；经穴和经外奇穴：百会、上星、百劳、迎香等穴位。

此外，还有在胸部近肩地方的中府穴。脖子下方到肩头的水平线上，触摸锁骨外端隆起的骨头下有连结"喙突"的凸块。在喙突的内侧中央可找到中府穴。哮喘患者的中府穴附近十分僵硬，施压会有剧痛。还有志室穴、心腧穴、身柱穴、孔最穴等也有不错的疗效。

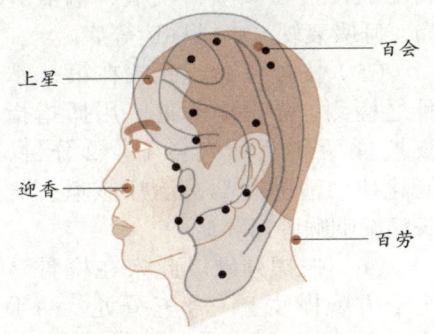

6. 哮喘时应如何按摩穴位？

通过按压穴位治疗哮喘需要找准穴位，并掌握正确的按摩手法，在这里介绍几种主要的治疗哮喘的按摩方法：

（1）按揉膻中。此穴位于胸骨正中线上，平第四肋间隙，两乳头之间的中点处。用示指或中指的指腹按揉膻中穴3~5分钟，能调气降逆、清肺化痰、宽胸利膈，治疗咳嗽、支气管哮喘、胸痛、胸闷、缺乳、肋间神经痛等症。

（2）点按天突。此穴位于胸骨切迹上方正中凹陷处。用示指或中指指腹慢慢地点按天突穴1~2分钟，能宣肺化痰、利咽开音，治疗咳嗽、支气管哮喘、咽喉炎、扁桃腺炎等症。

（3）按揉丰隆。此穴在小腿前外侧，外膝眼与外踝尖连线的中点处（即外踝尖上八寸），能和胃气、化痰湿、清神志，治疗咳嗽、眩晕、腹痛、下肢痛、咽喉肿痛等症。

（4）点按少商。此穴在拇指末节桡侧，距指甲根角一分处。用拇指指腹点按两侧少商穴各1~2分钟，能通经气、苏厥逆、清肺逆、利咽喉，治疗咳嗽、气喘、咽喉肿痛、呼吸衰竭、中风昏迷等症。

（5）按揉鱼际。此穴在第一掌骨之桡侧、赤白肉际处。用拇指指腹按揉两侧鱼际穴各1~2分钟，能化痰、清肺利咽，治疗咳嗽、气头痛、咽喉肿痛等症。

（6）按揉列缺。此穴在桡骨茎突上方腕横纹上一寸五分处。两手虎口交叉，一手示指尖按在另一手的桡骨茎突上，示指尖处即为此穴。用示指按揉两侧列缺穴各1~2分钟，能宣肺祛风、疏经通络，治疗咳嗽气喘、偏正头痛、咽喉肿痛等症。

上述方法每日早、中、晚各按5次，可使气行通畅，哮喘症状减轻。如能持之以恒地坚持按摩，可以收到理想的效果。

7. 慢性支气管炎患者应常按摩哪些穴位？

慢性支气管炎俗称"慢支炎"。是气管—支气管黏膜及其周围组织的慢性非特异性炎症。主要表现为长期咳嗽、咳痰，时而伴有喘息症状。中医认为，引起慢性支气管炎的病因，肺、脾、肾三脏亏虚为本，感受风寒湿邪为标，另外，还与肺肝实热有关。对于慢性支气管炎的患者，经常按摩对应的穴位可起到防治疾病的目的。

头部按摩的有效穴位有：迎香、百会、上星、桥弓、百劳等穴，及肺、气管、对屏尖等耳穴。

手部按摩的有效穴位有：太渊、鱼际、合谷、孔最等。

脚部按摩的有效穴位有：丰隆、足三里、三阴交、太冲等。

躯干部按摩的有效穴位有：中府、膻中、巨阙、肓腧、肺腧、厥阴腧、心腧、肾腧、志室等穴位。

8. 治疗支气管炎的按摩手法有哪些？

用按摩方法治疗支气管炎之前，需要做好预备工作，取坐位，腰微挺直，双脚平放与肩同宽，右手掌心与左手背重叠，轻轻放在小腹部，双目平视微闭，呼吸调匀，全身放松，静坐1~2分钟，然后进行按摩。下面介绍一些相关的穴位按摩手法：

（1）按揉中府穴：左（右）手拇指指腹放在对侧中府穴上，适当用力按揉1分钟，以酸胀为佳，有补气益肺、宣肺止咳的功效。

（2）按揉肺俞穴：用左（右）上肢绕过肩后，将中指指腹放在同侧肺俞穴上，适当点揉1分钟。以酸胀为佳，有宣肺化痰、降气止咳的功效。

（3）掌揉膻中穴：右手掌放在膻中穴，适当用力按揉1分钟，可理气散淤、宽胸利膈。

（4）揉按尺泽穴：左（右）手拇指放在对侧尺泽穴上，其余四指环抱肘后，适当用力揉按1分钟，以酸胀为佳。双手交替进行，有顺气化痰、通络止咳的功效。

（5）揉按列缺穴：左（右）手拇指指腹按在对侧列缺穴上，其余四指附在腕对侧，适当用力揉按1分钟。两手交替进行，主要有宣肺止咳、镇静止痛等功效。

（6）团摩上腹：左手掌心叠放在右手背上，右手掌心放在上腹部，适当用力做顺时针环形摩动1分钟。以上腹部发热为佳，可以宽胸理气、健脾和胃。

（7）分推肋下：双手四指并拢，分别放在同侧剑突旁，沿季肋分推1～3分钟，可达到疏肝和胃、降气止咳的疗效。

（8）按揉脾俞穴、胃俞穴：双手握拳，将拳背第二、三掌指关节放于脾俞穴、胃俞穴上，适当用力揉按1分钟，可以健脾和胃、调理气血。

（9）揉按肾俞穴：两手叉腰，将拇指按在同侧肾俞穴上，其余四指附在腰部，适当用力揉按1分钟，有温肾纳气止咳的疗效。

（10）按揉丰隆穴：左（右）下肢放在对侧膝上，用右（左）手中指指腹放在丰隆穴上，拇指附在对侧，适当用力按揉1分钟，有胀感为佳。双下肢交替进行，可以健脾除湿、化痰止咳。

（11）搓揉涌泉穴：左（右）下肢平放在对侧膝上，用右（左）手掌心按在涌泉穴，反复搓擦1分钟，以足心发热为佳。双下肢交替进行，有补肾纳气、醒脑安神的功效。

以上方法每日早晚各做1次。同时还应戒烟、戒酒，少食辛辣肥腻之品，保持心情舒畅，适当参加体育锻炼，急性发作期时还要及时进行抗感染方面的治疗。

9. 按摩哪些穴位可治疗头痛？

按摩头部穴位可以用于治疗各种原因引起的头痛症状，对于缓解头痛有较好的效果。按摩时应选取以下穴位：

头部按摩的有效穴位有：百会、太阳、风池、天柱、风府等，及神门、肾、肝、枕、额等耳穴。

手部按摩的有效穴位有：合谷、神门、阳池、虎口等。

足部按摩的有效穴位有：太冲、太溪、公孙、三阴交、涌泉等。

躯干部按摩的有效穴位有：肩部的肩井穴，背部的肺俞、肝俞、肾俞、命门穴等。

10. 头痛时按摩的手法有哪些？

中医学认为，头为"诸阳之会、

百脉所通"，既有经络相连，又有眼、耳、鼻、口诸窍。内外相通的许多疾病的症候都反映到头部。头痛时按摩头部相关穴位可以疏经活络，直至头痛症状减轻或消失。

（1）一旦头痛，可将大拇指压于左右的太阳穴上，一边用力压，一边做旋转的动作，共计做36次。注意每次按压后要稍微抬起拇指，并换气后再进行按压，这点一定要注意。

持续做此太阳穴按摩法，可适当解除慢性头痛或严重头痛的痛苦，对于因血管原因引起的头痛治疗效果明显，尤其是对两侧太阳穴附近的头痛疗效更为显著，但此按摩法并非对所有头痛有效。

（2）双手内外相叠置于督脉之百会穴上，全掌置于经外奇穴之四神聪穴上，正反方向各按揉1分钟。百会穴在头顶中线与两耳尖连线之交点处。四神聪穴在百会穴之前后左右各旁开1寸（示指中节一横指），共4个穴位。此按摩自疗方法，适用于感冒、中暑、神经性或睡眠不足等非器质性病理变化所引发的头痛、偏头痛。

（3）手掌支撑头的后部，另一手的拇指、中指从左、右分别按压鬓角、太阳，然后头向后仰，使脑部血供和脑压得到调节，头痛得以缓解。最后双手握拳，用指头轻轻敲打头皮，使头皮松弛为度。

（4）自我按摩头面部，以拇指或食中指按揉阳白、鱼腰、太阳、四白、上关、下关、承浆等穴各1~2分钟，双手交替拿揉曲池、合谷、内庭，用拇指点按太冲、太溪。

此法主要适用于三叉神经痛引起的头痛。

（5）拇指点按印堂，上推至百会，点1分钟，反复多次；然后用双拇指点太阳穴，双中指勾风池穴，并双指前后对压3~5次；再点风门、大椎、合谷、太冲穴多次；最后用十指雀啄头部30~50次，结束按摩。

11. 眩晕时按摩哪些穴位最有效？

在出现眩晕症状时，可以对以下穴位进行指压按摩：

面穴：肾穴、首面穴，及太阳、枕、肝、心、神门等耳部穴位。

经穴和经外奇穴：百会、神庭、太阳、天柱、攒竹、百劳、印堂、风池等穴位。

12. 治疗眩晕的按摩手法有哪些？

头晕目眩主要是由于气血过度消耗或气血运行不畅，神经系统过度兴奋后，兴奋性降低，肌肉筋脉失于滋养所致。对筑宾穴和翳风穴进行有效的按摩，可以缓解肌肉疼痛及紧张状态，加速血液循环，促

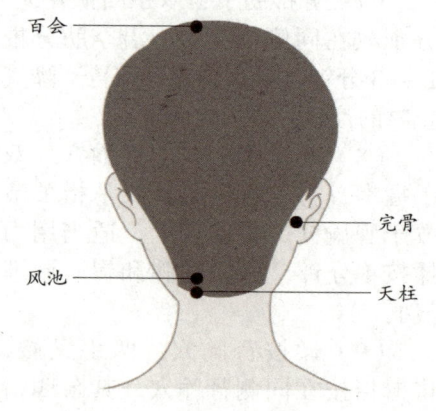

进新陈代谢，有助于解除疲劳。

按摩方法治疗眩晕可以采取以下手法：

（1）按揉或拿捏内关穴 200 次，阳谷、支正各 50 次。

（2）点按垂体、小脑与脑干部位。

（3）按压大脑、内耳迷路及耳、眼、肝、肾穴位各 200 次，点压肾上腺、甲状腺、脾、颈项各 100 次。

（4）点揉心点 300 次，掐按头穴 500 次。

（5）双手指按压头顶部的百会穴 50 次，用力要缓和适中。

（6）以拇指或示指指腹揉搓头维、睛明、首面穴和肾穴各 50 次。

（7）按压风池、天柱、完骨等穴各 30 次，至此处皮肤酸痛为度。

13. 失眠患者应该按摩什么穴位？

采取按压面部对应穴位的方法可以有效地缓解失眠症状，患者平时可以对以下穴位进行指压按摩：肾穴、心穴、首面穴等面穴；太阳、枕、肝、心、肝、肾、皮质下、神门等耳部穴位；百会、神庭、太阳、睛明、率谷、神聪、天柱、攒竹、百劳、印堂、安眠、风池等经穴和经外奇穴。

14. 按摩治疗失眠时应注意些什么？

失眠常由多方面因素所致，在排除精神紧张、身心健康、百事烦心等因素外，较单纯的失眠可通过按摩、泡脚等放松方法帮助入睡。按摩时不必拘泥于穴位，千万不要为了按摩而按摩。注意动作一定要舒缓，按摩可以有放松作用，也可以有兴奋作用（如拳击赛前按摩）。按摩时间应多选在晚上临睡前进行，可对头面部、颈后、肩背部等处由上至下普遍性地轻轻按揉，在有酸胀痛感的地方（即穴位）重点多揉一会，注意放松精神和呼吸，在按摩同时用热水泡脚效果会更好，按摩完毕，则擦脚上床入睡。

按摩治疗失眠时一定要注意手法，可经常对头部的太阳、天杜和风池等穴位进行指压刺激，每次以周围皮肤感觉酸胀则止；或准备棒推一支，对准耳部的神门、心穴等穴位进行点压刺激，用力要轻缓柔和；或双手拇指或者示指指端推按太阳至攒竹之间部位，或者印堂至神庭，每日推按 50 次左右。

15. 哪些穴位可治疗慢性咽炎？

慢性咽炎患者可以采取按压以下穴位的方法，对慢性咽炎进行对应性治疗：

肝穴、胆穴、咽喉穴、首面穴等面穴；扁桃体、耳轮、咽喉等耳部穴位；百劳、风池、下关、翳风、廉泉、桥弓、太阳等经穴和经外奇穴。

16. 治疗慢性咽炎的按摩手法有哪些？

按摩治疗慢性咽炎的手法主要有以下几种：

（1）用拇指跟示指、中指揉咽喉部两侧 20～30 次。

（2）用拇指、示指捏揪咽喉部皮肤 20～30 次，使局部发红、咽

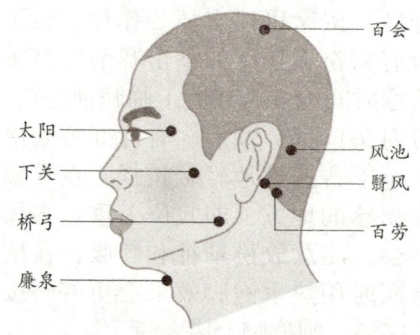

喉发热为佳。按压翳风、天突、合谷穴,每穴1分钟。每日晚上各1次。

(3)用拇指连续按摩天突穴,每4拍向外咳嗽几次,使其自动咳嗽,从而达到治疗作用。

(4)以拇指或示指指端推拿桥弓穴,左右各进行10次。

(5)拿捏面部风池穴或耳轮部位,用力要轻缓适度。

(6)以中指指端点压下关、廉泉、咽喉、翳风等穴位,每日100次左右。

(7)以示指指腹旋揉太阳穴,每日20次左右,至局部皮肤发麻则止。

(8)捏揉耳部的扁桃体穴,每次3分钟,用力要轻缓柔和。

17. 可有效治疗高血压的穴位有哪些?

高血压病多与肝、肾有关。体质的阴阳偏盛或偏虚、气血功能失调是发病的内在因素。一般情况下早期多为肝阳偏盛,中期多属肝肾阴虚,晚期多属阴阳两虚。所以,治疗高血压需要用补肝养肾的方法进行。平时多对以下穴位进行刺激和按摩,可以起到补养肝肾的目的,以缓解高血压的症状:

按压心穴、肝穴、首面穴等面穴;棒点神门、心脏、降压点等耳部穴位;对太阳、百会、率谷、百劳、神庭、攒竹、风池、四神聪、天柱、人迎、天鼎、风岩、印堂和桥弓等面穴进行指压按摩。

18. 高血压的按摩手法有哪些?

自我按摩可调节大脑皮层功能,改善脑内血液循环,使微血管扩张,血液增加,血压降低,防止动脉硬化。治疗高血压的按摩手法主要有以下几种:

(1)按摩手指甲根部:在大拇指的指甲根部,以另一只手的大拇指与示指夹住,转动地揉搓,然后自指甲边缘朝指根方向慢慢地揉搓下去,勿用力过度,吸气时放松,呼气时施压,尽可能于早起、午间、就寝前做三次,这样可使血管扩张,血压下降。

(2)按摩涌泉法:取坐位于床上,用两手拇指指腹自涌泉穴推至足根,出现局部热感后再终止操作,每日1~2次。临床上足浴、足按

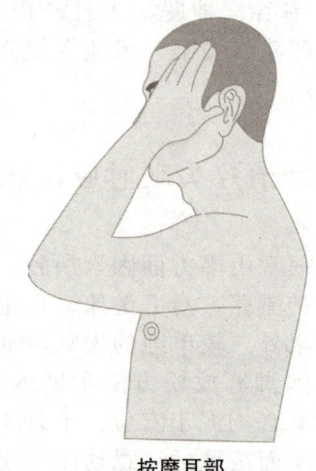

按摩耳部

摩涌泉两者常同时进行，可引热下行，壮体强身。

（3）面部多以按压百会、印堂、四神聪、百劳、风岩、首面、心穴和肝穴进行按摩，按摩时应用力轻缓，每日按摩各30～50次，以上穴位以局部皮肤发热为度。

（4）以双手拇指和示指掐揉两耳中部，或以棒点刺激耳部降压点，以每分钟75次的频率进行，每日按压3分钟，用力要柔缓适度。

19. 按摩哪些穴位有利于治疗低血压？

在中医学中，低血压多属于"眩晕"、"厥症"、"心悸"、"虚劳"等疾症范畴。通过按压穴位的方法可以较好地缓解低血压的症状，针对性治疗低血压的穴位主要包括以下几种：

心穴、肝穴、首面穴等面穴；肾上腺、下耳根等耳部穴位；百会、太阳、百劳、人中、神庭、攒竹、天柱、风池、印堂、承浆、四神聪等经穴和经外奇穴。

20. 低血压的按摩手法有哪些？

低血压多是因气虚阳弱，心脉搏动无力，气机升降失调，清阳不升，阴阳失调，脏腑功能低下所致。按摩时应以补气养阳，调和脏腑为主，具体手法主要有以下几种：

（1）取按摩棒一支，推压肾上腺、耳根等耳部穴位，以每分钟100次的频率进行，每日按压6分钟左右，用力要轻缓适中。

（2）揉搓太阳、百劳、印堂、四神聪、百会、天柱等面穴，每日50次，用力应平缓适度。

（3）以双手拇指和示指指端螺纹面推压攒竹至太阳穴以及印堂至神庭之间部位，每日50次，以局部皮肤有热感为宜。

（4）双手捏拿颈肌，自上而下回环进行，每日5次。

（5）用拇指和示指第二骨节处向外掐捏耳朵，每分钟60次，持续5分钟左右。

21. 按摩哪些穴位有利于减肥？

身体发胖是由于脂肪太多，消耗小于储备，日积月累造成的，所以，减肥就是要这些脂肪燃烧掉。通过按摩，只要找准穴位，把握好方法，就能够促进减肥。通过按摩穴位的方法减肥，可以选取以下穴位进行：

胃穴、肝穴、头维、百劳、泽田等面穴；口、食道、大肠、饥点、渴点、兴奋点等耳部对应穴位点；百劳、风池、头维、泽田等经穴和经外奇穴。

22. 减肥的穴位按摩手法有哪些？

穴位减肥是在我国传统医学与现代医学相结合的基础上研制出的

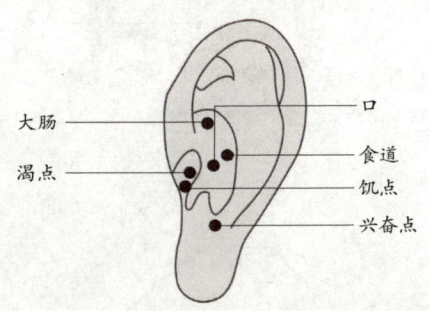

一种健康、安全、快速的减肥方法，这里介绍几种按摩手法：

头部穴位：风池、头维、百劳、泽田穴等。按摩手法：按揉百劳、泽田、头维穴各 100～200 次；拿捏风池穴 20～30 次，以产生酸胀感为宜。

口、食道、大肠、饥点、渴点、兴奋点等耳部对应穴位点。

23. 按摩哪些穴位可舒缓颈椎病？

自我按摩可以改善局部血液循环，缓解软组织紧张，消除颈肌疲劳，防止颈部僵硬。主要的按摩穴位有以下几种：

肩穴、背穴等面穴；颈、颈椎、肩、枕、神门等耳部穴位；百劳、天柱、翳风、风府、风池、风岩、泽田、安眠等经穴和经外奇穴。

24. 按摩哪些穴位可有效缓解牙痛？

牙痛是最常见的口腔疾病。可用通经活络、解痉活血等方法进行治疗。缓解牙痛可以按压以下穴位，主要有：首面穴等面穴；耳部的压痛点、喉牙、神门等穴位；四白、大迎、承浆、头维、风池、下关、太阳、地仓、颊车、桥弓、翳风、天柱、夹承浆等经穴和经外奇穴。

25. 颈椎病按摩时应注意些什么？

按摩治疗颈椎病的操作手法要温柔和缓、耐心细致，切不可粗暴、急于求成。猛烈而急骤地旋转头部是禁忌手法，可能会造成枢椎发生骨折脱位或椎动脉在环椎上被枕骨压伤，引起颅底血液循环障碍的危险。动脉硬化的患者则更应注意。

下面介绍一些常用的颈部自我按摩手法：

（1）用双手拇指腹部在风池穴（头颈交界，后正中线旁一指凹陷处）点按 1～2 分钟。

（2）用左手或右手拇指、示指自颈后拿捏颈椎两旁肌肉，或用双手拇指腹部揉按颈椎两旁肌肉 2～3 分钟。应重点拿捏或揉按酸痛点，即阿是穴。

（3）将一侧手经前方放至肩上部，用手指腹部揉按或拿捏冈上部肌肉 2～3 分钟，再用掌侧叩击冈上部肌肉 10 次。

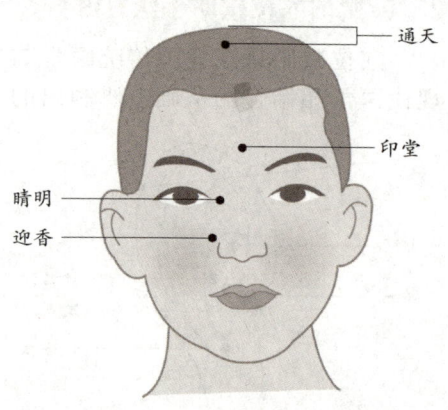

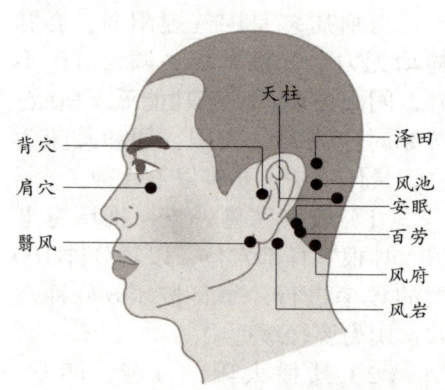

26. 牙痛的按摩手法有哪些？

采用穴位按揉，能改善局部血液循环，刺激神经，疏通经络，消散炎性介质，从而达到治疗牙痛的功效。常见治疗牙痛的按摩手法有以下几种：

（1）按摩中冲穴：在中指指尖正中，指甲前约一分处取穴，使病人或坐或躺，取同侧穴位按摩片刻。按揉时用力应均匀稳定，勿滑移。

（2）按压肩井穴：在大椎与肩峰连线的中点取穴，站在患者牙痛同侧背后找到疼痛同侧穴位后，用右手拇指按压，逐渐加力以病人能忍受为度，按压约30秒钟，即可放松压力，再压再放松，直到牙痛缓解和消失为止。

（3）揉搓下关、四白、地仓等面穴50次，用力要轻缓柔和。

（4）用双手揉搓面颊3分钟左右，至发热为度。

（5）取按摩棒一支，以点按方式对耳部的牙痛点、喉牙、神门等对应穴位进行按压。

27. 按摩哪些穴位可缓解慢性鼻炎？

患有慢性鼻炎的人，可以通过按压以下穴位进行治疗：

头部按摩的有效穴位：百会、通天、风池、天柱、迎香、睛明、巨髎、印堂等，及内鼻、额、肾上腺等耳穴。

手部按摩的有效穴位：合谷、少商、商阳、二间、肺点、脾点等穴位。

足部按摩的有效穴位：内庭、太白等穴位。

躯干部按摩的有效穴位：胸部的天突穴，背部的大杼、风门、肺腧、身柱等穴位。

28. 慢性鼻炎应该如何按摩？

下面介绍一些对慢性鼻炎有效的按摩方法，主要有：

（1）按压头部的百会、通天穴各30～50次，力度稍重，以胀痛为宜。

（2）按揉风池、天柱、睛明、迎香、印堂、巨髎等各30～50次，力度轻柔平缓。

（3）指揉耳部内鼻穴3分钟，频率每分钟60次，力度轻重兼施，以偏重为主，但要适度。

（4）用按摩棒揉肾上腺穴3分钟，频率每分钟60次，力度轻柔缓和。

（5）用按摩棒推额穴3分钟，频率每分钟75次，力度适中。

（6）按揉合谷、少商、商阳、二间各穴50～100次。

（7）点掐肺点、脾点各穴30～50次。

（8）重点推按肺反射区100～200次，力度稍重，以酸疼为佳。

（9）点按鼻、额窦、头颈淋巴结、甲状旁腺各反射区50～100次。

（10）按揉胸部的天突穴30～50次，力度轻柔平缓。

（11）按压背部的大杼、风门、肺腧、身柱各30～50次，力度稍重，以胀痛为宜。

29. 按摩哪些穴位可有效治疗月经不调？

女性如果患有月经不调症，可

以通过按摩以下穴位进行治疗：

心、肾、肝、脾、首面穴等面穴；肾、内分泌、内生殖器等耳部对应穴位；百会、太阳、印堂、四神聪、风池、攒竹、率谷、风府、风岩、百劳、插花等经穴和经外奇穴。

30. 月经不调应该如何按摩？

月经不调的患者在治疗的同时可配合进行特定的穴位按摩，常能取得事半功倍的效果：

（1）搓揉手掌：双手掌相对密合，用力搓揉49次，使双手掌温热，温暖手上三阴经。

（2）按摩三阴交穴：跷起二郎腿，用拇指按摩三阴交穴49次，一般内分泌失调患者经常在本穴有明显压痛。三阴交穴位在足内踝尖直上三寸（约四横指），靠胫骨后缘处。

（3）按摩血海穴：正坐屈膝，用拇指按摩同侧血海穴49次，血海穴位在股骨内髁上二寸。

（4）按摩小腹：用手掌轻揉小腹49次，小腹部有任脉的关元、气海。关元穴位于脐正中直下三寸（约四横指）处，气海穴位在肚脐正中直下一寸五分。

（5）按摩腰部肾腧穴：双手掌向后放在腰部，在肾腧穴上面来回按摩49次，肾腧穴位在第二腰椎棘突旁开一寸五分。

31. 按摩哪些穴位可对更年期综合征有很好的疗效？

更年期综合征是由于植物神经紊乱和激素平衡失调造成的，通过按压以下穴位可有不错的疗效：

按揉百会穴：有醒脑安神、镇痛除烦功效；梳推头部：有平肝明目、宁神止痛功效；推印堂穴：有疏风清热、安神宁志功效；分推前额：有清热除烦、醒脑镇痛功效；按揉中脘穴：有疏肝和胃、止痛止吐功效；团摩脐周：有温经散寒、调理气血功效；捶擦腰骶：有补肾温经、和血止痛功效；按揉足三里穴：有补脾健胃、调和气血功效；合按三阴交穴、绝骨穴：有宁心安神、调理气血功效；合按太溪穴、昆仑穴：有调理脏腑、补肾益气功效；搓涌泉穴：有醒脑开窍，补肾聪耳功效。

32. 更年期综合征应如何按摩？

更年期综合征一般出现在妇女45～50岁时。中医认为，该症为人在中年到老年这一时期肾气渐衰、精血不足、脏腑功能失常所致。以下介绍几种针对更年期综合征的头部按摩手法：

（1）对百会、四神聪、风池、攒竹、神庭、率谷等穴位进行指压按摩，每日100次左右，用力轻缓柔和，至穴位周围皮肤发酸发胀为度。

（2）揉搓额头及两侧太阳穴，每日50次。

（3）取按摩棒一支，点压刺激耳部内分泌、内生殖器等穴位，以每分钟30次左右的频率进行按压，每日3分钟，用力要适度均匀。

（4）用双手拿捏两侧太阳穴与攒竹之间部位，每日50次。

（5）双手交替拿捏神庭至印堂之间部位，以30～50次为宜。

33. 按摩哪些穴位可有效治疗阳痿？

经常对以下穴位进行按摩，可以有效地预防阳痿：

肾穴、首面穴等面部穴位；外生殖器、内生殖器、肾、睾丸、肾上腺等耳部对应穴位；百会、印堂、百劳、桥弓、攒竹、四神聪、安眠、率谷、泽田、太阳、风池等经穴和经外奇穴。

34. 治疗阳痿的按摩手法有哪些？

中医建议治疗阳痿可通过按摩穴位疗法疏通经络、活血化瘀、改善血液循环，从而达到壮阳的作用，缓解阳痿早泄等症状，按摩哪些穴位可以壮阳呢？

气冲穴：即按揉大腿根里侧。此穴下边有一根跳动的动脉。先按揉气冲穴，后按揉动脉，一松一按，交替进行，一直按揉到腿脚有热气下流的感觉为佳。

按揉、拍打肾俞穴：即两边腰眼，稍用力各拍打 100 余下。

按摩涌泉穴：先用右手掌快速搓揉左脚心，然后用左手掌快速搓揉

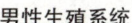

男性生殖系统

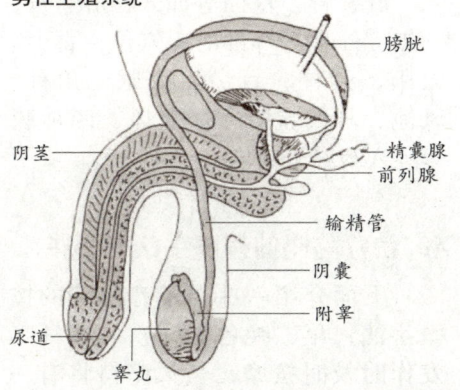

右脚心，搓到有热感为佳。每天早晚搓揉 100 下，接着搓揉各脚趾 100 余下。经常坚持搓揉此穴有益于补肾壮阳，促使手脚冰凉症状的康复。

35. 哪些穴位按摩对青春痘有很好的疗效？

青春痘是一种常见的皮肤病，会影响美观。通过对特定穴位的适当按摩可以祛除脸部令人烦恼的青春痘，预防和治疗青春痘，可以对以下穴位进行按摩：

首面穴等面穴；脾、肝、肺、大肠、睾丸、子宫、皮质下、激素区、面颊区、内分泌区等耳部对应穴位；百会、太阳、阳白、神庭、印堂、天柱、四神聪、率谷、风池、桥弓、攒竹等经穴和经外奇穴。

36. 治疗青春痘的按摩手法有哪些？

青春痘多发生于油脂性皮肤者，正常人皮脂通过皮腺孔排出体外，一旦孔道被堵，便阻碍了皮脂排泄，病菌趁机而入，便发生局部炎症。下面介绍一些可治疗青春痘的穴位按摩手法，主要有以下几种：

（1）沿顺时针方向按压太阳、首面、心、肝、肾等面穴，每日 50 次，用力应均匀缓和。

（2）用拇指和示指推压神庭至印堂之间部位，每日 50 次，至皮肤发热发红则止。

（3）从左往右推压两侧桥弓穴，每日 20 次左右。

（4）取按摩棒一支，对耳部的脾、肝、肺、大肠、皮质下、激素区、内分泌区等穴位和区域进行点

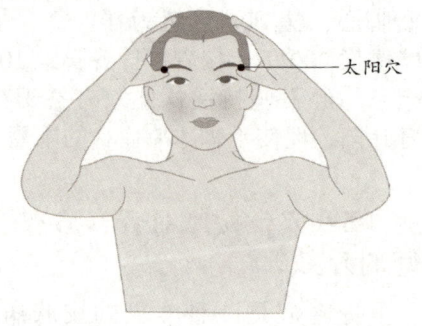

压按摩,以每分钟150次的频率进行按压,用力应轻缓柔和。

(5)按压攒竹穴,兼推阳白穴至两侧太阳穴之间部位,每日50次左右。

37. 按摩哪些穴位可有效治疗脱发?

从中医学上讲,头发的好与坏是人体五脏六腑功能的外在表现。中医有"肾主骨生髓、其华在发、发为血之余"之说。通过按摩头部穴位,可以有效地抑制脱发症状。按摩时,可选取以下穴位进行重点按压:

肝、心、肾、首面穴等面穴;肾、肺、神门、内分泌、脾、顶、枕、大肠等耳部穴位;百会、生发、安眠、百劳、太阳、印堂、头维、率谷、悬厘、攒竹、承灵、通天、天柱、神庭等经穴与经外奇穴。

38. 治疗脱发的按摩手法有哪些?

中医按摩可有效防止头发脱落。自我按摩法每日早晚各一次,每次约10分钟,要持之以恒,且注意劳逸适度,保持充足睡眠,头发清洁。

用双手十指自前发髻向后发髻,做梳理头发的动作20次。

手的五指捏拢在头部沿五条线,即督脉头顶中线由前向后做敲啄动作,力量不宜过大,皮下有微痛感即可,然后在膀胱经即头顶两侧分别由前向后做依次敲啄法,最后在胆经即头顶的外侧,由前向后做同样的敲啄法。每条线操作五遍,可单手操作,也可两侧同时操作。

手的五指张开,在头皮上做拿搓法,由前向后,使头皮有温热感觉,可反复操作两分钟。

用中指按揉头顶中央的百汇穴20次,再用双拇指按揉耳后高骨下方的风池穴20次,最后一手拇指按揉对侧的合谷穴20次,再用同法按揉对侧。

39. 按摩什么穴位可有效治疗耳鸣?

虽然从外表根本什么都看不出来,但是耳鸣的确让人非常痛苦。如果是耳朵出了毛病,一般需要现代医学的外科来解决。但是如果是由于身体的其他疾病而引起的,采用穴位疗法就非常有效。可用于治疗耳鸣的主要穴位有:

肝、肾、首面等面穴;肝、肾、三焦、外耳等耳部对应穴位;百会、太阳、天柱、百劳、安眠、角孙、风池、耳门、听宫、翳风、四神聪等经穴与经外奇穴。

40. 治疗耳鸣的按摩手法有哪些?

下面介绍一些可治疗耳鸣的按摩手法,早、晚各做一次。在耳鸣发作时及时按摩,长久坚持将有一定的成效：

（1）揉搓耳门、听宫、翳风、角孙、太阳、太阴、天柱、百劳、安眠等穴位，每日150次，力度应柔和适中。

（2）取按摩棒一支，点压耳部肝、肾、三焦、外耳等穴位，以每分钟75次的频率进行点压，持续时间为3分钟，用力要柔和平缓。

（3）用双手拇指指端螺纹面自额头推压至两侧太阳穴处，按揉3~5次，后向耳后推压，再下推至颈项，每日重复3次。

（4）按压肝、肾、首面等面穴，每日150次左右，用力要适度均匀。

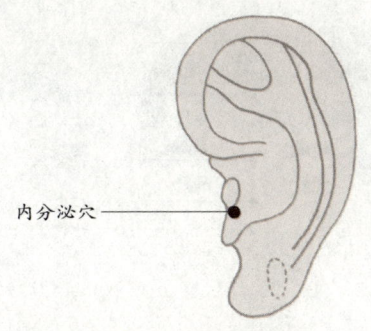

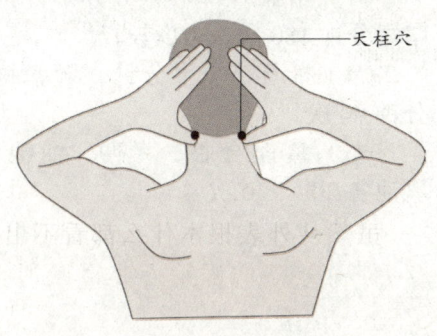

41. 治疗贫血可按摩哪些穴位？

贫血也是可以通过头部穴位按摩的方法进行治疗，主要按压穴位包括以下几种：

肾穴、首面穴等面穴；交感、肝、脾、肾、内分泌等耳部对应穴位；百会、太阳、印堂、攒竹、百劳、四神聪、风岩、安眠、神庭、阳白、悬厘、头维、风府、风池、率谷等经穴与经外奇穴。

42. 治疗贫血的按摩手法有哪些？

采用正确的按摩手法，贫血也是可以得到一定改善的，但是要注意找准穴位，持之以恒。贫血症状的按摩手法主要有以下几种：

（1）用双手拇指和示指揉搓百会、太阳、印堂、攒竹、百劳、四神聪等经穴，每日50次，用力适中，以局部皮肤发热发胀为度。

（2）以按摩棒点压按摩肝、肾、脾等耳部穴位，以每分钟75次的频率进行，持续时间为3分钟。

（3）从率谷为原点，自内而外按摩头侧面，以30至50次为宜，用力要轻缓柔和。

（4）以示指指端掐捏内分泌穴，每次持续时间为3分钟，每分钟捏掐90次。

（5）以棒点刺激三焦、脑干、膈等耳部穴位，时间为3分钟，每分钟80次，用力适度。

43. 治疗神经衰弱应如何按摩？

神经衰弱患者可临睡前按摩，手法要缓慢、柔和、平稳；白天常精神不振的患者手法宜稍重；易烦躁、激动的患者，手法则宜柔和、缓慢。按摩方式主要有：

（1）用双手大拇指指端按揉两侧太阳穴30~50次，力度以产生胀痛感为宜。

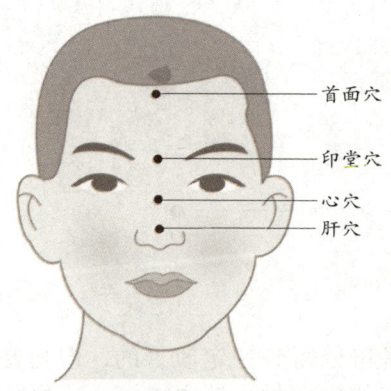

心穴、肝穴、首面穴、印堂穴位图

（2）按揉百会、四神聪各 30～50 次。

（3）交替推印堂至神庭 30～50 次。

（4）拿捏风池、天柱各 10 次，力度轻柔。

（5）指揉耳部神门、心穴、内分泌穴 3 分钟，频率每分钟 90 次，力度以轻柔为主。

各治疗区可反复交替使用，每日两次，早晚各 1 次，直至治愈。

44. 中暑患者应如何按摩？

中暑症状轻者应立即到通风凉爽处休息，多喝含盐饮料，外擦清凉油在太阳穴可恢复。若是昏倒的患者，应先送到通风阴凉处，再进行按摩疗法。下面介绍几个穴位按摩手法：

（1）用拇指指甲切压人中、素髎、兑端各 1~2 分钟，力度轻重兼施，以偏重为主。

（2）点按百会、印堂各 100~200 次。

（3）指振耳部心穴 6 分钟，频率每分钟 180 次，力度较轻。

（4）扯耳尖穴 6 分钟，频率每分钟 90 次。

（5）拿捏合谷、太冲、曲池、风池各 20　30 次。

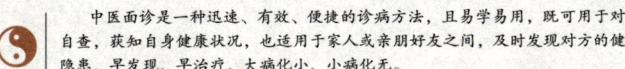 中医面诊是一种迅速、有效、便捷的诊病方法，且易学易用，既可用于对镜自查，获知自身健康状况，也适用于家人或亲朋好友之间，及时发现对方的健康隐患，早发现、早治疗，大病化小、小病化无。

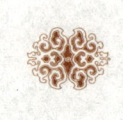